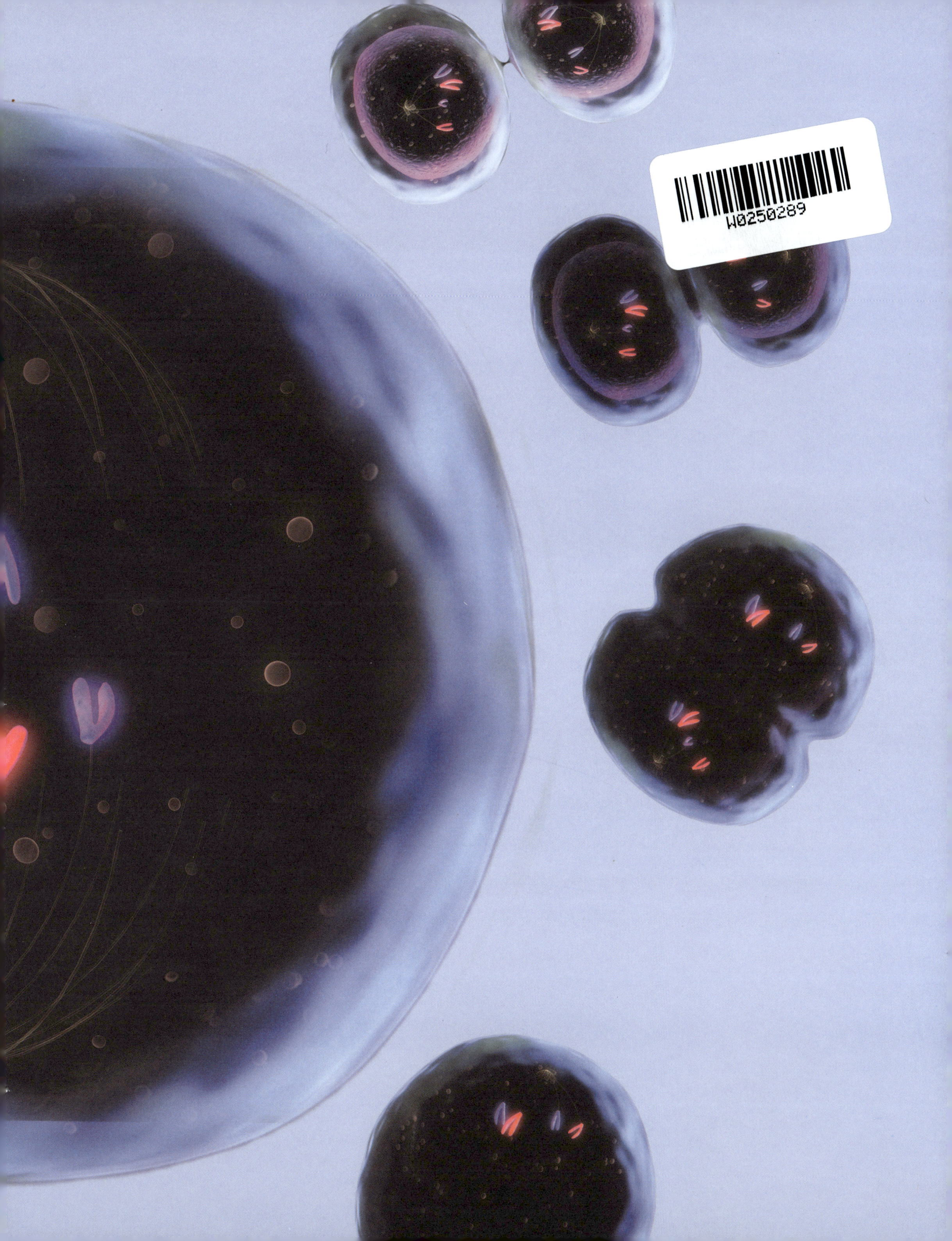

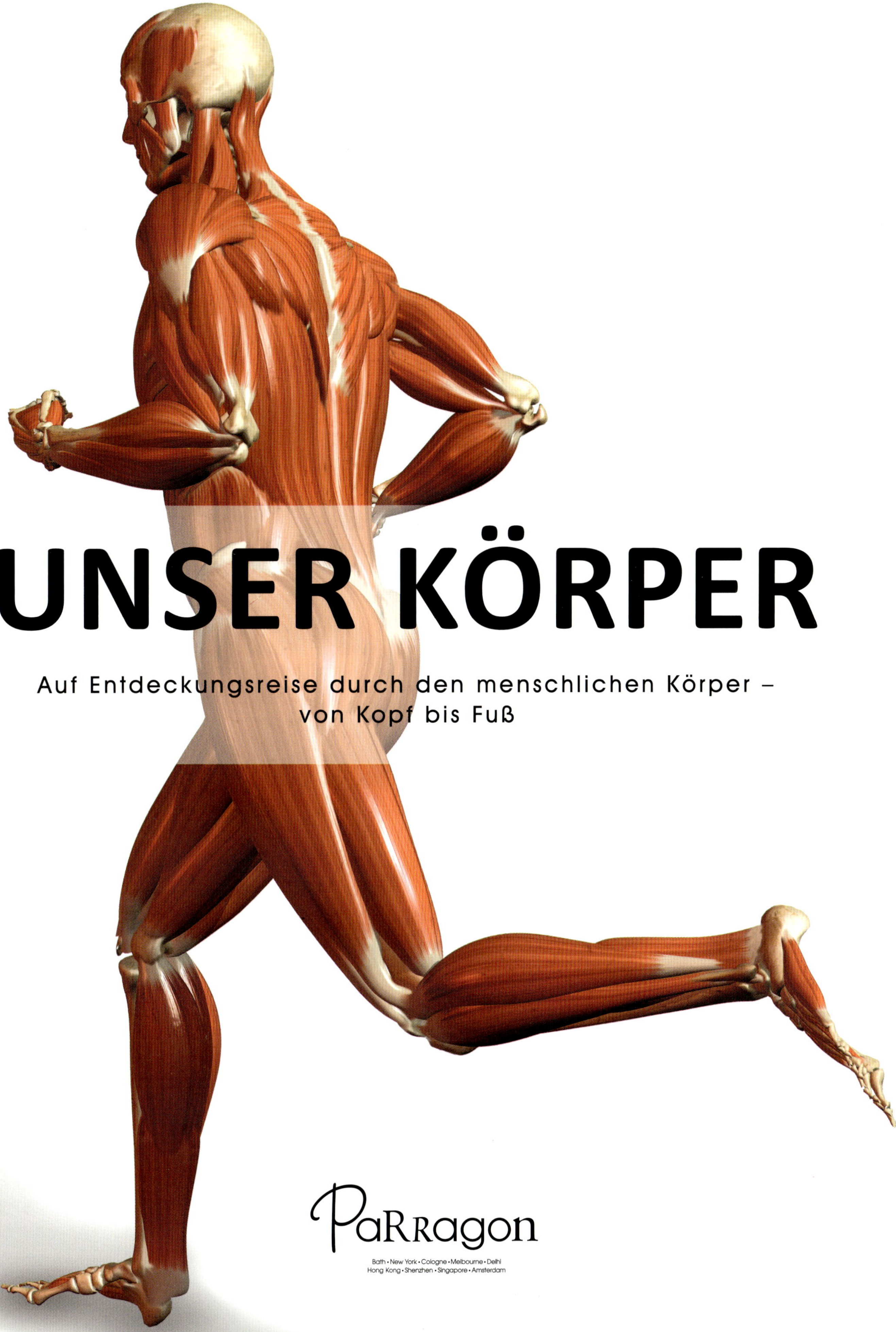

UNSER KÖRPER

Auf Entdeckungsreise durch den menschlichen Körper –
von Kopf bis Fuß

Parragon

Bath • New York • Cologne • Melbourne • Delhi
Hong Kong • Shenzhen • Singapore • Amsterdam

This edition published by

Parragon Books Ltd
Chartist House
15–17 Trim Street
Bath BA1 1HA, UK
www.parragon.com

Entwurf und Realisation:
Guy Croton und Neil Adams

Realisation der deutschen Ausgabe:
trans texas publishing services GmbH, Köln
Übersetzung: Wiebke Krabbe, Damlos
Lektorat: Ralf Burau, Mönchengladbach
Satz: Regine Ermert, Köln

ISBN 978-1-4748-1676-2
Printed in China

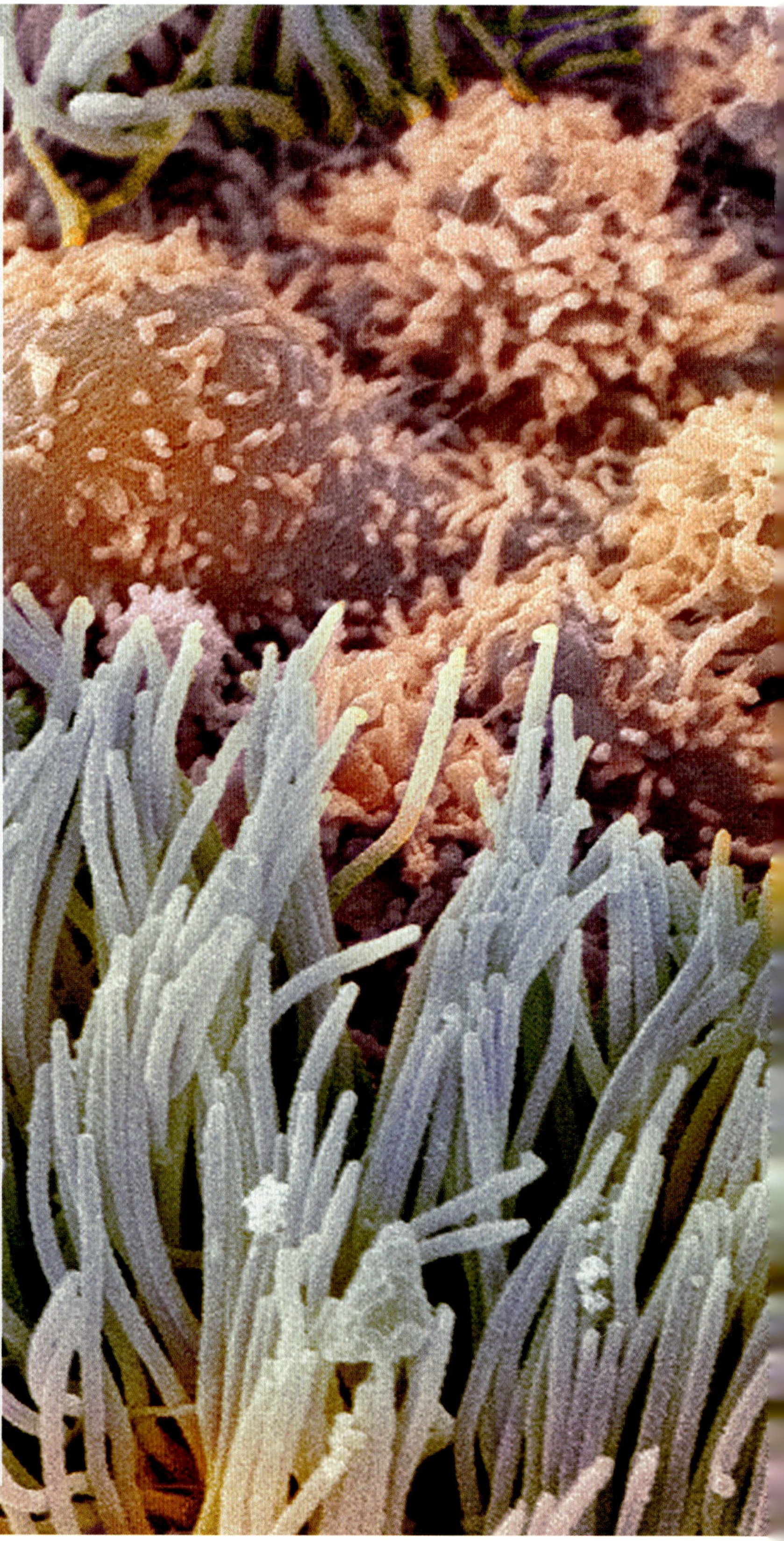

INHALT

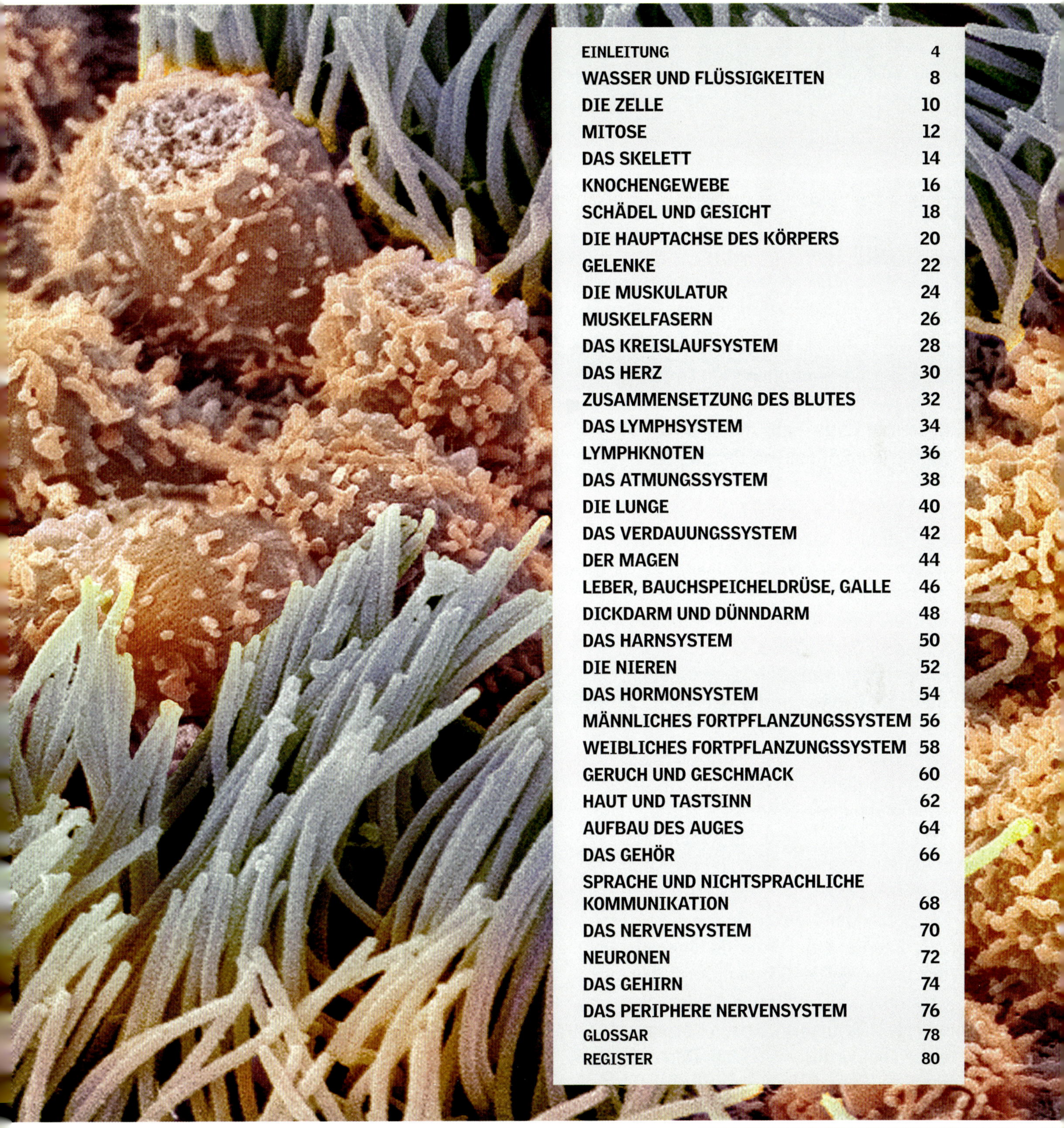

EINLEITUNG

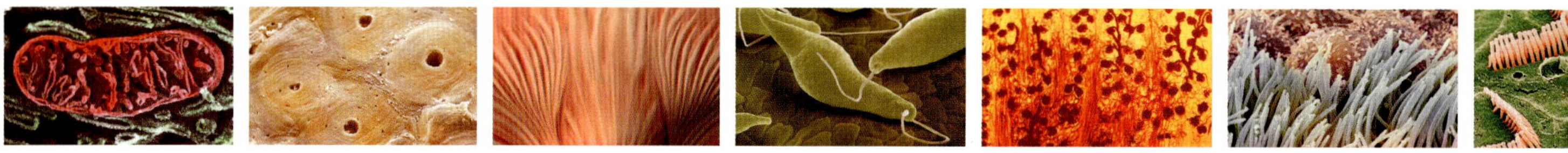

Der menschliche Körper ist zweifellos einer der komplexesten Organismen, die es auf diesem Planeten gibt. Er besteht aus mehr als 100 000 Milliarden Zellen, von denen jede ihre ganz eigenen Merkmale besitzt. Er ist ein perfekt abgestimmter biologischer Mechanismus, der bemerkenswert viele Funktionen ausführen kann. Ein Mensch ist ein Ganzes, besteht aber aus Milliarden kleinerer Strukturen, die sich in vier Haupttypen einteilen lassen: Zellen, Gewebe, Organe und Systeme.

Wir wissen recht wenig darüber, wie unser bewusstes Handeln abläuft. Aber auch ohne unser bewusstes Zutun arbeiten all die Elemente reibungslos zusammen. Gehirn, Herz, Lunge, Leber, Nieren, Muskeln, Knochen, Haut und Drüsen sind nur einige der perfekt aufeinander abgestimmten Elemente, die das komplexe Ganze unseres Körpers bilden. So halten beispielsweise mehrere Mechanismen den Körper auf einer Temperatur von 37 °C. Den aufrechten Gang und das Gleichgewicht verdanken wir dem Zusammenwirken von Knochen und Knorpel. Der Körper besitzt die unglaubliche Fähigkeit, seine Nahrung in lebendes Gewebe, Knochen und Zähne umzuwandeln und gleichzeitig Energie für Wachstum und Bewegung zu gewinnen. Es ist kaum vorstellbar, dass vor gar nicht so langer Zeit der Mensch, der jetzt dieses

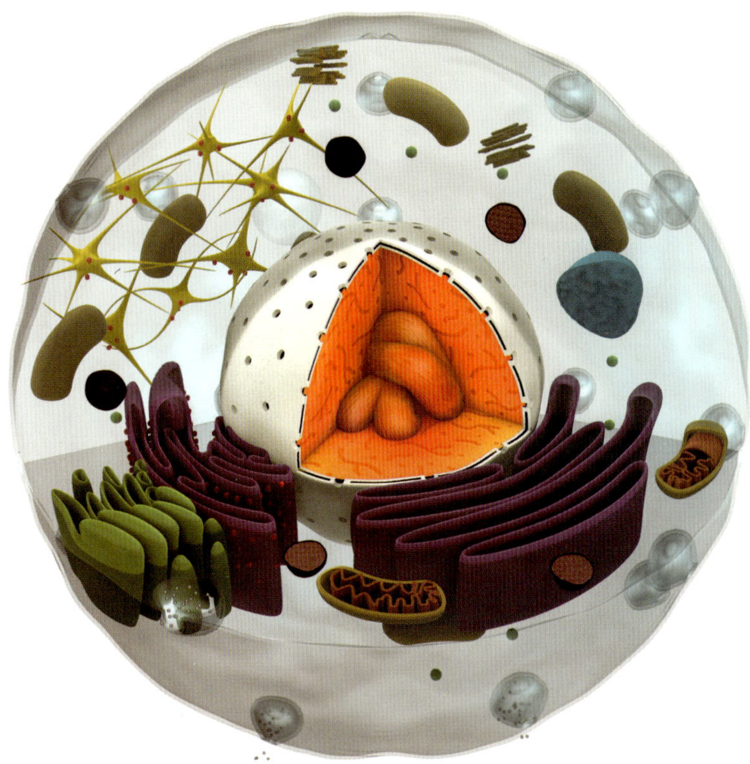

DIE ZELLE
Zellen sind die kleinsten Einheiten aller lebenden Organismen, die eigenständig funktionieren. Sie sind so klein, dass man sie nur unter dem Mikroskop erkennen kann. Die Gewebe und Organe des menschlichen Körpers bestehen aus Milliarden einzelner Zellen.

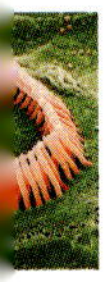

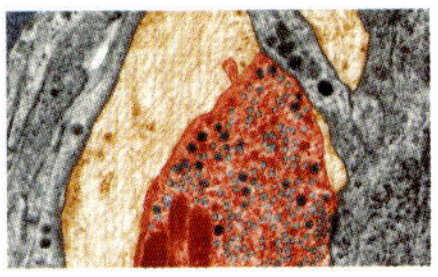

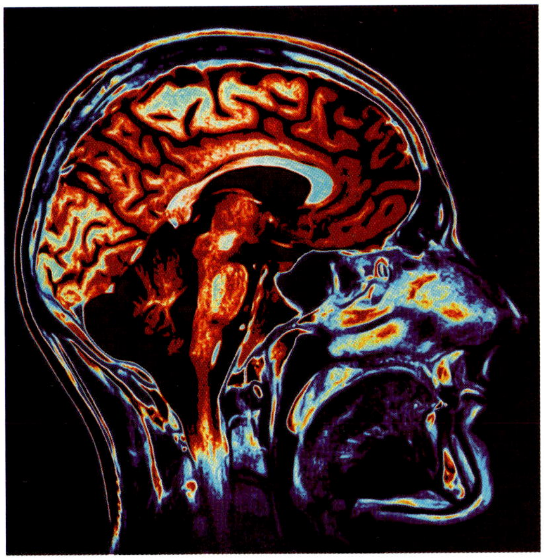

DAS GEHIRN
Das Gehirn ist das Steuerungszentrum des Körpers. Unter seiner faltigen Oberfläche sind mehr als 100 Milliarden Neuronen damit beschäftigt, Informationen aus dem Körper zu verarbeiten und Signale an den Organismus zu senden.

Buch liest, aus eigenständigen Zellen entstanden ist, die sich im Uterus seiner Mutter vervielfältigt haben. Natürlich könnte sich kein Leser in diesen Zellen wiedererkennen. Dennoch trug jede einzelne Zelle alle Informationen in sich, die nötig waren, damit er sich zu genau dieser Person entwickeln konnte, die er heute ist. Die Vorgänge im menschlichen Körper sind überaus faszinierend.

Kleinste Bausteine

Zellen sind die kleinsten Bauteile aller Organismen, die leben und sich vermehren können. Sie teilen sich ständig, um Schäden zu reparieren oder neues Gewebe entstehen zu lassen. Bei diesem Vorgang, der Mitose, trennen sich die DNA-Stränge, und jeder dient als Muster für einen neuen Strang. Der Begriff Zelle wurde schon im 17. Jahrhundert von dem Wissenschaftler Rupert Hooke geprägt. Er verglich die innere Struktur von Kork mit den Zellen, in denen die Mönche in einem Kloster lebten. Der menschliche Körper besteht aus einer Vielzahl von Zellen, doch sein Leben beginnt mit einer einzigen befruchteten Zelle. Alle lebenden Zellen besitzen gemeinsame Merkmale: Sie können sich vermehren, Sauerstoff verarbeiten, sich bewegen, auf Außenreize reagieren, und sie erzeugen oder nutzen Energie, um ihre Funktion auszuführen. Im Zuge der Entwicklung des Menschen haben sich viele Zellen des Körpers immer weiter

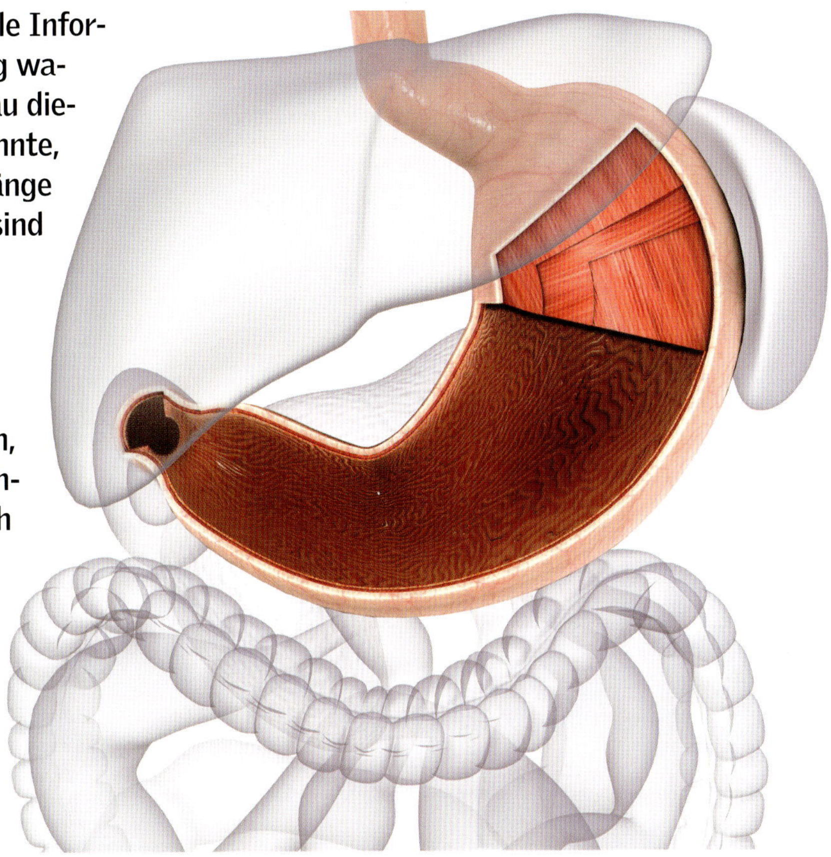

DER MAGEN
Der Magen ist eines der bekanntesten inneren Organe, aber seine Funktion wird oft missverstanden. Er leitet den Verdauungsprozess ein, dient als Speicher für halb verdaute Nahrung und leitet diese langsam und gleichmäßig an das Verdauungssystem weiter.

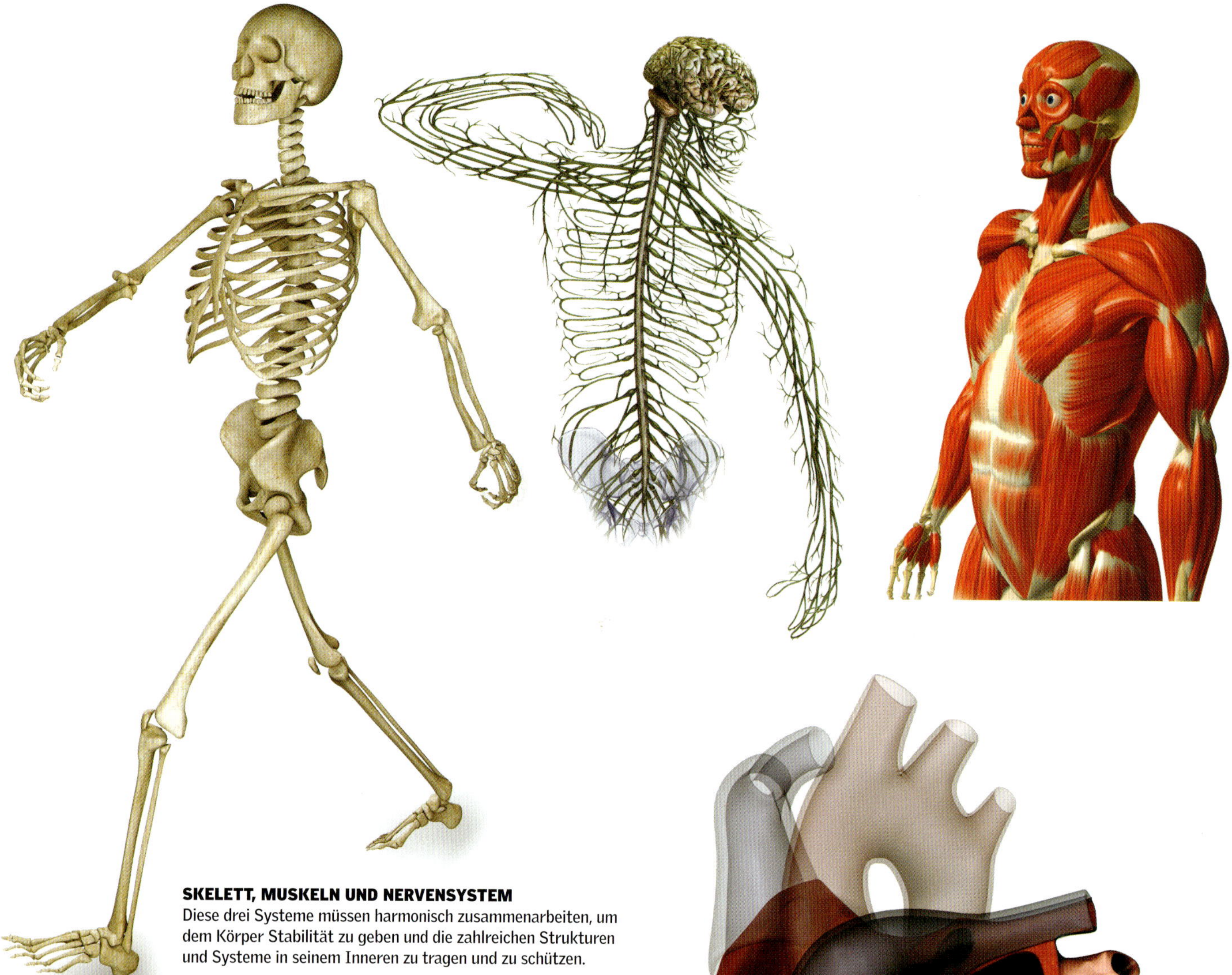

SKELETT, MUSKELN UND NERVENSYSTEM
Diese drei Systeme müssen harmonisch zusammenarbeiten, um dem Körper Stabilität zu geben und die zahlreichen Strukturen und Systeme in seinem Inneren zu tragen und zu schützen.

spezialisiert, um unglaublich differenzierte Funktionen übernehmen zu können. Als Beispiel lässt sich die Netzhaut des Auges nennen, auf der sich zwei Arten kegelförmiger Zellen befinden: Die einen reagieren auf rotes Licht, die anderen auf blaues oder grünes.

Zellen ähnlichen Typs schließen sich zu Geweben zusammen. So bilden beispielsweise die Epithelzellen die schützenden Umhüllungen des Körpers – die äußere Haut, aber auch innere Deckgewebe wie die Darmschleimhaut. Gewebe sind etwas komplexer als Zellen, denn sie be-

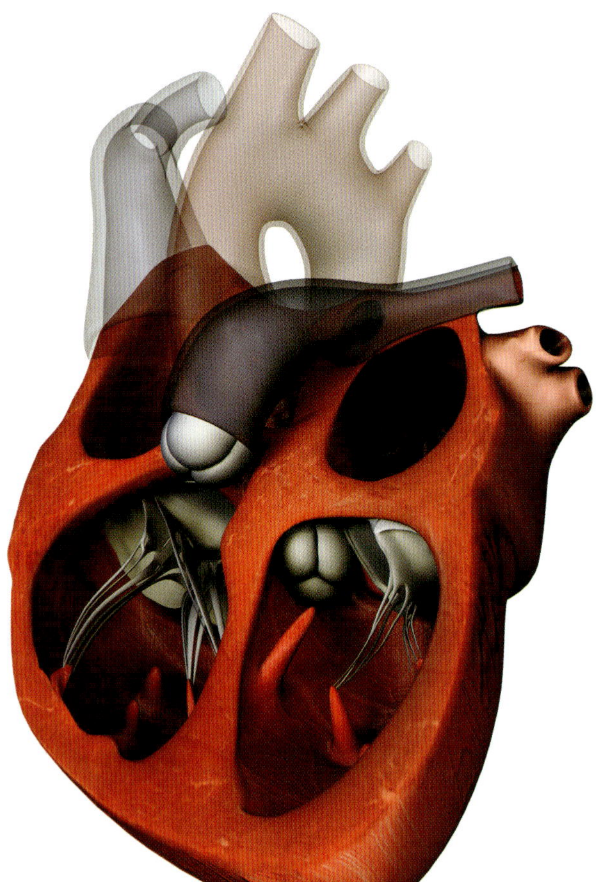

DAS HERZ
Dieses extrem leistungsfähige Organ pumpt rund um die Uhr das Blut durch den ganzen Körper – normalerweise mehrere Jahrzehnte lang.

GESUNDE HAUT UND AUGEN (gegenüber)
Eine Ernährung, die den Körper mit ausreichend Proteinen und Mineralstoffen versorgt, hält Haut und Augen gesund.

stehen aus zahlreichen ähnlichen Zellen, zwischen denen sich unterschiedliche Arten und Mengen interzellularer Substanzen befinden. Organe sind wiederum komplexer aufgebaut als Gewebe. Ein Organ besteht aus verschiedenen Gewebearten, die so miteinander verbunden sind, dass sie eine bestimmte Funktion ausführen können. Der Magen beispielsweise besteht aus Muskelgewebe, Bindegewebe, Epithel und Nervengewebe. Muskel- und Bindegewebe bilden die Magenwand. Die innere Haut besteht aus Epithel und Bindegewebe, und Nervengewebe befindet sich sowohl in der Wandung als auch in der Innenhaut. Das Herz, das wir oft als Quelle der Liebe und anderer Gefühle betrachten, ist tatsächlich der Motor des Kreislaufsystems.

Die Systeme des Körpers

Die komplexesten Einheiten des Körpers sind seine zehn Systeme. Jedes besteht aus verschiedenen Organen, die durch ihr Zusammenwirken verschiedene Körperfunktionen ermöglichen. Die Systeme interagieren miteinander und mit verschiedenen anderen Strukturen des Körpers. Nur dadurch wird es möglich, dass der menschliche Körper als Ganzes reibungslos funktioniert.

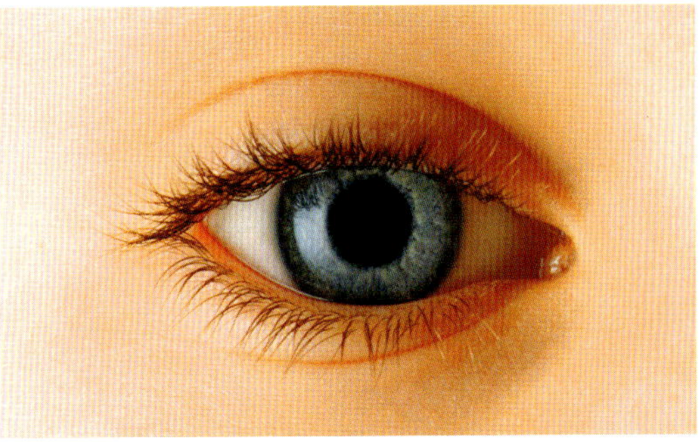

DIE CHEMIE DER LIEBE
Sogar bei einem kleinen Kuss wird Adrenalin ausgeschüttet, was Erregung und Glücksgefühle nach sich zieht.

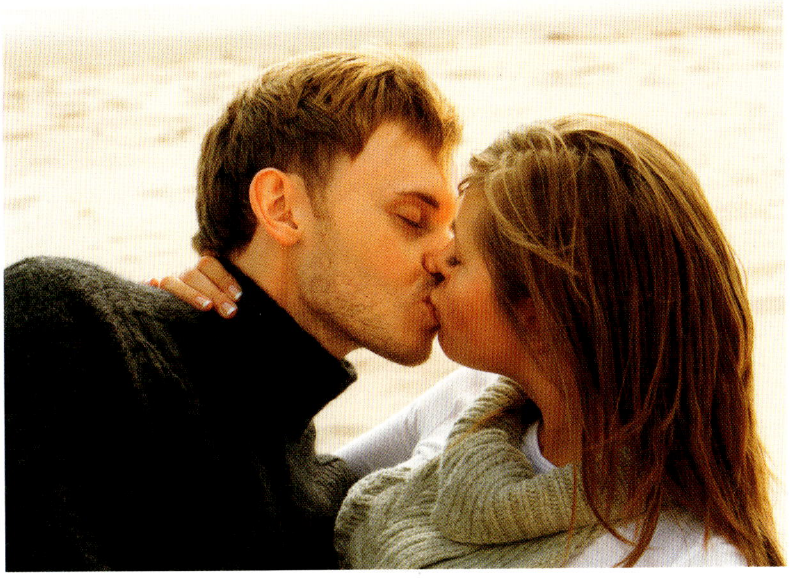

Klar und verständlich

Dieses eindrucksvolle Buch ist ein umfassender und reich illustrierter Ratgeber, der über den Aufbau und die Funktion des menschlichen Körpers informiert. Es erklärt in erfrischend klarer und verständlicher Sprache die Bildung und die Funktionen des Gewebes und stellt die faszinierenden Systeme des Körpers vor, die ihre alltäglichen Aufgaben ausführen – sowohl die vom Willen gesteuerten als auch die unwillkürlichen. Ob detaillierte Schnittzeichnungen oder eindrucksvolle 3-D-Illustrationen: Allein durch das Bildmaterial werden viele Fragen zum menschlichen Organismus, zur Anatomie des Körpers und seinen Systemen auf einen Blick beantwortet. Ein weiterer Vorzug dieses Buches liegt in den zahlreichen hervorragenden Illustrationen, Grafiken und informativen Fotos, die alle Texte veranschaulichen. Blättern Sie um und begeben Sie sich auf eine faszinierende Entdeckungsreise durch den menschlichen Körper.

Wasser und Flüssigkeiten

Wasser ist enorm wichtig, weil es etwa zwei Drittel des menschlichen Körpergewichts ausmacht. Es ist in allen Geweben des Körpers enthalten. Außerdem spielt es eine bedeutende Rolle für die Verdauung und Aufnahme von Stoffwechselprodukten sowie die Ausscheidung unverdaulicher Bestandteile. Wasser bildet die Grundlage des Kreislaufsystems, das mithilfe des Blutes Nährstoffe im ganzen Körper verteilt. Außerdem wirkt Wasser bei der Regulierung der Körpertemperatur mit, indem es bei Hitze als kühlender Schweiß aus der Haut austritt und verdunstet. Der Gewichtsverlust beim Sport ist hauptsächlich auf das Schwitzen und die Verdunstung zurückzuführen.

Wasserhaushalt und Ernährung

Da der Körper ständig Wasser aufnimmt und ausscheidet, besteht eine seiner wichtigsten Aufgaben darin, stets für ein ausgewogenes Verhältnis zwischen dem aufgenommenen und dem ausgeschiedenen Wasser zu sorgen. Der Organismus des Menschen besitzt kein Speicherorgan für Wasser, daher müssen verlorene Mengen ständig ergänzt werden. Der Mensch kann mehrere Wochen ohne Nahrung überleben, aber nur wenige Tage ohne Wasser. Täglich nimmt ein Erwachsener etwa 2,5 bis 3 Liter Wasser auf – etwa die Hälfte durch Trinken. Die andere Hälfte rührt aus fester Nahrung sowie Stoffwechselreaktionen. Manche Obst- und Gemüsearten enthalten 95 Prozent Wasser, Eier 90 Prozent, rotes Fleisch und Fisch zwischen 60 und 70 Prozent.

60 %

ANTEIL DES WASSERS AM KÖRPERGEWICHT EINES MENSCHEN. EIN WASSERVERLUST VON 10 PROZENT FÜHRT ZU ERNSTEN STÖRUNGEN, EIN VERLUST VON 20 PROZENT ZUM TOD.

WIE WIRD DER DURST GESTEUERT?
Durst ist ein Gefühl, durch dass das Nervensystem das Gehirn darüber informiert, dass der Körper Wasser braucht. Das Steuerungszentrum liegt im Hypothalamus. Wenn die Plasmakonzentration im Blut zunimmt, bedeutet das, dass der Körper Wasser verliert. Auch ein trockener Mund oder ein Mangel an Speichel zeigen, dass der Körper Wasser braucht.

WIE WIRD WASSER AUFGENOMMEN?
Wasser wird hauptsächlich durch Trinken und Verdauen fester Nahrung aufgenommen, aber auch durch chemische Stoffwechselreaktionen im Körper.

WIE WIRD WASSER AUSGESCHIEDEN?
Wasser wird nicht nur in Form von Urin ausgeschieden, sondern auch mit dem Stuhlgang, als Schweiß und durch Verdunstung aus der Lunge sowie von der Haut.

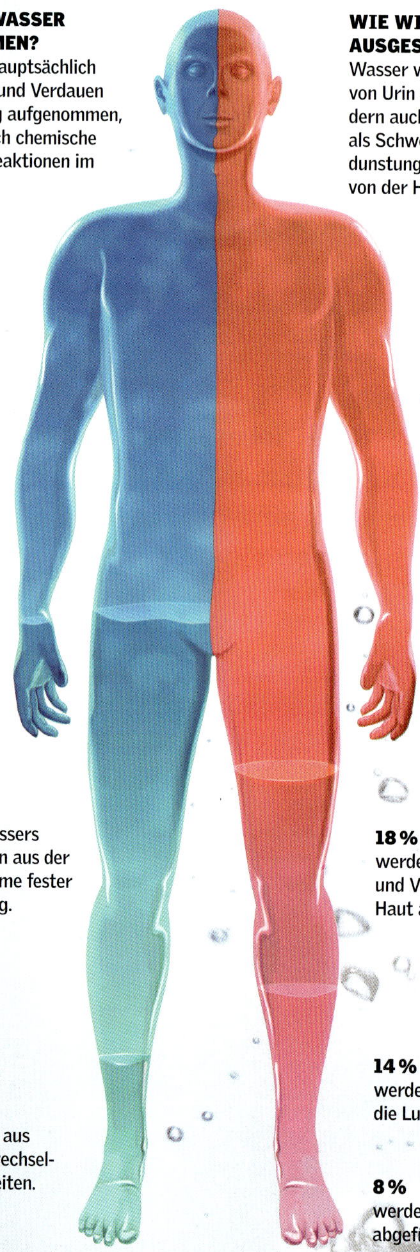

50 %
des Wassers stammen aus Flüssigkeiten.

35 %
des Wassers kommen aus der Aufnahme fester Nahrung.

15 %
rühren aus Stoffwechseltätigkeiten.

60 %
werden mit dem Urin ausgeschieden.

18 %
werden durch Schweiß und Verdunstung über die Haut abgegeben.

14 %
werden beim Ausatmen über die Lunge ausgeschieden.

8 %
werden mit dem Stuhlgang abgeführt.

HÄTTEST DU ES GEWUSST?
Der Körper eines Erwachsenen benötigt täglich etwa 2,5–3 l Wasser, bei körperlicher Anstrengung oder Hitze auch mehr.

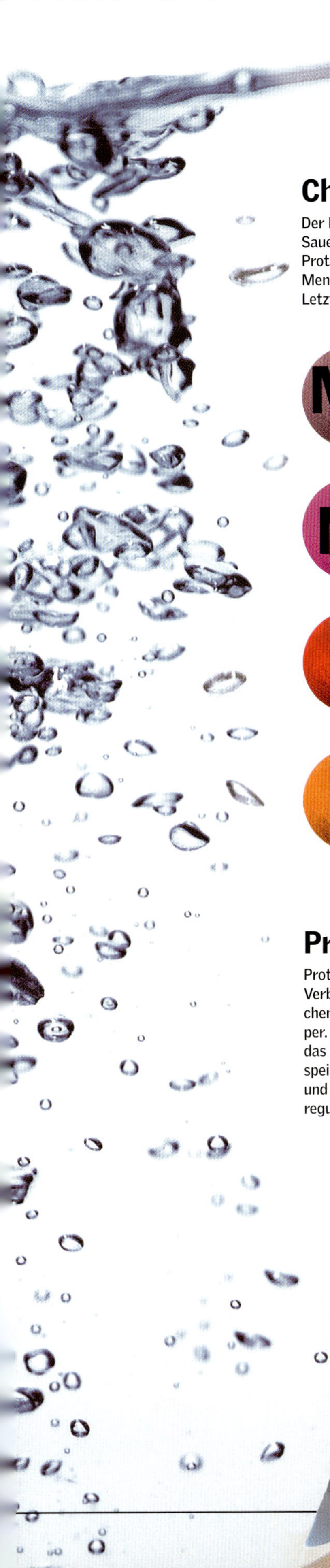

Chemische Elemente

Der Körper enthält zahlreiche chemische Elemente. Die wichtigsten sind Sauerstoff, Wasserstoff, Kohlenstoff und Stickstoff, die hauptsächlich in Proteinen vorkommen. Neun essenzielle Elemente sind in mittleren Mengen vorhanden, Zink und einige andere nur in sehr kleinen Mengen. Letztere bezeichnet man daher als Spurenelemente.

Mg

MAGNESIUM 0,05 %
Lunge, Nieren, Leber, Schilddrüse, Gehirn, Muskeln, Herz.

Ca

KALZIUM 1,5 %
Knochen, Lunge, Nieren, Leber, Schilddrüse, Gehirn, Muskeln, Herz.

Na

NATRIUM 0,15 %
Flüssigkeiten (Blutserum) und Gewebe, essenziell für die Wasserverteilung im Körper.

Cl

CHLORID 0,2 %
Reguliert den Wasserhaushalt im Körper.

K

KALIUM 0,3 %
Nerven und Muskeln; im Inneren der Zelle.

P

PHOSPHOR 1 %
Urin, Knochen.

S

SCHWEFEL 0,3 %
In zahlreichen Proteinen enthalten, vor allem in kontraktilen Proteinen.

Fe

0,004 % EISEN
Flüssigkeiten und Gewebe, Knochen, Proteine. Eisenmangel führt zu Blutarmut (Anämie), die sich durch Blässe und Müdigkeit äußert. Eisen wird für die Bildung von Hämoglobin im Blut benötigt.

I

0,0004 % JOD
Urin, Knochen. Jod, das durch Nahrungsaufnahme ins Blut gelangt, wird von der Schilddrüse benötigt zur Produktion von Wachstumshormonen für die meisten Organe und für die Gehirnentwicklung.

Proteine

Proteine entstehen durch die Verbindung der vier häufigsten chemischen Elemente im Körper. Zu den Proteinen gehört das Insulin, das von der Bauchspeicheldrüse produziert wird und den Blutzuckerspiegel reguliert.

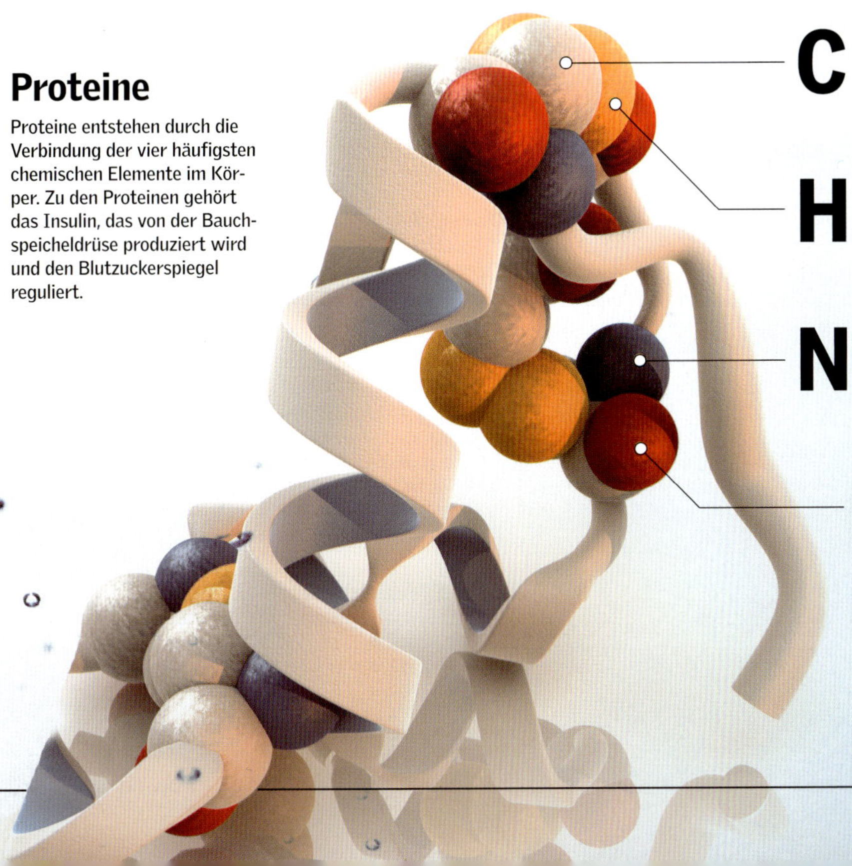

C **18 % KOHLENSTOFF**
In allen organischen Molekülen vorhanden.

H **10 % WASSERSTOFF**
Vorhanden in Wasser, Nährstoffen und organischen Molekülen.

N **3 % STICKSTOFF**
Vorhanden in Proteinen und Nukleinsäuren.

O **65 % SAUERSTOFF**
Vorhanden in Wasser und fast allen organischen Molekülen.

Die Zelle

Die Zelle ist der kleinste Baustein des menschlichen Körpers und aller anderen Lebewesen, der selbstständig funktioniert. Sie ist nur unter dem Mikroskop zu erkennen. Ihre Hauptbestandteile sind der Zellkern und das Zellplasma, die von einer Membran umgeben sind. Jede Zelle vermehrt sich selbst durch Teilung (Mitose). Im Tierreich gibt es einzellige Lebewesen, aber im Körper des Menschen sind Milliarden von Zellen zu Geweben und Organen angeordnet. Der Begriff „Zelle" leitet sich vom lateinischen Wort „cella" ab, was „hohl" bedeutet. Die Wissenschaft, die sich mit Zellen beschäftigt, nennt man Zytologie.

Zelltheorie

Vor der Erfindung des Mikroskops konnte man Zellen nicht sehen. Darum gründeten sich manche biologische Theorien auf logische Vermutungen und nicht auf Beobachtungen. Ursprünglich nahmen die Forscher an, Zellen entstünden spontan, weil sie sich nicht vorstellen konnten, dass sich die Zellen selbst vervielfältigen könnten. Erst die Erfindung des Mikroskops und – im 20. Jahrhundert – des Elektronenmikroskops ermöglichten, den inneren Aufbau der Zellen zu erforschen. Robert Hooke sah 1665 erstmals tote Zellen. 1838 beobachtete Mathias Schleiden lebende Zellen, und 1839 entwickelte er zusammen mit Theodor Schwann die erste Zelltheorie. Sie besagte, dass alle lebenden Organismen aus Zellen bestehen.

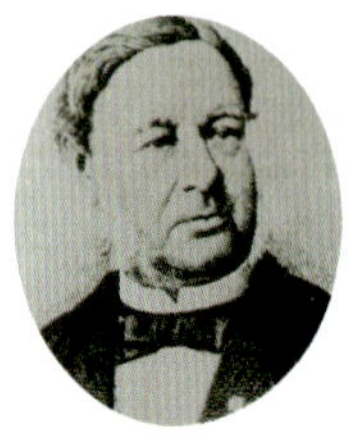

THEODOR SCHWANN

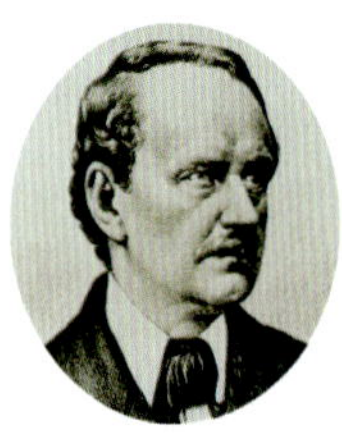

MATTHIAS SCHLEIDEN

UNTER DEM MIKROSKOP
Eine Zelle unter dem Elektronenmikroskop in 4000-facher Vergrößerung. Im grünen Zytoplasma sind der Zellkern und einige andere typische Organellen gut zu erkennen.

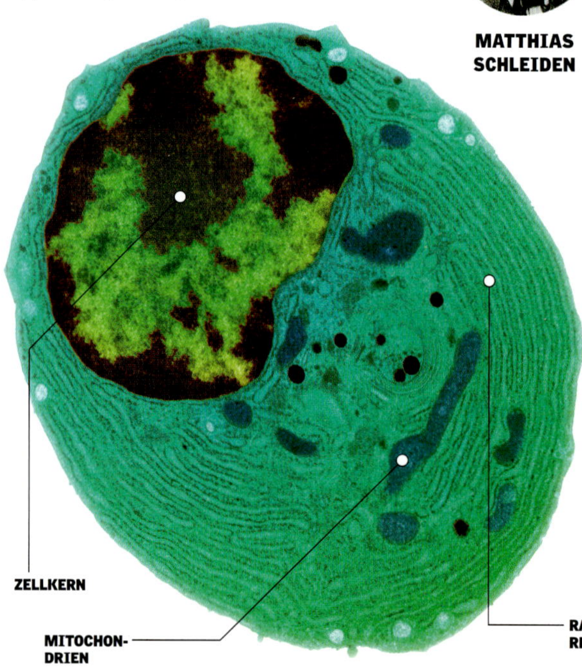

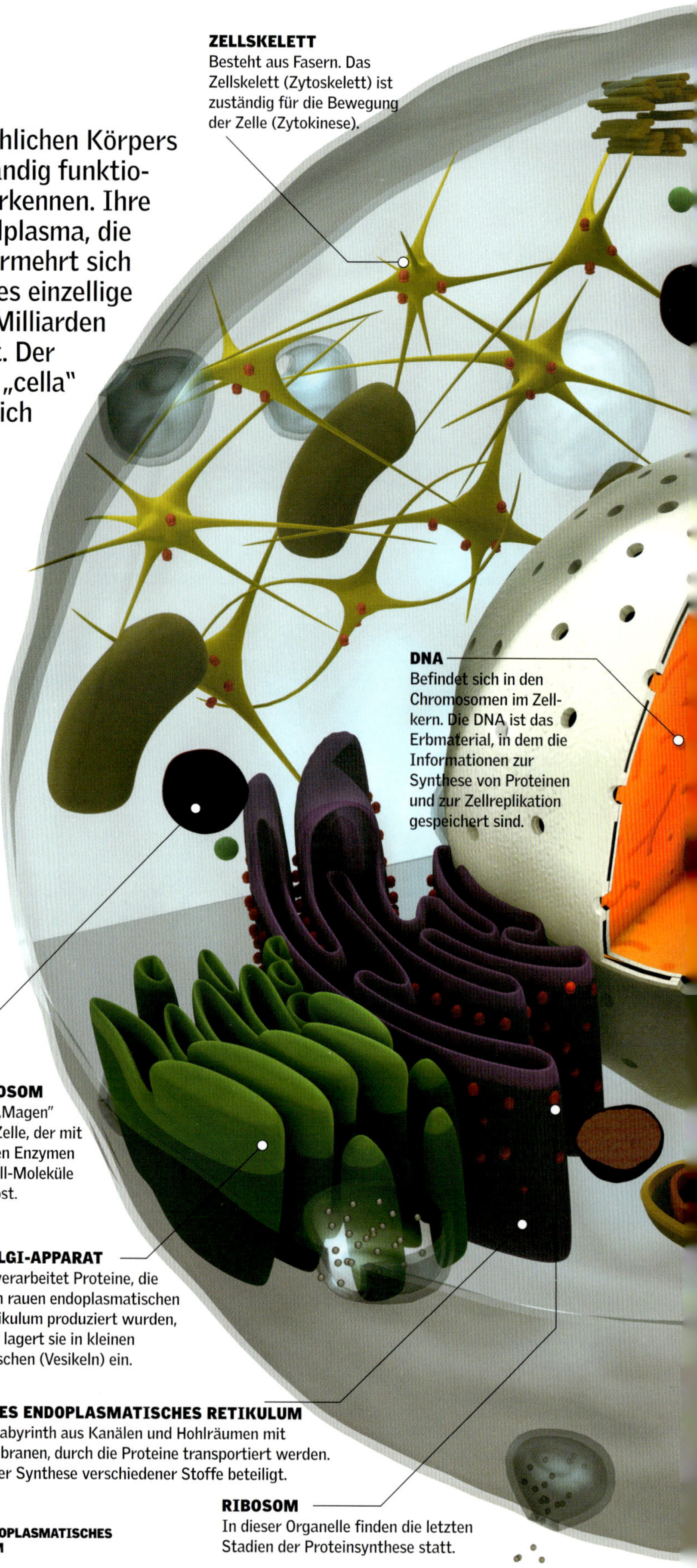

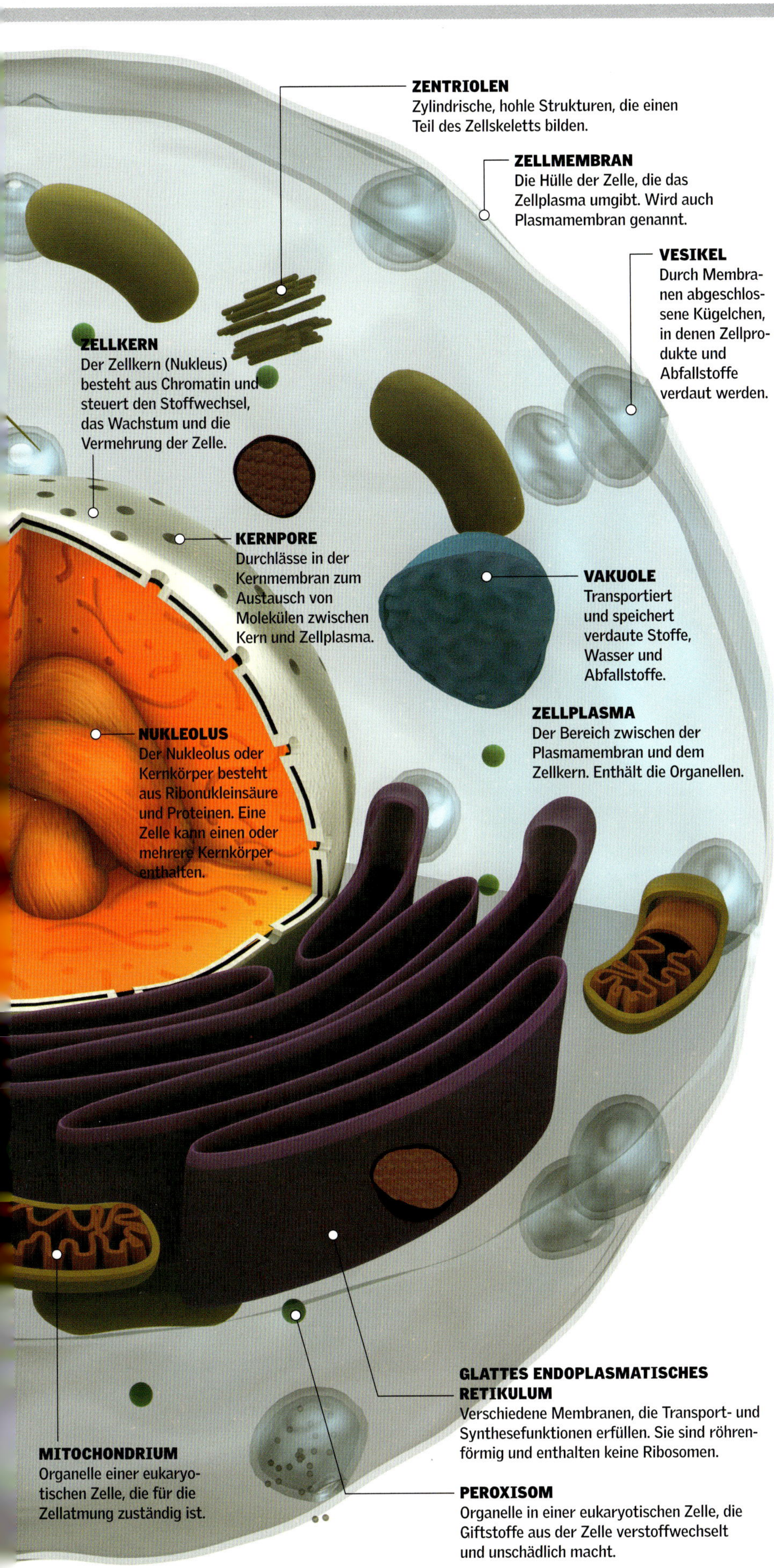

TRANSPORTMECHANISMEN

Die Zellmembran ist eine halbdurchlässige Barriere. Durch aktive und passive Transportmechanismen findet ein Austausch von Nähr- und Abfallstoffen zwischen dem Zellplasma und dem Medium außerhalb der Zelle statt.

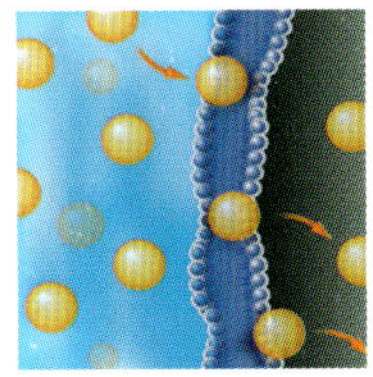

FREIE DIFFUSION Ein passiver Transportmechanismus, für den die Zelle keine Energie benötigt. Moleküle durchqueren die Zellmembran aufgrund eines Konzentrationsunterschiedes. Wasser, Sauerstoff und Kohlendioxid werden durch freie Diffusion transportiert.

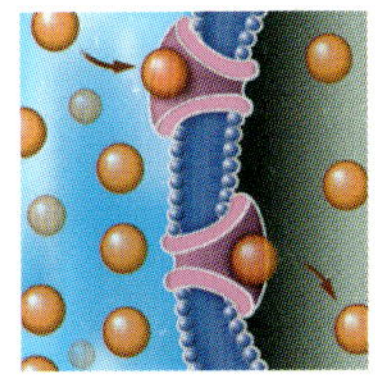

ERLEICHTERTE DIFFUSION Passiver Transportmechanismus, bei dem Substanzen, meist Ionen, die wegen ihrer Größe die Zellmembran eigentlich nicht durchdringen könnten, an einer aus Proteinen bestehenden Pore Durchlass finden. Auf diese Weise gelangt Glukose in die Zellen.

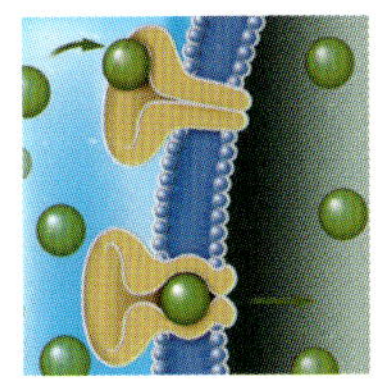

AKTIVER TRANSPORT Erfolgt durch Proteine und verbraucht Energie, weil der Ionentransport entgegen dem Konzentrationsgefälle erfolgt. In Neuronen und einigen anderen Zellen werden Na^+-/K^+-Ionen mithilfe aktiven Transports in die Zelle oder hinaus befördert.

HÄTTEST DU ES GEWUSST?

Der Körper eines Erwachsenen besteht aus fast 40 Billionen Zellen. Jede kann sich bis zu 50-mal teilen, bevor sie stirbt.

Mitochondrien

Die Mitochondrien versorgen die Zelle mit großen Mengen von Energie. Sie enthalten verschiedene Enzyme, die zusammen mit Sauerstoff Stoffe abbauen, die bei der Glykolyse anfallen und für die Zellatmung sorgen. Die Energiemenge, die auf diese Weise gewonnen wird, ist fast 20-mal höher als die durch Glykolyse im Zellplasma erzeugte. Mitochondrien unterscheiden sich durch ihre besondere Struktur von den anderen Zellorganellen. Eine äußere Membran umschließt eine innere Membran mit zahlreichen Falten, die den Innenraum (die mitochondriale Matrix) gliedern. Außerdem besitzen Mitochondrien, ähnlich wie Bakterien, ein rundes Chromosom, das ihnen ermöglicht, sich zu reduplizieren. Zellen mit einem hohen Energiebedarf besitzen zahlreiche Mitochondrien, weil sich diese Zellen häufig vermehren.

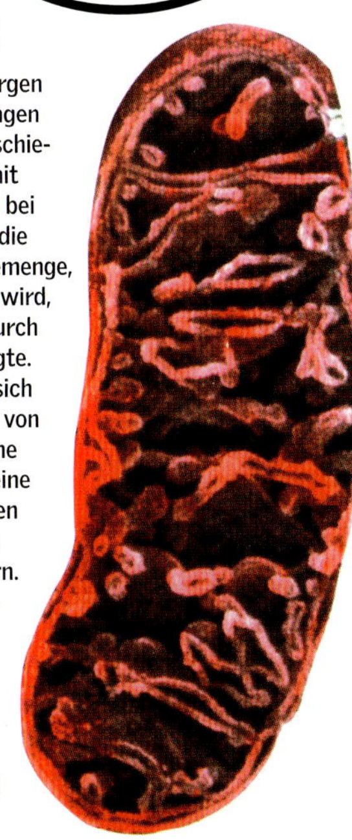

Mitose

Durch Zellteilung können aus einer Zelle viele Tochterzellen entstehen. Beim Teilungsvorgang werden die Chromosomen mit der genetischen Information verdoppelt und dann geteilt. So erhalten die Tochterzellen in Form der Chromosomen dieselben Erbinformationen wie die Mutterzelle. Die Mitose ist charakteristisch für eukaryotische Zellen. Sie sorgt dafür, dass die genetische Information der Art und des Individuums erhalten bleibt. Außerdem ermöglicht sie die Vermehrung von Zellen, die für Entwicklung, Wachstum und Regeneration des Organismus nötig ist. Der Begriff „Mitose" leitet sich von dem griechischen Wort „mitos" für „Faden" oder „weben" ab.

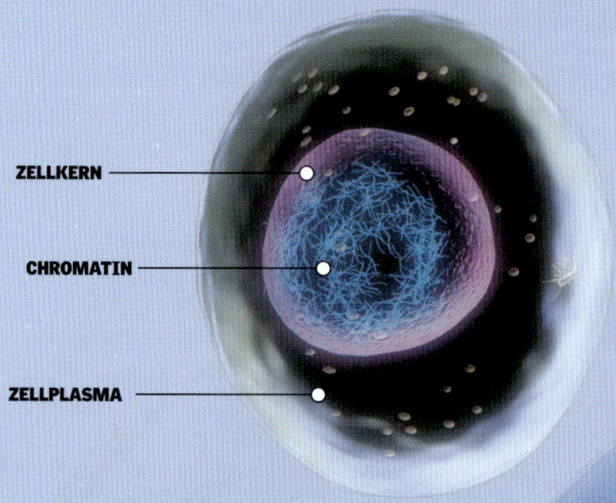

1 Interphase

Eine eigenständige Phase, die der Mitose vorausgeht. Das Chromatin besteht aus DNA.

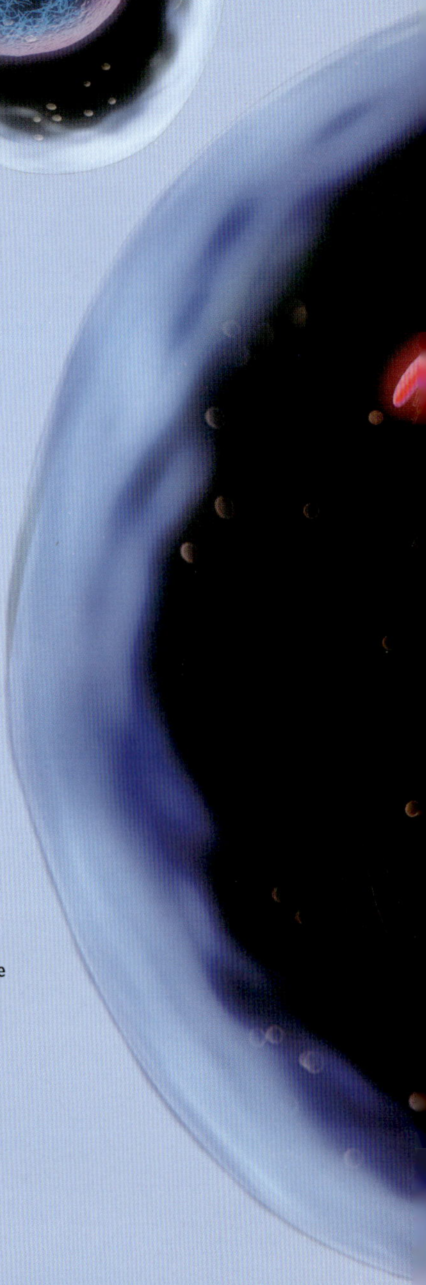

Antioxidantien

Als Antioxidantien bezeichnet man verschiedene Stoffe (Vitamine, Enzyme, Mineralien etc.), die den schädlichen Wirkungen freier Radikale entgegenwirken. Freie Radikale sind hoch reaktionsfähige Moleküle, die sich durch Oxidation bilden (dabei verliert ein Atom ein Elektron). Ursache ist häufig der Kontakt mit Sauerstoff. Eine Folge dieser oxidierenden Wirkung ist die Alterung des Körpers. Antioxidantien regulieren unter anderem die Mitose. In der präventiven Geriatrie werden sie eingesetzt, um Krankheiten vorzubeugen und den Alterungsprozess zu verlangsamen. Für beides spielt eine gut regulierte Mitose eine wichtige Rolle.

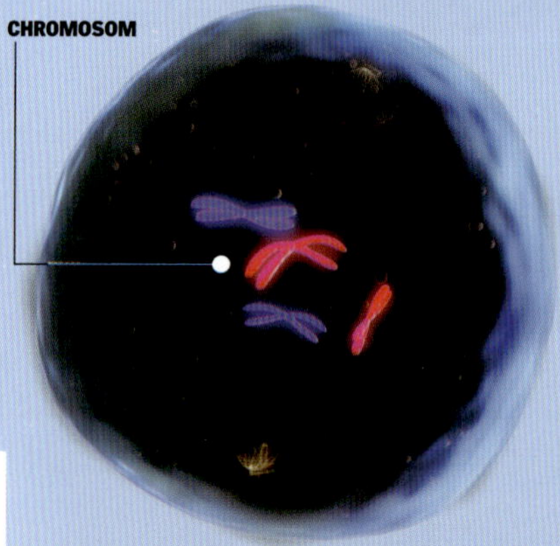

2 Prophase

In der Prophase verdichtet sich das Chromatin und bildet Chromosomen. Die Kernhülle beginnt sich aufzulösen. Chromosomen bestehen aus zwei Chromatiden, die am Zentromer miteinander verbunden sind.

Haut im ständigen Wandel

Die Mitose findet intensiv in der Haut statt, die eines der wichtigsten Organe für den Tastsinn ist. Tote Zellen auf der Hautoberfläche werden ständig durch neue Zellen ersetzt, die durch Mitose in der untersten Hautschicht (Basalschicht) entstehen. Von dort rücken sie allmählich zur äußersten Hautschicht (Epidermis) vor. Pro Minute verliert ein Mensch durchschnittlich 30000 abgestorbene Hautzellen.

ABSTOSSUNG VON HAUTZELLEN

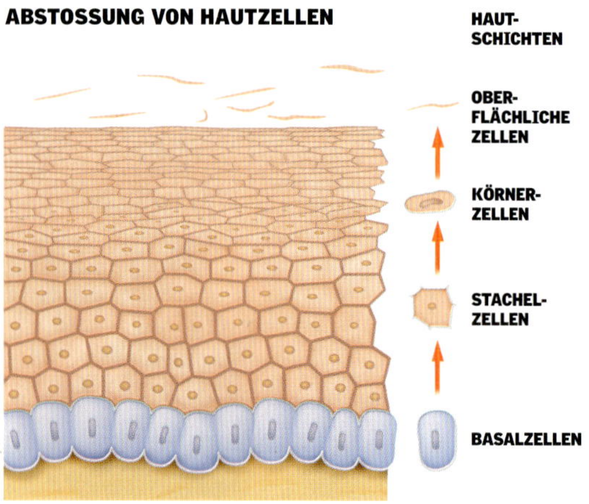

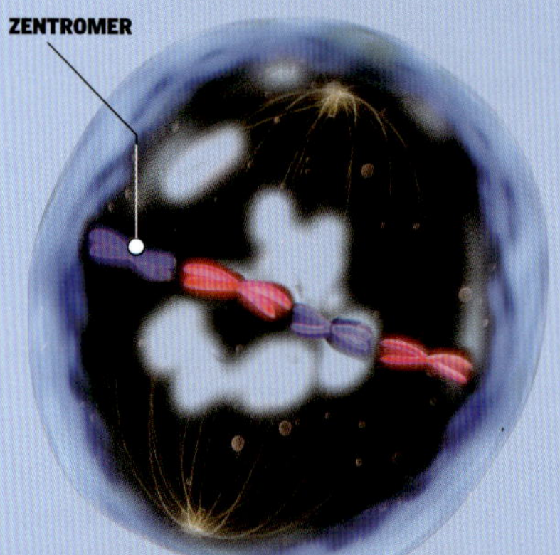

3 Metaphase

Nun bildet sich die Spindel. Die Chromosomen reihen sich in der Äquatorialebene zwischen den Spindelpolen auf. Die Kernmembran ist völlig verschwunden.

HÄTTEST DU ES GEWUSST?

In jeder Sekunde werden durch die Zellteilung etwa 50 000 Zellen des Körpers erneuert.

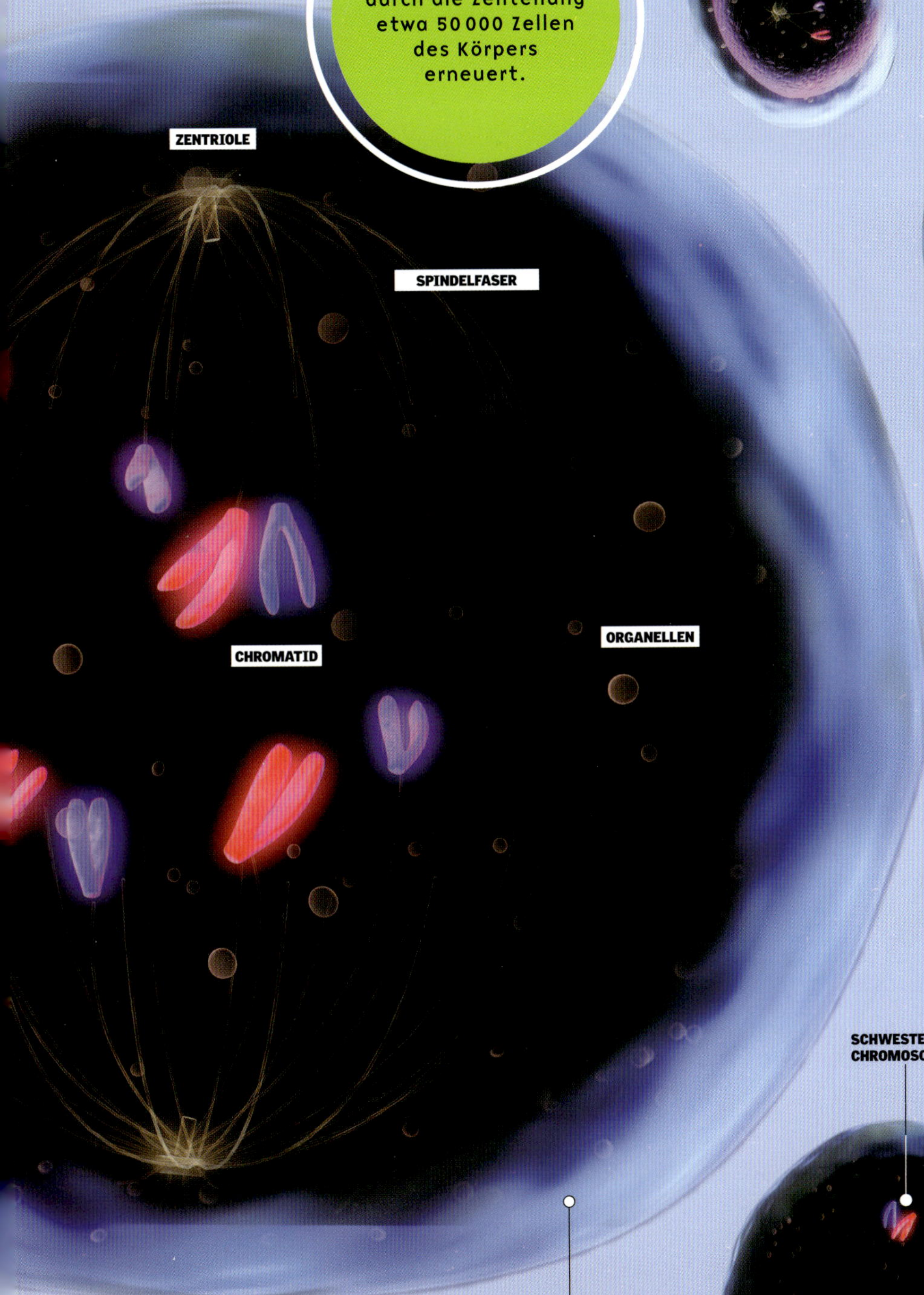

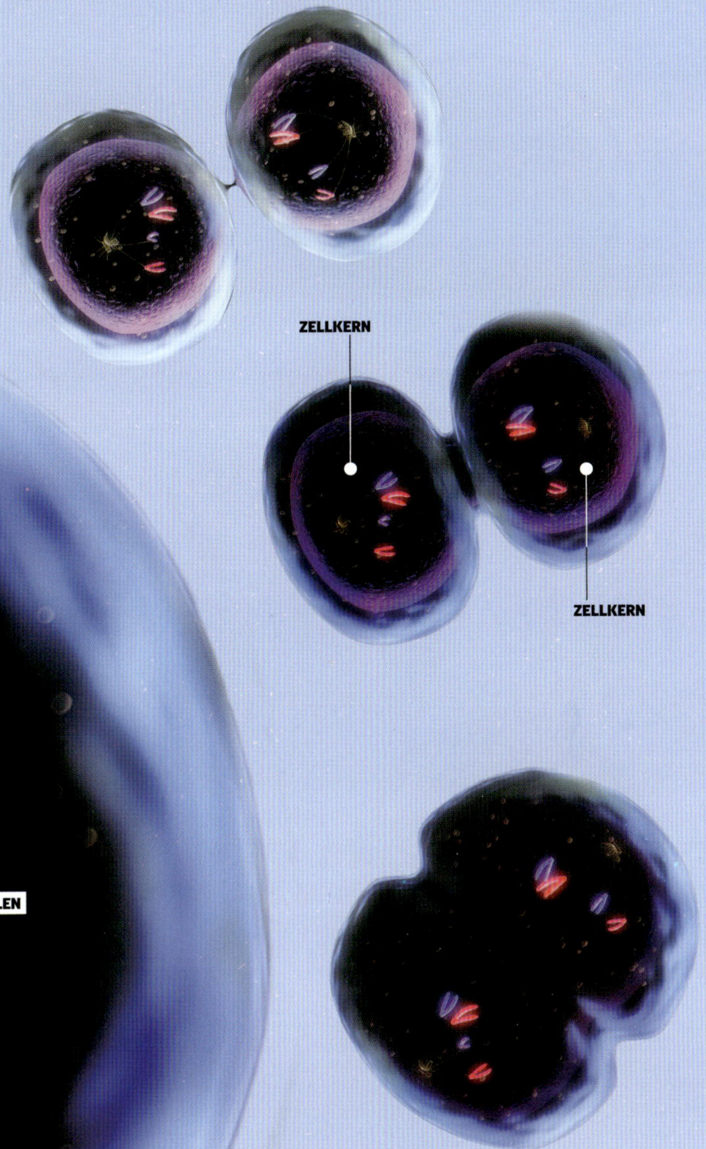

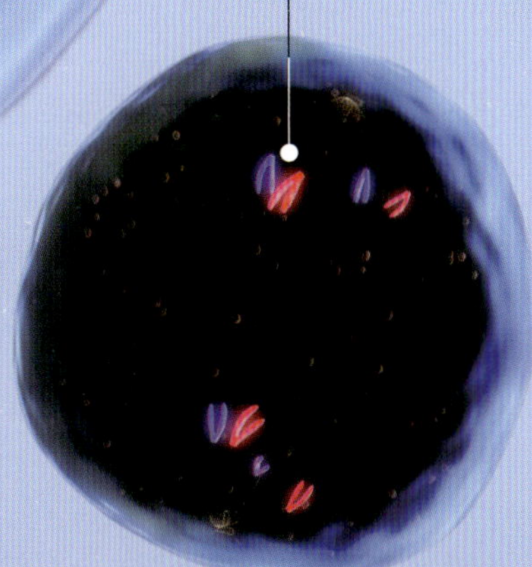

5 Telophase

Die Spindel verschwindet, um jeden Chromosomensatz bildet sich eine neue Zellmembran. Die Membranen trennen sich, und es entstehen zwei Tochterzellen, die exakte Kopien der ursprünglichen Zelle sind.

4 Anaphase

In diesem Stadium trennt sich die genetische Information. Die beiden Chromatiden eines Chromosoms rücken auseinander und bilden Schwesterchromosomen, die zu den entgegengesetzten Spindelpolen wandern.

Grenzwert

ALS HAYFLICK-GRENZE WIRD DIE MAXIMALE ANZAHL VON ZELLTEILUNGEN BEZEICHNET, DENEN SICH EINE ZELLE UNTERZIEHEN KANN. LEONARD HAYFLICK MACHTE DIESE ENTDECKUNG IM JAHR 1961.

Das Skelett

Das Skelett ist ein starkes, widerstandsfähiges Gerüst. Es besteht aus Knochen, verbindenden Bändern und Knorpel. Es gibt dem Körper seine Form und Struktur, schützt innere Organe und ermöglicht Bewegungen. In den Knochen werden Mineralien eingelagert, und im Knochenmark werden rote Blutkörperchen produziert.

Wohlgeformte Struktur

Der Aufbau des Skeletts lässt sich als senkrechte Säule aus miteinander verbundenen Wirbeln beschreiben, auf dem der Schädel sitzt. Die oberen Gliedmaßen oder Arme sind über die Schulterblätter und Schlüsselbeine mit der Wirbelsäule verbunden und bilden den Schultergürtel. Die unteren Gliedmaßen bilden zusammen mit den Hüften den Beckengürtel. Die Gelenke sind so perfekt gestaltet, dass moderne Designer sie oft als Vorbild verwenden, etwa beim Gestalten von Kränen oder Schreibtischleuchten. Obwohl die Knochen des Skeletts hart sind, haben sie eine flexible Struktur und bestehen teilweise aus schwammigem Gewebe. Dennoch kann ein kleiner Knochen bis zu 9 Tonnen tragen, ohne zu brechen. Ein entsprechender Betonblock würde von dieser Last zerdrückt werden. Lange Zeit dachten die Forscher, dass die Knochen selbst keine lebende Substanz seien, sondern nur die anderen Organe stützen. Heute ist aber bekannt, dass es sich bei den Knochen um lebendige Körperteile handelt, die mit Nerven ausgestattet sind und mit Blut versorgt werden.

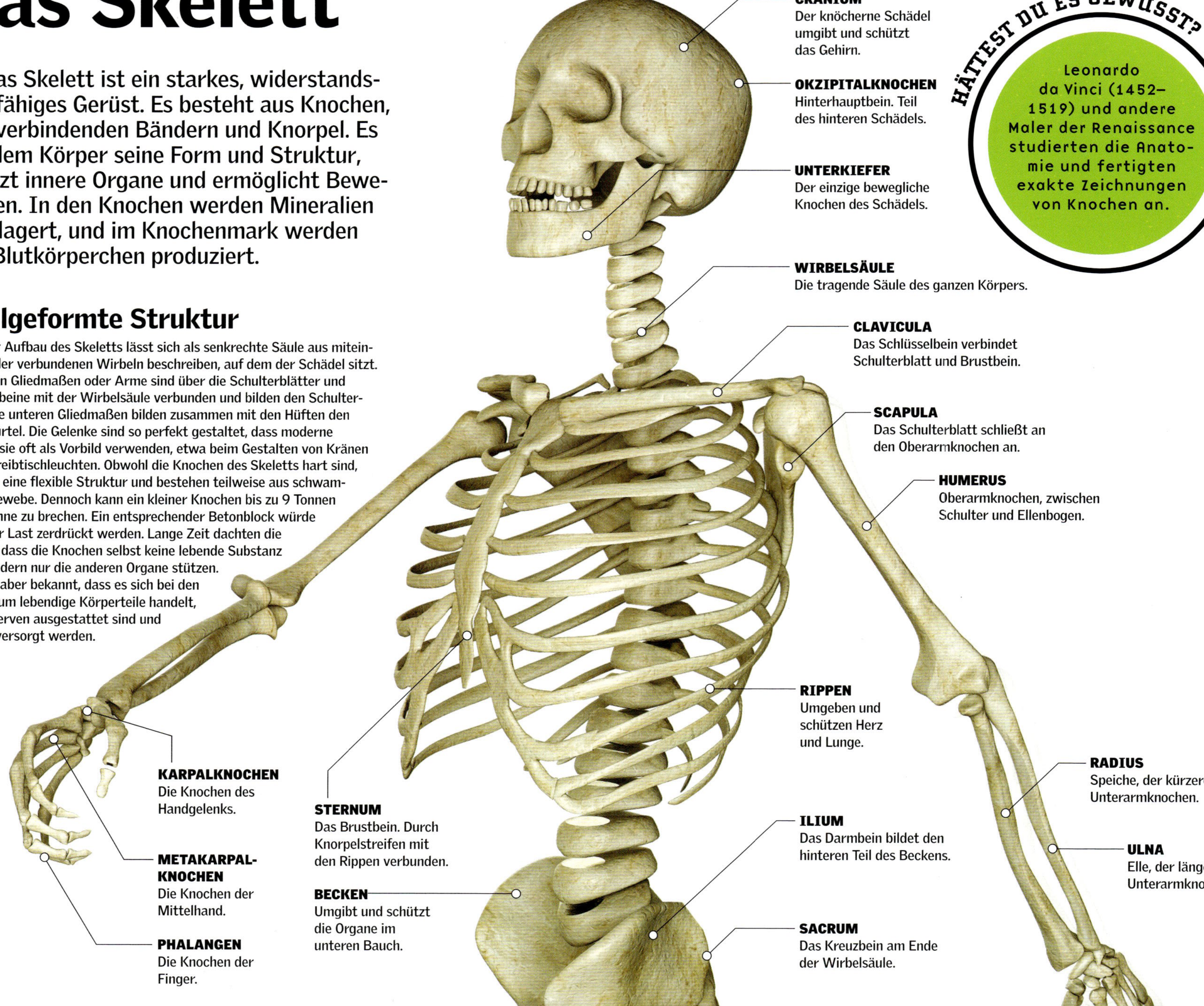

HÄTTEST DU ES GEWUSST?

Leonardo da Vinci (1452–1519) und andere Maler der Renaissance studierten die Anatomie und fertigten exakte Zeichnungen von Knochen an.

Knochentypen

Anhand von Merkmalen wie Größe und Form kann man die Knochen des menschlichen Körpers in die folgenden Gruppen einteilen:

Kurze Knochen: Sie haben eine Kugel- oder Kegelform. Das Fersenbein ist ein kurzer Knochen.

Lange Knochen: Haben einen Mittelteil und zwei Enden (Epiphysen). Zu ihnen gehört der Oberschenkelknochen.

Flache Knochen: Dünne Knochenplatten wie die meisten Knochen des Schädels.

Unregelmäßige Knochen: Können verschiedene Formen haben. Die Sphenoiden (Keilbeine) des Schädels gehören in diese Gruppe.

Sesambeine: Sind kleine, runde Knochen, die in Sehnen eingelagert sind. Auch die Kniescheibe und die Knochen in den Hand- und Fußgelenken sind Sesambeine.

Axialskelett

DER TEIL DES SKELETTS, DER VON WIRBELSÄULE, RIPPEN UND SCHÄDEL GEBILDET WIRD. ER BESTEHT AUS ETWA 80 KNOCHEN.

206 Knochen

EIN ERWACHSENER KÖRPER BESTEHT AUS ETWA 206 KNOCHEN. MANCHE MENSCHEN HABEN ABER AUCH 208 KNOCHEN. DAS KANN VORKOMMEN, WENN EINZELNE KNOCHEN IM KREUZBEIN ODER STEISSBEIN NICHT ZUSAMMENWACHSEN.

Appendikularskelett

ES UMFASST DIE 126 KNOCHEN DER ARME, SCHULTERN, HÜFTEN UND BEINE. DIESE KNOCHEN ERMÖGLICHEN VIELFÄLTIGE BEWEGUNGEN.

48 cm

IM DURCHSCHNITT MISST BEIM ERWACHSENEN MANN DER LÄNGSTE KNOCHEN IM KÖRPER, DER OBERSCHENKELKNOCHEN.

3 mm

LÄNGE DES KÜRZESTEN KNOCHENS, DES STEIGBÜGELS, IM MITTELOHR.

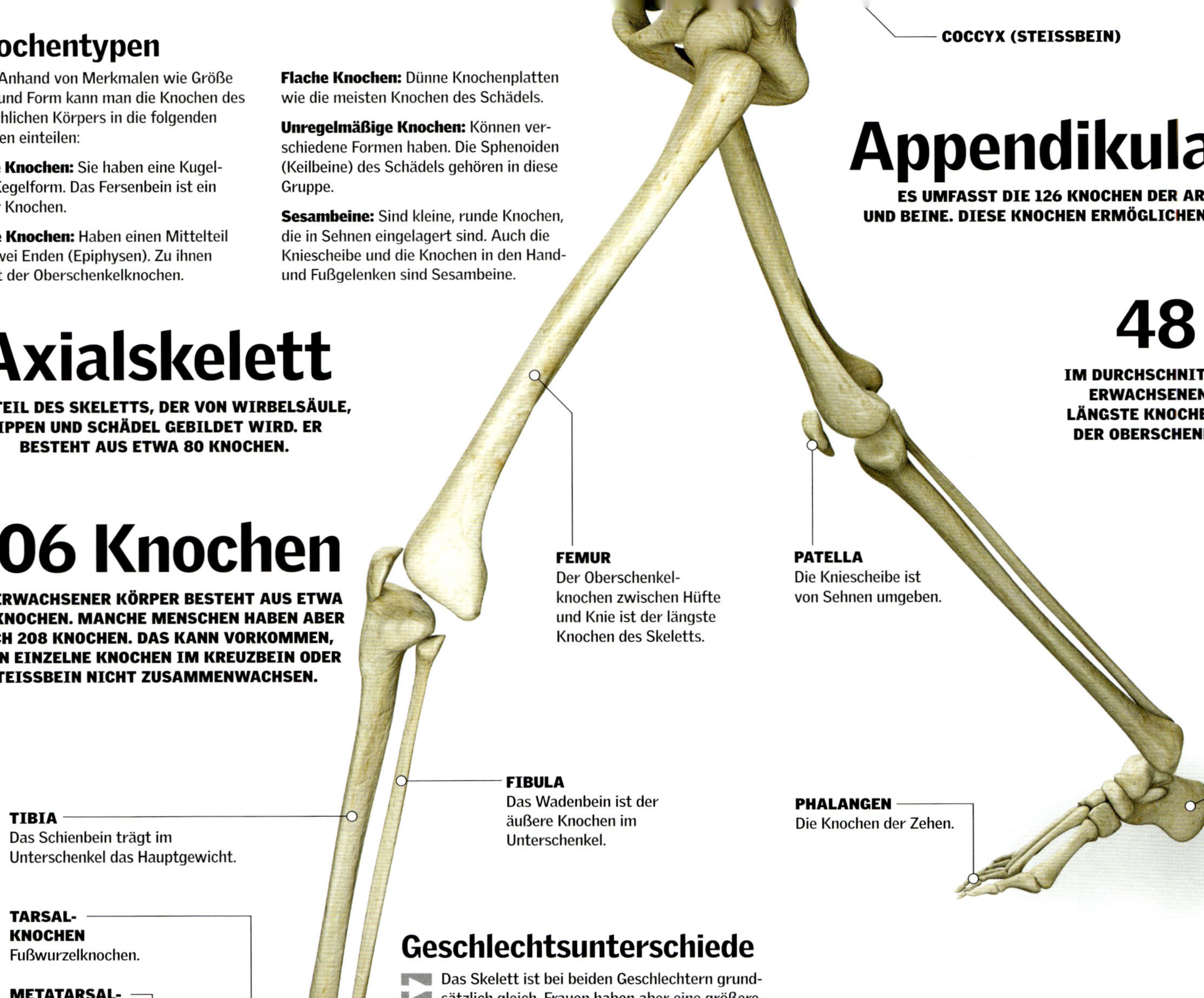
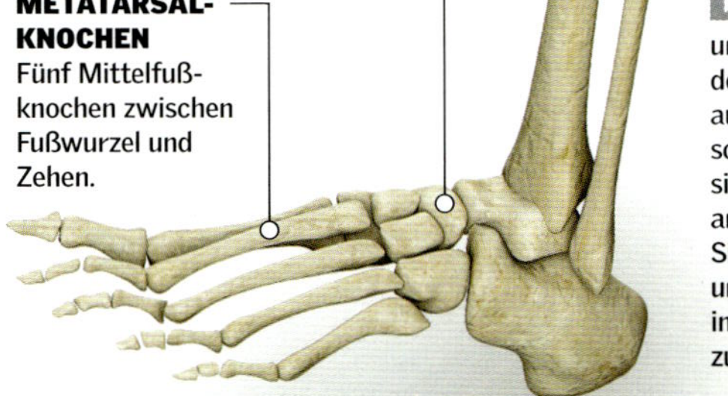

Geschlechtsunterschiede

Das Skelett ist bei beiden Geschlechtern grundsätzlich gleich. Frauen haben aber eine größere untere Beckenöffnung, damit bei einer Geburt der Kopf des Kindes hindurchpasst. Der Beckengürtel besteht aus zwei Hüftknochen, die hinten ans Kreuzbein anschließen und vorn am Schambein zusammengewachsen sind. Zum Beckengürtel gehören auch die Hüftgelenke, an denen die Oberschenkelknochen (Femur) ansetzen. Sie übertragen das Gewicht des oberen Körpers nach unten. Beckengürtel und Kreuzbein bilden das Becken, in dem sich die Organe des Verdauungs-, Fortpflanzungs- und Harnsystems befinden.

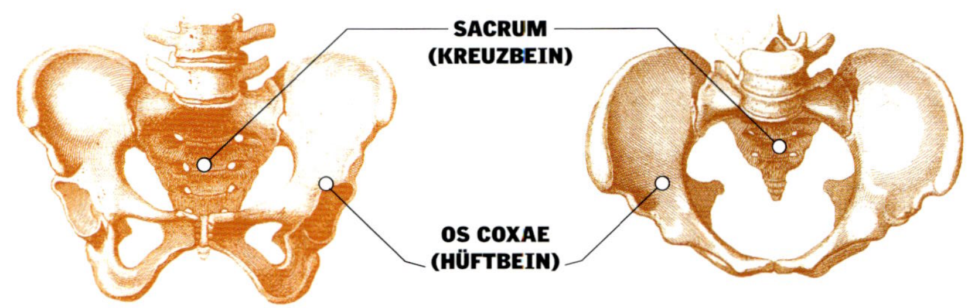

Knochengewebe

Die Hauptaufgabe der Knochen besteht darin, die Organe des Körpers zu schützen. Knochen sind hart und widerstandsfähig, darum können sie Stöße abfangen und verhindern Schäden an den Organen. Unter ihrer harten äußeren Schicht befindet sich eine schwammige Knochensubstanz. Außerdem sind die Knochen auch für die Produktion roter Blutkörperchen zuständig. Täglich werden im Knochenmark Tausende neuer Blutzellen erzeugt – ein nie endender Prozess, der dem Ersatz alter Zellen dient.

HÄTTEST DU ES GEWUSST?

Im Laufe des Lebens regenerieren sich die Knochen eines Menschen ständig, auch wenn er bereits erwachsen ist.

Kalzium und Knochenmark

Alle harten Teile, die bei Menschen und anderen Wirbeltieren das Skelett bilden, nennt man Knochen. Sie fühlen sich hart an, bestehen aber aus lebenden Zellen, Nerven und Blutgefäßen. Sie können einen Druck von bis zu 450 kg verkraften. Aufgrund ihrer speziellen Eigenschaften können sie sich sogar selbst reparieren, wenn sie einmal brechen. Das Äußere eines Knochens ist von einer widerstandsfähigen Knochenhaut (Periosteum) umgeben. Das Endosteum, eine dünne Schicht von Bindegewebe in der inneren Höhlung des Knochens, enthält den Schwammknochen, der von zahllosen Poren durchzogen ist. Das Knochenmark befindet sich im Inneren der großen Knochen. Es wird auch als Medulla ossea bezeichnet und ist der Ort, an dem die roten Blutkörperchen produziert werden. Mineralien wie Kalzium sind an der Knochenbildung beteiligt. Milch enthält viel Kalzium, darum wird für das Wachstum und die Entwicklung der Knochen empfohlen, reichlich Milchprodukte zu sich zu nehmen. Kalzium, Phosphor und andere Stoffe machen die Knochen stabil und widerstandsfähig, während Proteine wie Collagen für die nötige Biegsamkeit und Elastizität sorgen.

Knochenmark

Eine weiche, fetthaltige Substanz, die sich in den inneren Höhlungen des Knochens befindet und rote Blutkörperchen erzeugt. Mit der Zeit verliert das Knochenmark in den langen Knochen aber seine Fähigkeit, rote Blutkörperchen zu produzieren.

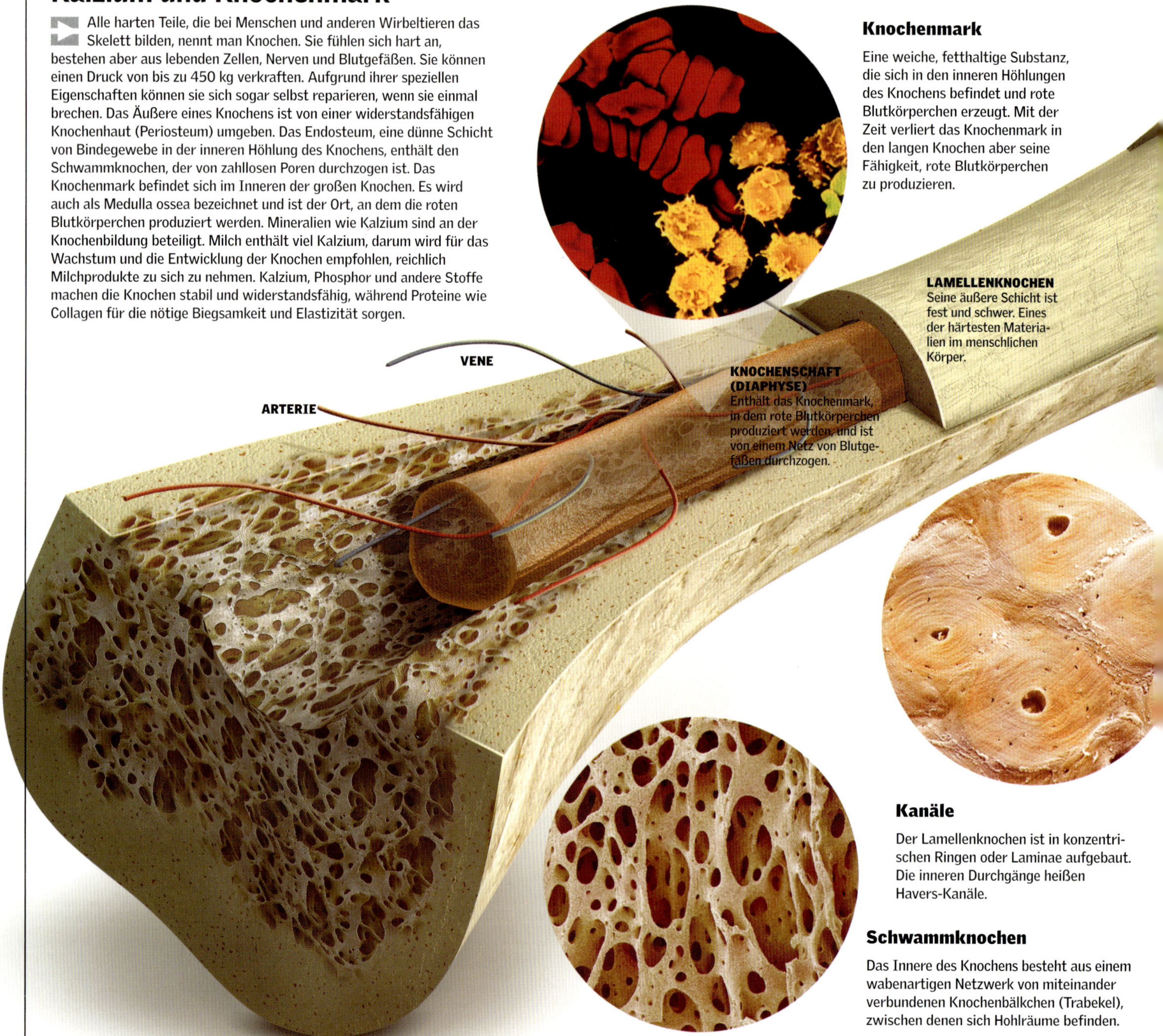

Kanäle

Der Lamellenknochen ist in konzentrischen Ringen oder Laminae aufgebaut. Die inneren Durchgänge heißen Havers-Kanäle.

Schwammknochen

Das Innere des Knochens besteht aus einem wabenartigen Netzwerk von miteinander verbundenen Knochenbälkchen (Trabekel), zwischen denen sich Hohlräume befinden.

ZWEIERLEI KNOCHENZELLEN

Knochengewebe besteht aus zwei Arten von Zellen: Osteoblasten und Osteoklasten. Beide werden vom Knochenmark erzeugt, und nur durch ihre Ausgewogenheit und ihr Zusammenwirken werden Stabilität und eine ständige Erneuerung des Knochens gewährleistet. Ein Osteoklast absorbiert Knochengewebe und hinterlässt Hohlräume, die ein Osteoblast füllt. Osteozyten, eine Variante der Osteoblasten, haben die Aufgabe, die Form des Knochens aufrechtzuerhalten.

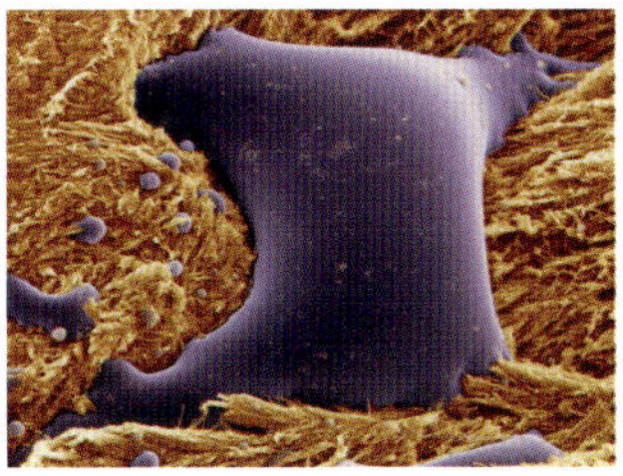

OSTEOBLAST
Produziert Knochengewebe, das für die Stabilität des Knochens wichtig ist.

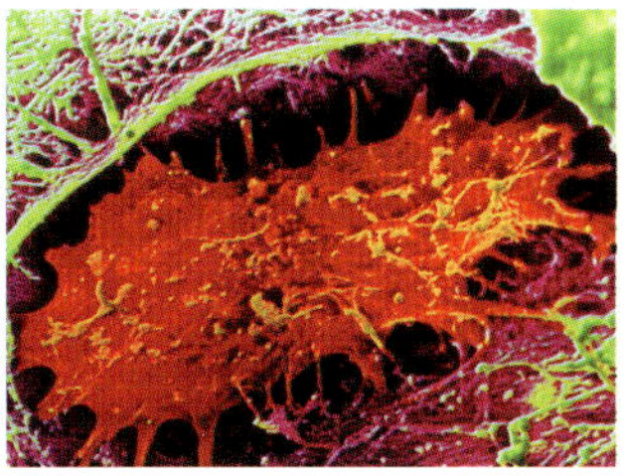

OSTEOKLAST
Baut älteres Knochengewebe ab, damit es durch neues ersetzt werden kann.

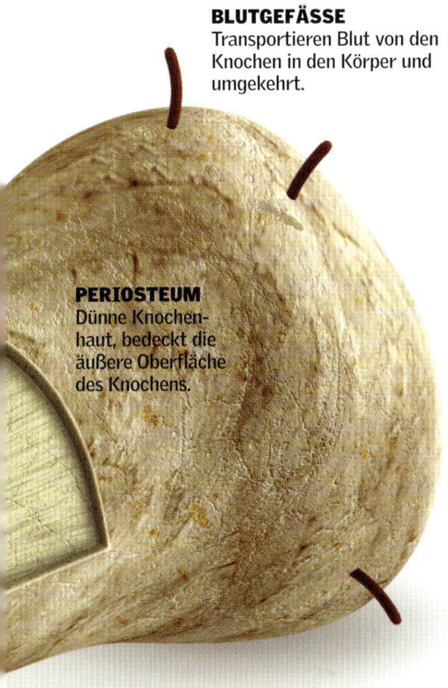

WARUM HEILEN KNOCHENBRÜCHE?

Nach einem Bruch besitzt das Knochengewebe die außerordentliche Fähigkeit, sich durch relativ schnelle Produktion von Zellen selbst zu reparieren. Durch medizinische Hilfsmaßnahmen (z.B. Gipsschiene) wird dafür gesorgt, dass die Knochen gerade zusammenwachsen.

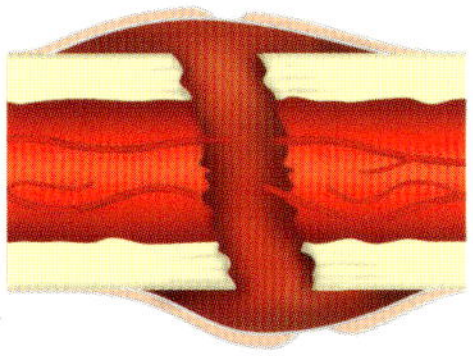

A Nach einem Knochenbruch verklumpen die Blutkörperchen, um die verletzten Blutgefäße zu versiegeln.

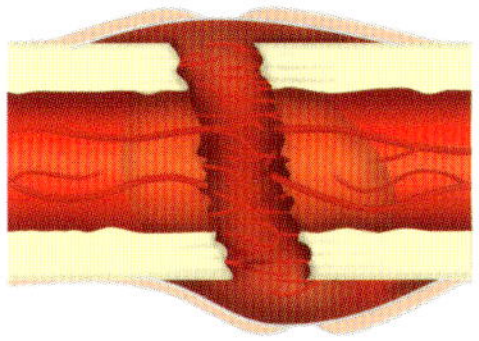

B Nach einigen Tagen bildet sich ein Fasergeflecht, das die Knochenenden verschließt und die Blutkruste ersetzt.

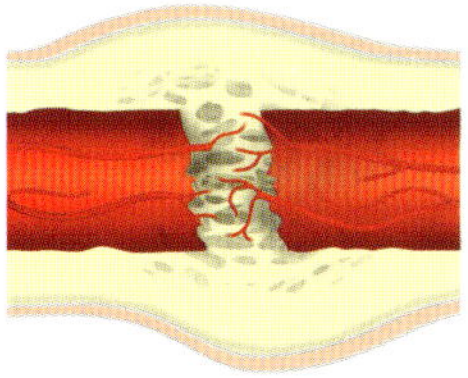

C Innerhalb von einer oder zwei Wochen bildet sich auf dem Fasergewebe neuer Schwammknochen. Die Bruchstelle wird ausgefüllt, bis die Enden miteinander verbunden sind.

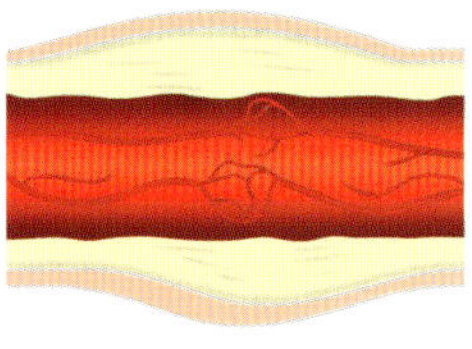

D Innerhalb von zwei bis drei Monaten haben sich neue Blutgefäße gebildet. Um die zusammengewachsene Stelle bildet sich harte Knochensubstanz.

Knochenwachstum

Die Entwicklung der Knochen ist im Alter von etwa 18 bis 20 Jahren abgeschlossen. Die Knochen eines Neugeborenen bestehen weitgehend aus Knorpelsubstanz, die erst allmählich bis ins Erwachsenenalter aushärtet. Ein wichtiges Element für diese Knochenentwicklung ist Kalzium. Bis zum Alter von sechs Monaten wird empfohlen, dass ein Kind täglich 210 Milligramm Kalzium zu sich nehmen sollte.

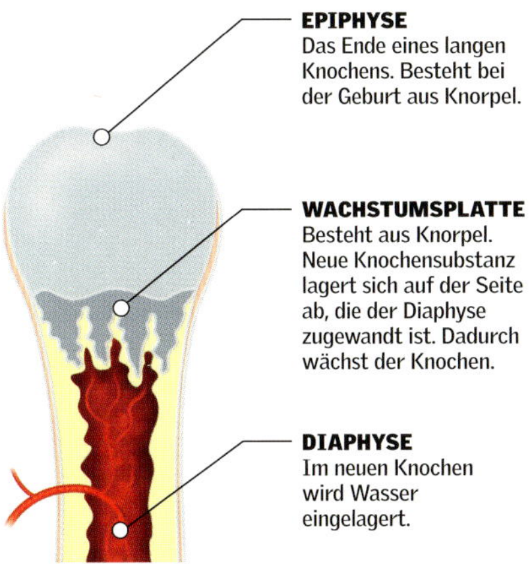

1 BEIM SÄUGLING
Beim Neugeborenen bestehen die Enden der langen Knochen (Epiphysen) aus Knorpel. Zwischen Schaft und Ende des Knochens befindet sich eine „Wachstumsplatte". Sie produziert Knorpel, durch den der Knochen länger wird.

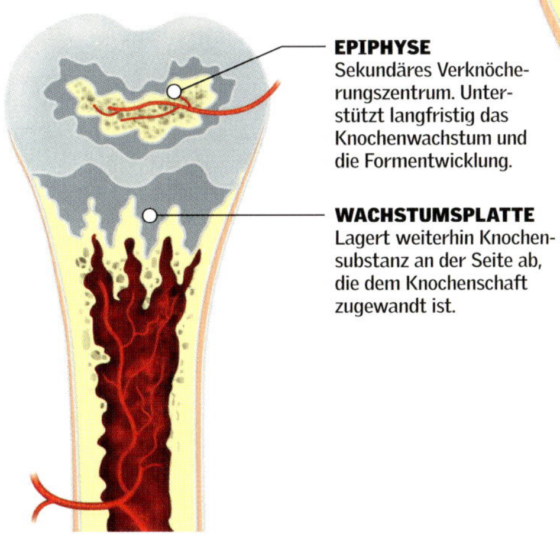

2 BEIM KIND
Beim Kind bilden sich in den Epiphysen sekundäre Verknöcherungszentren. Sie ermöglichen, dass die Knochen länger werden.

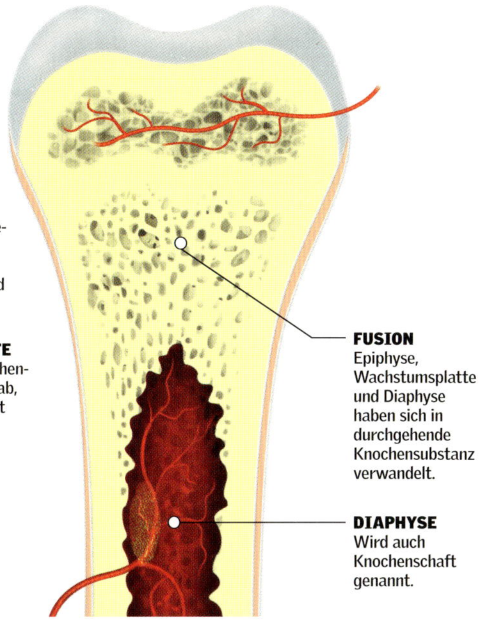

3 BEIM ERWACHSENEN
Im Alter von etwa 18 bis 20 Jahren ist das Knochenwachstum abgeschlossen. Epiphyse, Wachstumsplatte und Knochenschaft wachsen zu einem durchgehenden Knochen zusammen und härten aus.

Schädel und Gesicht

Der Schädel umgibt und schützt das Gehirn mit Kleinhirn und Hirnstamm. Beim Erwachsenen besteht er aus acht Knochen, die den Hirnschädel und die Schädelbasis bilden. Der vordere Teil des Schädels wird auch Gesichtsschädel genannt. Er besteht aus 14 Knochen, die mit Ausnahme des Unterkiefers unbeweglich sind. Über die 22 Knochen von Hirn- und Gesichtsschädel hinaus werden auch noch die kleinen Knochen im Mittelohr hinzugerechnet.

Knochennähte und Fontanellen

Die Wölbung des oberen Schädels besteht bei der Geburt aus separaten Knochenplatten, die bis zum Erwachsenenalter zusammenwachsen. Die schmalen Spalten zwischen den Knochen, die beim Fötus in den ersten Monaten noch zu erkennen sind, heißen Knochennähte. Punkte, an denen Knochennähte zusammentreffen, heißen Fontanellen. Die Platten sind zunächst nicht miteinander verwachsen, damit das Gehirn noch wachsen kann. Hat es seine endgültige Größe erreicht, wachsen die Platten fest zusammen, denn ihre Aufgabe besteht darin, das Gehirn zu schützen.

Schwingungen

Wenn ein Mensch spricht, vibrieren die Schädelknochen. In Japan wurde auf der Grundlage dieser Schwingungen ein Verfahren entwickelt, das seit 2006 von der Feuerwehr der Stadt Madrid eingesetzt wird: In einen Helm wird ein Mikrofon eingebaut, das Kontakt zum Schädel hat. Dieses verstärkt die Schwingungen des Schädels beim Sprechen und übermittelt sie an ein Funkgerät.

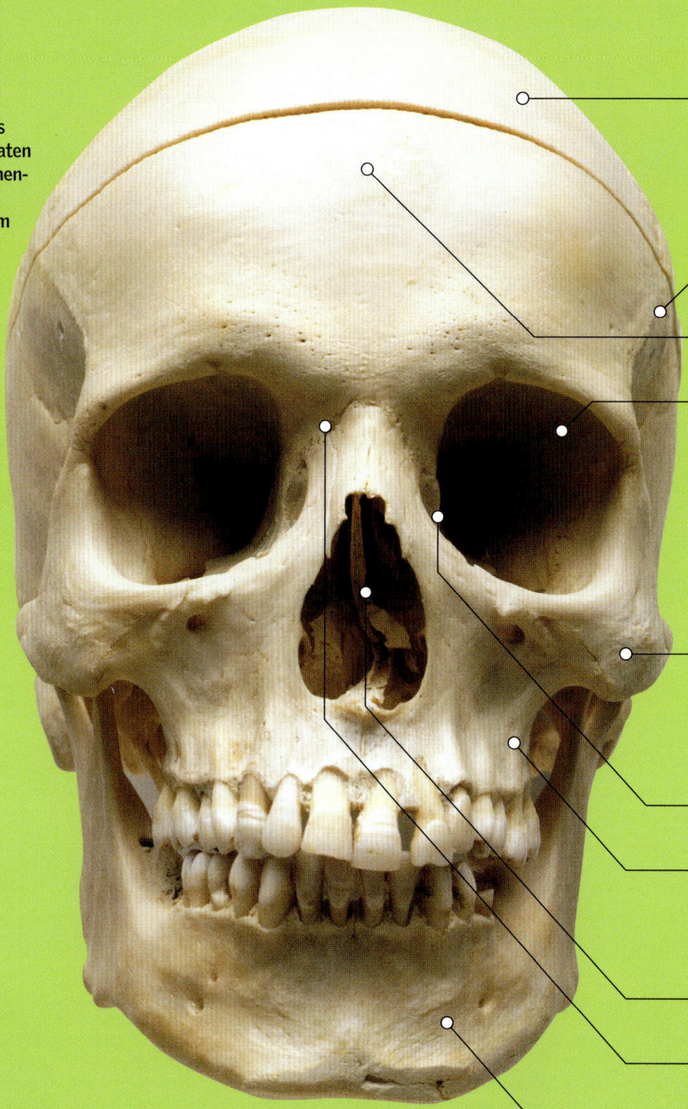

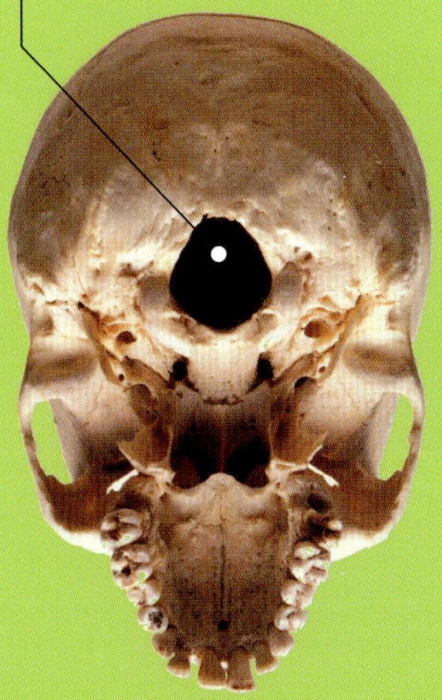

Foramen magnum

Dieser lateinische Ausdruck bedeutet „großes Loch". Es wird auch als Großes Hinterhauptsloch bezeichnet und liegt an der Schädelbasis. Es bildet den Durchlass für die Wirbelsäule, die Medulla oblongata, die Wirbelarterie und den Spinalnerv. Die Lage des Foramen magnum im unteren Bereich des Schädels ist typisch für höher entwickelte Arten.

1360 cm^3

DURCHSCHNITTLICHES VOLUMEN DES SCHÄDELS.

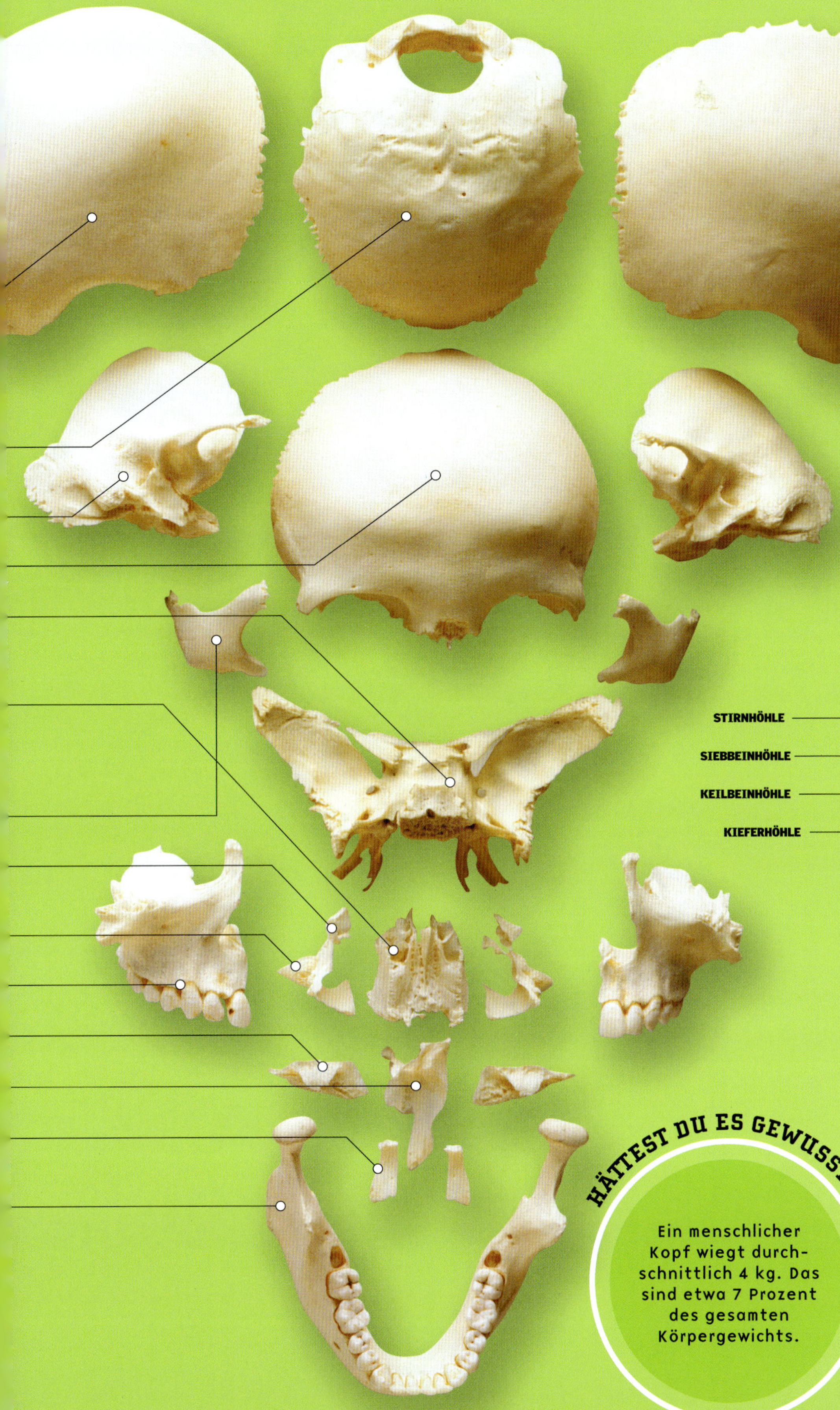

22

ANZAHL DER KNOCHEN DES GESICHTS- UND HIRNSCHÄDELS.

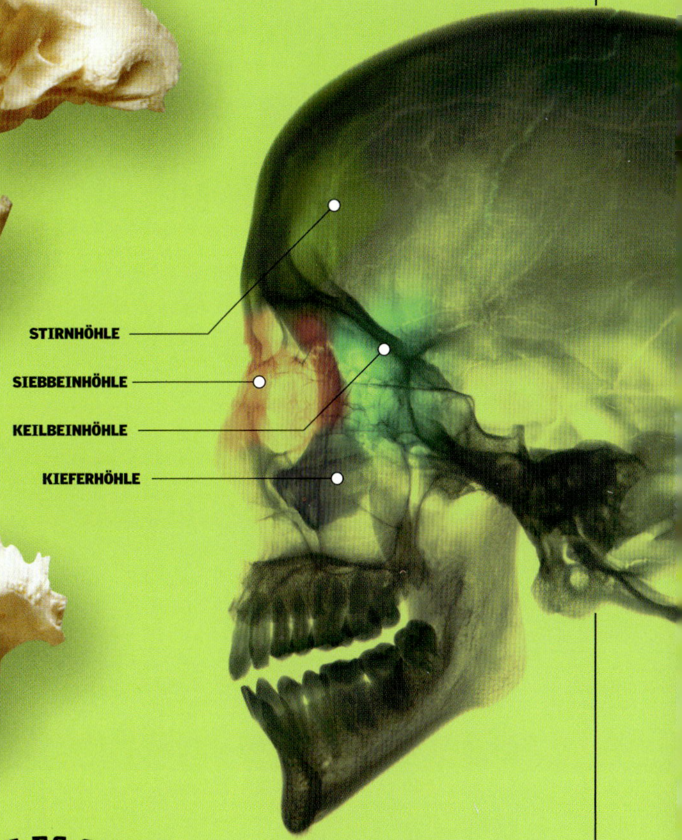

HÄTTEST DU ES GEWUSST?

Ein menschlicher Kopf wiegt durchschnittlich 4 kg. Das sind etwa 7 Prozent des gesamten Körpergewichts.

Schädelhöhlen

Die Funktion der mit Luft gefüllten Hohlräume im Schädel besteht vor allem darin, die durch die Nase eingeatmete Luft zu erwärmen und anzufeuchten. Außerdem verringern sie das Gewicht des Schädels und dienen als Resonanzkörper, die der Stimme ihr Timbre geben. Die Schädelhöhlen sind mit einer feuchten Schleimhaut ausgekleidet und stehen durch kleine Öffnungen mit dem Inneren der Nasenhöhle in Verbindung. Bei einer Infektion besteht die Gefahr, dass sie sich entzünden oder mit Schleim füllen.

Die Hauptachse des Körpers

Die Wirbelsäule bildet eine flexible Achse, die den Rumpf aufrecht hält. Sie besteht aus zahlreichen Wirbeln, die zu einer fortlaufenden Kette verbunden sind. Im Inneren der Wirbelsäule verläuft ein Kanal, in dem sich das Rückenmark befindet. Die Rippen setzen an der Wirbelsäule an und bilden den Brustkorb, der lebenswichtige innere Organe wie Herz und Lunge umgibt und schützt.

Stabilität und Beweglichkeit

Der Mittelteil der einzelnen Wirbel trägt das Gewicht des Körpers. Die Wirbel sind übereinander beweglich angeordnet, und an den Fortsätzen der Wirbel setzen Bänder oder Muskeln an. Dadurch ist die Körperachse sehr stabil und gleichzeitig flexibel. Die meisten Nerven des peripheren Nervensystems, das für willensgesteuerte Bewegungen, Schmerzwahrnehmung und den Tastsinn zuständig ist, stehen in Verbindung zum Rückenmark im Inneren der Wirbelsäule. Zwischen den Wirbeln liegen die Bandscheiben aus Knorpelsubstanz mit einem gallertartigen Inneren. Wenn eine Bandscheibe beschädigt ist, kann sie zwischen den Wirbeln vortreten und einen Nerv einklemmen. Diese Erkrankung, die man Bandscheibenvorfall nennt, ist sehr schmerzhaft.

Rippen und Brustkorb

Die zwölf Rippenpaare, die ebenfalls an der Wirbelsäule ansetzen, schützen Herz, Lunge, Hauptarterien und Leber. Diese Knochen sind flach und gekrümmt. Die sieben oberen Paare nennt man „echte Rippen". Sie sind durch Knorpel mit dem Brustbein verbunden, einem flachen Knochen aus zusammengewachsenen Segmenten. Die nächsten zwei oder drei Rippenpaare, die „falschen Rippen", sind nur indirekt mit dem Brustbein verbunden, die restlichen „freien Rippen" haben keine Verbindung zu diesem. Der Brustkorb, der aus Rippen und Muskeln besteht, ist flexibel, denn er muss sich beim Atmen ausweiten und zusammenziehen.

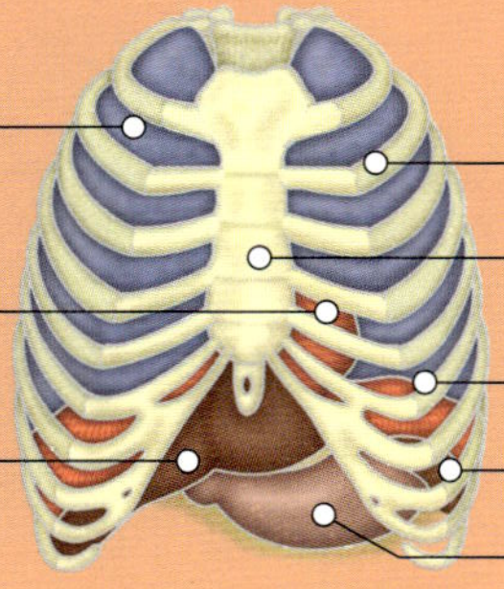

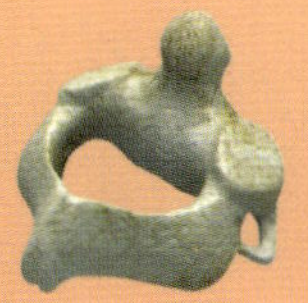

ATLAS
Der erste der sieben Halswirbel. Er stellt die Verbindung zum Schädel her.

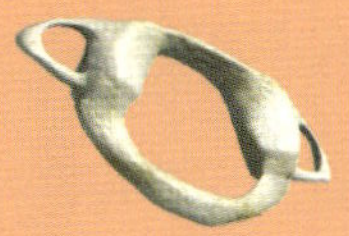

AXIS
Der zweite Halswirbel. Zusammen mit dem Atlas ermöglicht er die Bewegung des Kopfes.

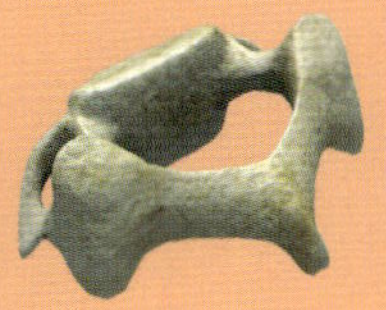

HALSWIRBEL
Diese sieben Wirbel (einschließlich Atlas und Axis) stützen Kopf und Hals.

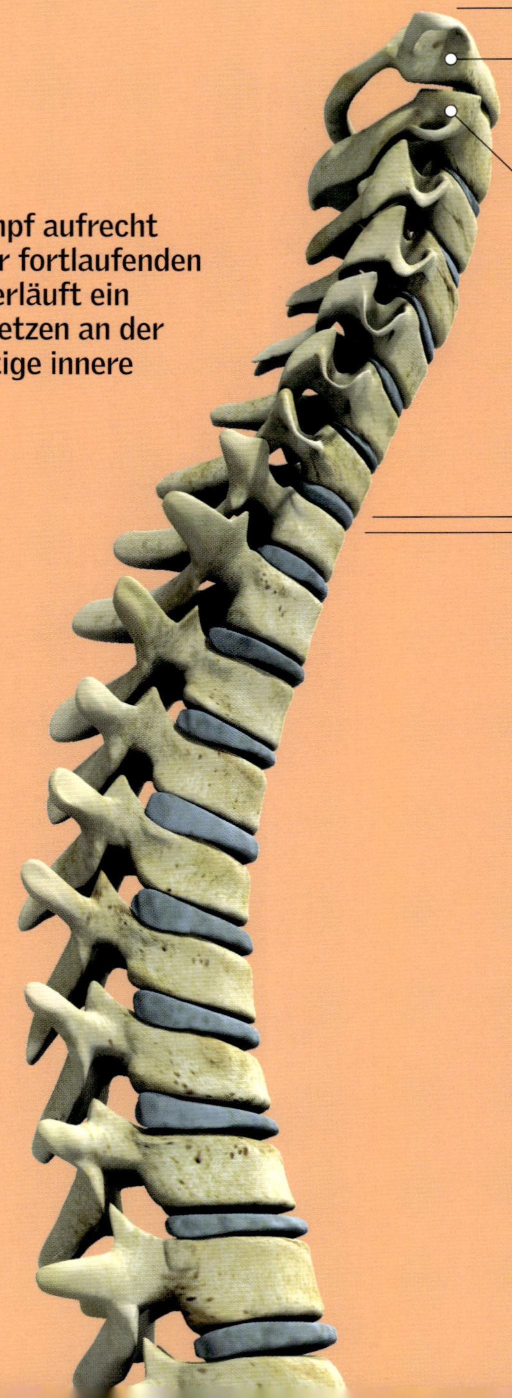

Abwärts

Alle Wirbel, mit Ausnahme der Halswirbel Atlas und Axis, haben einen zylindrischen, kompakten Wirbelkörper. Zum Becken hin werden sie zunehmend länger und stabiler.

BRUSTWIRBELSÄULE
Besteht aus 12 Wirbeln, an denen die Rippen ansetzen.

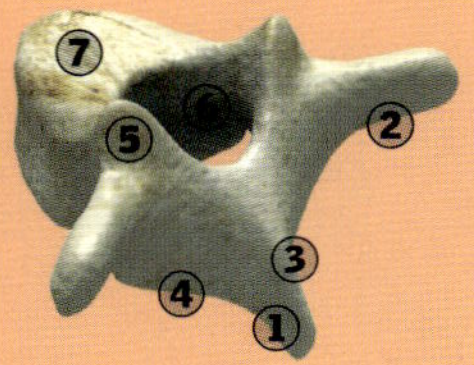

AUFBAU EINES WIRBELS
1 DORNFORTSATZ
2 QUERFORTSATZ (2)
3 GELENKFLÄCHE (4) (2 OBERE UND 2 UNTERE)
4 BOGENPLATTE (2)
5 WIRBELBOGEN (2)
6 WIRBELKANAL
7 WIRBELKÖRPER

33 Knochen

ODER WIRBEL BILDEN DIE WIRBELSÄULE, BEI MANCHEN MENSCHEN SIND ES AUCH 34. ZWISCHEN IHNEN LIEGEN BANDSCHEIBEN, DIE ALS STOSSDÄMPFER DIENEN. KREUZBEIN UND STEISSBEIN SIND ÜBERRESTE EINES SCHWANZES, DER IM LAUF DER EVOLUTION VERLOREN GEGANGEN IST.

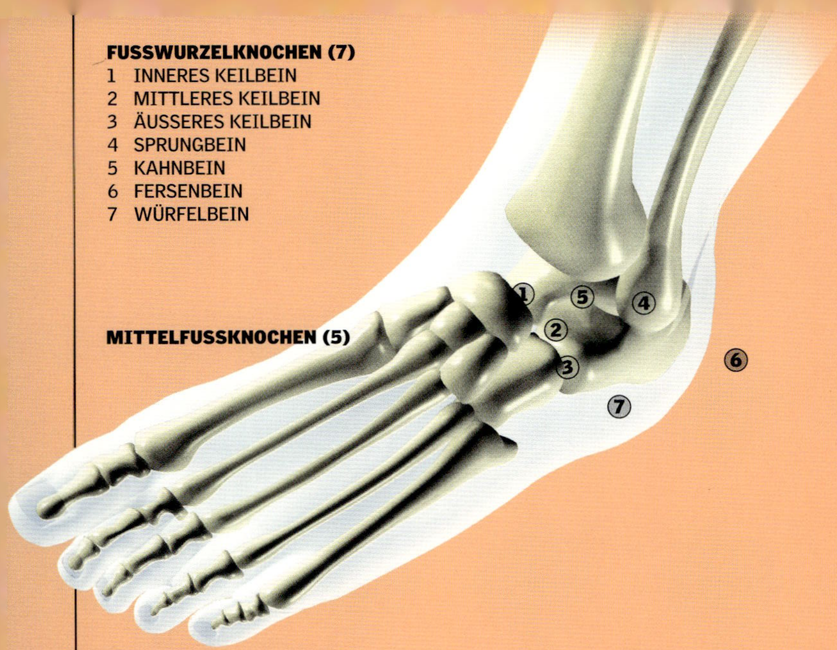

FUSSWURZELKNOCHEN (7)
1 INNERES KEILBEIN
2 MITTLERES KEILBEIN
3 ÄUSSERES KEILBEIN
4 SPRUNGBEIN
5 KAHNBEIN
6 FERSENBEIN
7 WÜRFELBEIN

MITTELFUSSKNOCHEN (5)

ZEHENKNOCHEN (14)

Knochen von Händen und Füßen

In jeder Hand (siehe Zeichnung unten) befinden sich 27 Knochen, in jedem Fuß (siehe oben) sind es 26. Die Hand ist sehr beweglich. Vier der fünf Finger bestehen aus drei Fingerknochen oder Phalangen (distal, medial und proximal), lediglich der Daumen hat nur zwei. Die Karpalknochen bilden die Handwurzel und stellen die Verbindung zum Unterarm her. Die Metakarpalknochen befinden sich in der Mittelhand. Die Füße sind ähnlich aufgebaut. Der große Zeh hat zwei Phalangen (Zehenknochen), alle anderen haben drei.

HANDWURZELKNOCHEN (8)
1 MONDBEIN
2 ERBSENBEIN
3 DREIECKSBEIN
4 GROSSES VIERECKSBEIN
5 KLEINES VIERECKSBEIN
6 KOPFBEIN
7 KAHNBEIN
8 HAKENBEIN

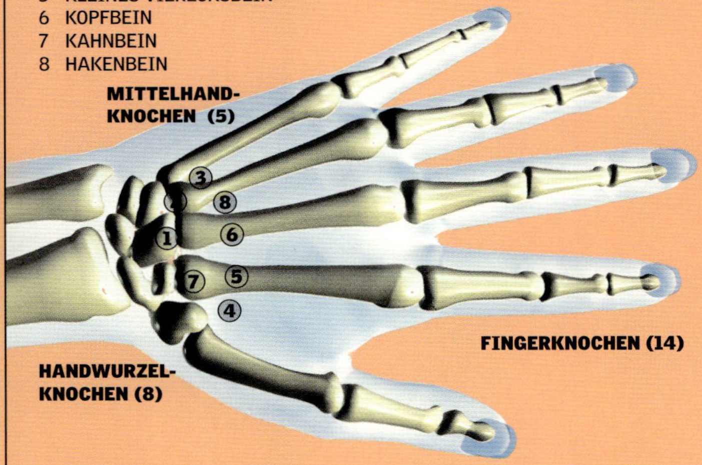

MITTELHAND-KNOCHEN (5)

FINGERKNOCHEN (14)

HANDWURZEL-KNOCHEN (8)

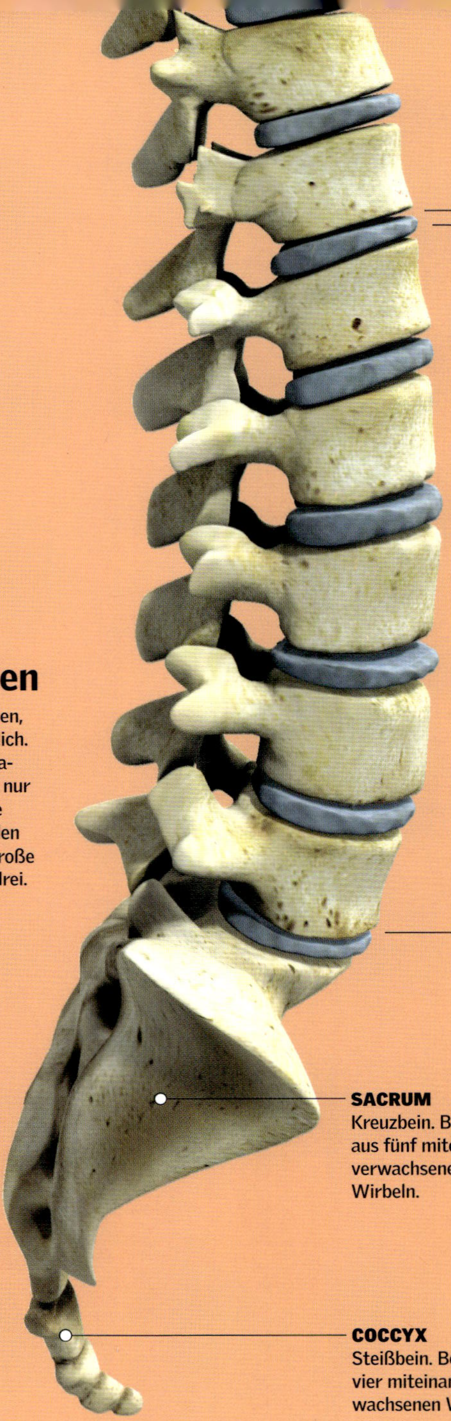

SACRUM
Kreuzbein. Besteht aus fünf miteinander verwachsenen Wirbeln.

COCCYX
Steißbein. Besteht aus vier miteinander verwachsenen Wirbeln.

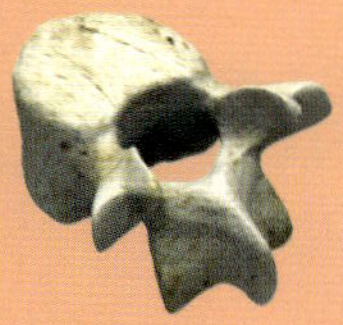

LENDENWIRBEL
Diese fünf Wirbel tragen das Gewicht des Oberkörpers.

Drei Kurven

Die Wirbelsäule zeigt in drei Bereichen natürliche Krümmungen. Konvexe Krümmungen der Wirbelsäule nach vorn nennt man Lordose. Sie sind in der Halswirbelsäule und der Lendenwirbelsäule zu finden. Eine konkave Wirbelsäulenkrümmung nach hinten (Kyphose) liegt im Bereich der Brustwirbelsäule vor. Die Abbildung zeigt die rechte Seite der Wirbelsäule.

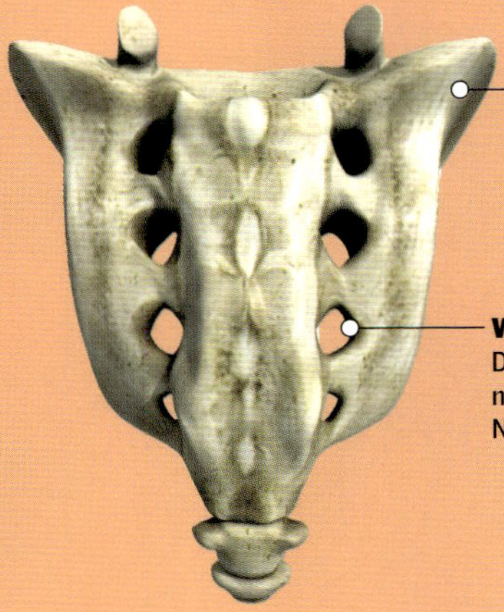

BLATT

WIRBELKANAL
Durch die Öffnungen verlaufen Nerven.

Gelenke

Gelenke sind die Verbindungsstellen, an denen zwei oder mehr Knochen zusammentreffen – oft wird diese Verbindung von Bändern aus stabilem Gewebe unterstützt. Die meisten Gelenke des Körpers sind Scharniergelenke. Merkmale von Gelenken sind Beweglichkeit, Vielseitigkeit und Schmierung. Um ein Gelenk zu bewegen, ziehen sich die umgebenden Muskeln zusammen. Die Gesamtheit der Knochen, Muskeln und Gelenke sowie der Sehnen, Bänder und des Knorpels bilden den Bewegungsapparat, der für die motorische Aktivität des Körpers zuständig ist und uns ermöglicht, Bewegungen auszuführen.

Hypermobile Gelenke

Man unterscheidet die vielseitigen Gelenke nach ihren Bewegungsmöglichkeiten. Neben mobilen, semimobilen und starren Gelenken gibt es auch hypermobile Gelenke. Sie kommen weniger häufig vor, sind aber leicht zu erkennen. Ellenbogen, Handgelenke, Finger und Knie können bei Kindern und manchen Erwachsenen einen übermäßig großen Bewegungsspielraum zeigen. Menschen mit hypermobilen Gelenken können diese flexibler bewegen als andere, ohne dabei eine Ausrenkung riskieren zu müssen.

Mobile Gelenke

Sie werden auch Diarthrosen genannt, gehören zu den echten Gelenken und weisen die größte Beweglichkeit auf. Die Enden der durch sie miteinander verbundenen Knochen sind verschiedenartig aufgebaut, aber stets so, dass sie gut gegeneinander beweglich sind und das Gelenk gleichzeitig stabil ist.

Semimobile Gelenke

Die Amphiarthrosen oder straffen Gelenke gehören ebenfalls zu den echten Gelenken. Die Flächen der sich berührenden Knochen sind auch mit Knorpelgewebe überzogen. Ein Beispiel sind die Gelenke der Rückenwirbel. Der Bewegungsspielraum jedes einzelnen straffen Gelenks ist relativ gering, doch geben sie der Wirbelsäule ihre Flexibilität, Streck- und Drehbarkeit.

Unechte Gelenke

Auch Synarthrosen genannt. Die meisten unechten Gelenke befinden sich im Schädel. Sie müssen nicht beweglich sein, weil ihre Hauptfunktion im Schutz der inneren Organe liegt. Sie sind im Zuge des Knochenwachstums mit faserigem Knorpel ausgefüllt worden.

BEWEGUNGEN

Die Gesamtheit der Gelenke, Muskeln und Knochen ermöglicht dem Körper vielfältige Bewegungsabläufe, darunter auch Drehungen und Wendungen.

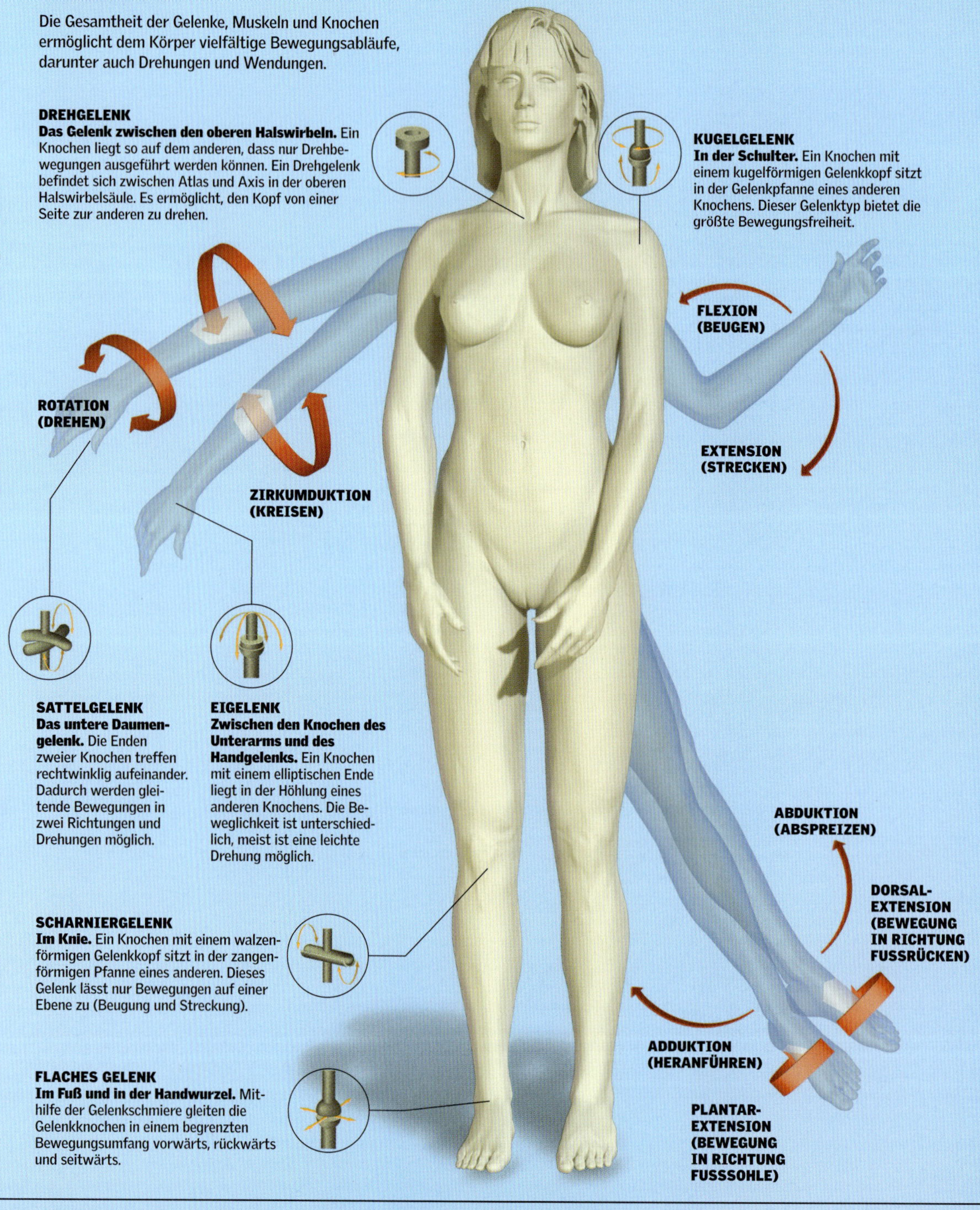

DREHGELENK
Das Gelenk zwischen den oberen Halswirbeln. Ein Knochen liegt so auf dem anderen, dass nur Drehbewegungen ausgeführt werden können. Ein Drehgelenk befindet sich zwischen Atlas und Axis in der oberen Halswirbelsäule. Es ermöglicht, den Kopf von einer Seite zur anderen zu drehen.

KUGELGELENK
In der Schulter. Ein Knochen mit einem kugelförmigen Gelenkkopf sitzt in der Gelenkpfanne eines anderen Knochens. Dieser Gelenktyp bietet die größte Bewegungsfreiheit.

SATTELGELENK
Das untere Daumengelenk. Die Enden zweier Knochen treffen rechtwinklig aufeinander. Dadurch werden gleitende Bewegungen in zwei Richtungen und Drehungen möglich.

EIGELENK
Zwischen den Knochen des Unterarms und des Handgelenks. Ein Knochen mit einem elliptischen Ende liegt in der Höhlung eines anderen Knochens. Die Beweglichkeit ist unterschiedlich, meist ist eine leichte Drehung möglich.

SCHARNIERGELENK
Im Knie. Ein Knochen mit einem walzenförmigen Gelenkkopf sitzt in der zangenförmigen Pfanne eines anderen. Dieses Gelenk lässt nur Bewegungen auf einer Ebene zu (Beugung und Streckung).

FLACHES GELENK
Im Fuß und in der Handwurzel. Mithilfe der Gelenkschmiere gleiten die Gelenkknochen in einem begrenzten Bewegungsumfang vorwärts, rückwärts und seitwärts.

1918

IN DIESEM JAHR VERWENDETE DER JAPANISCHE PROFESSOR KENJI TAKAGI ERSTMALS EIN ZYSTOSKOP ZUR UNTERSUCHUNG DES KNIEINNERN. HEUTE LÄSST DIE MODERNE UNTERSUCHUNGSMETHODE DER ARTHROSKOPIE (GELENKSPIEGELUNG) EXAKTE DIAGNOSEN ZU.

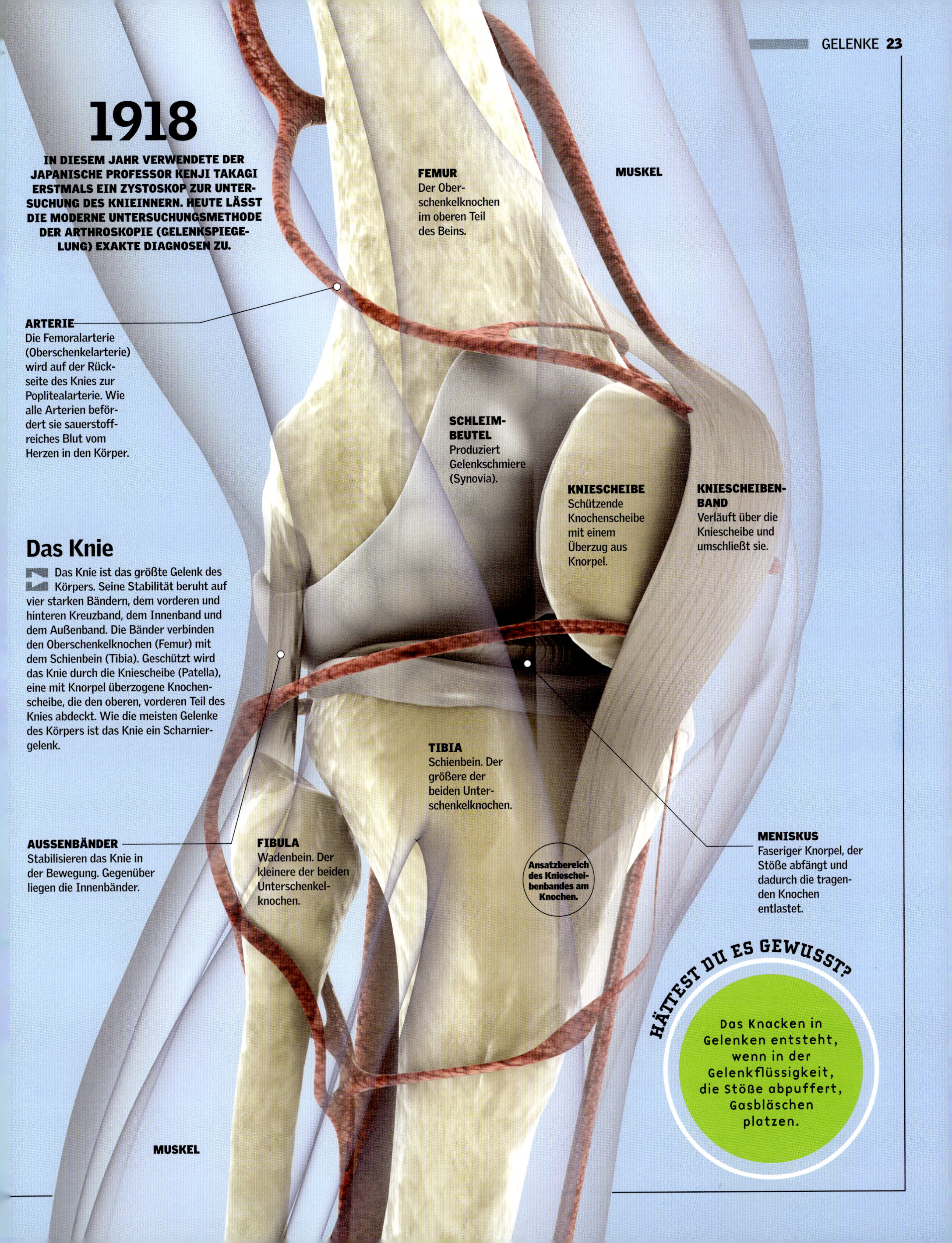

Das Knie

Das Knie ist das größte Gelenk des Körpers. Seine Stabilität beruht auf vier starken Bändern, dem vorderen und hinteren Kreuzband, dem Innenband und dem Außenband. Die Bänder verbinden den Oberschenkelknochen (Femur) mit dem Schienbein (Tibia). Geschützt wird das Knie durch die Kniescheibe (Patella), eine mit Knorpel überzogene Knochenscheibe, die den oberen, vorderen Teil des Knies abdeckt. Wie die meisten Gelenke des Körpers ist das Knie ein Scharniergelenk.

HÄTTEST DU ES GEWUSST?

Das Knacken in Gelenken entsteht, wenn in der Gelenkflüssigkeit, die Stöße abpuffert, Gasbläschen platzen.

Die Muskulatur

Muskeln sind Organe aus fleischigem Gewebe, das aus kontraktionsfähigen Fasern besteht. Man unterscheidet zwischen gestreiften und glatten Muskeln. Daneben gibt es einen Sonderfall, das Muskelgewebe des Herzens (Myokard). Die Muskeln geben dem Körper seine Form und schützen ihn. Die Skelettmuskeln setzen an den Knochen an und sind für die Bewegungen notwendig, die vom Willen gesteuert werden. Die glatten Muskeln werden zwar auch vom Gehirn gesteuert, sind aber nicht dem Willen unterworfen, z. B. die Muskeln des Verdauungssystems. Die Muskeln beziehen ihre Energie hauptsächlich aus Kohlenhydraten, die in Form von Glykogen in Leber und Muskeln gespeichert werden können. Später werden sie in die Blutbahn abgegeben und als Glukose verwertet. Bei körperlicher Anstrengung steigt der Bedarf an Sauerstoff und Glukose, gleichzeitig arbeitet der Kreislauf aktiver.

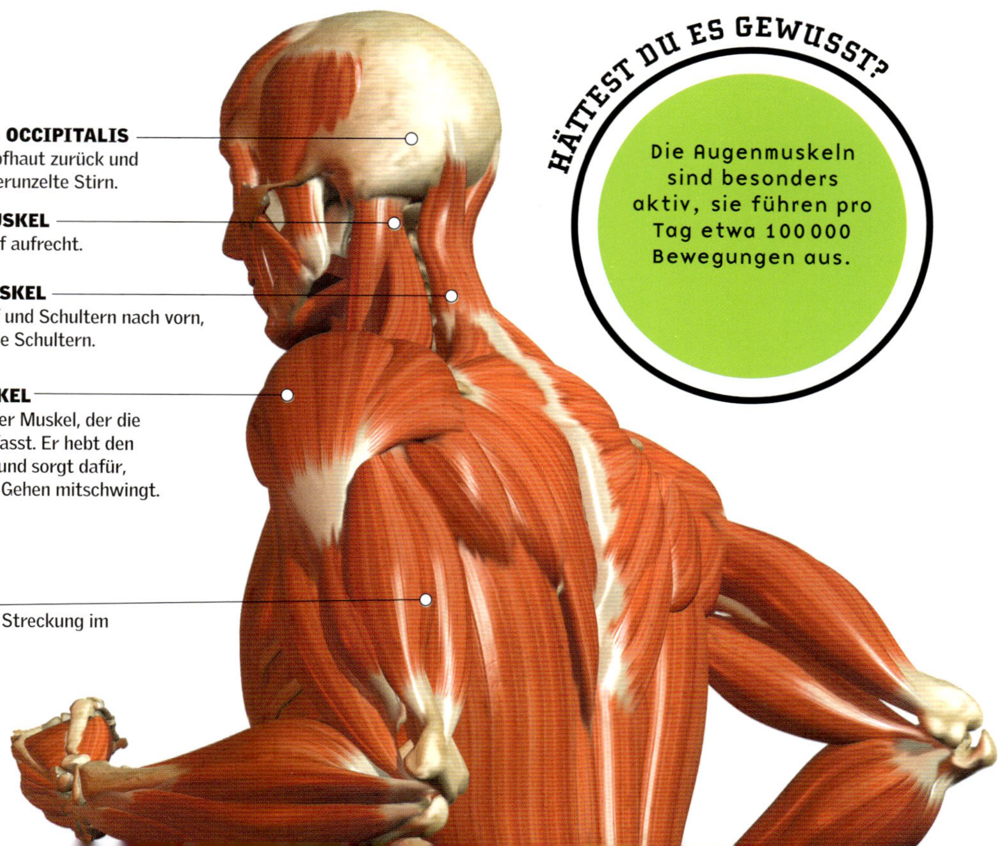

HÄTTEST DU ES GEWUSST?

Die Augenmuskeln sind besonders aktiv, sie führen pro Tag etwa 100 000 Bewegungen aus.

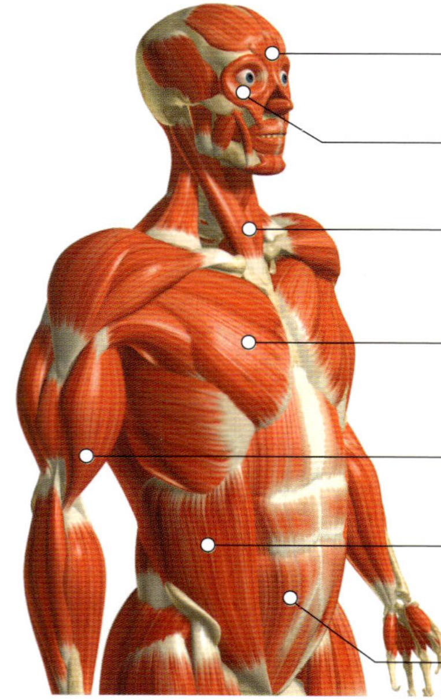

Das Skelett in Bewegung

Weil der menschliche Körper über viele Muskeln verfügt, die sich willentlich steuern lassen, kann er Tausende verschiedener Bewegungen ausführen. Alle Bewegungen, vom einfachen Lidschlag bis zur Rumpfdrehung, geschehen durch Muskelaktivität. Etwa 30 Muskeln steuern alle Bewegungen des Gesichts und ermöglichen eine enorme Bandbreite mimischer Ausdrücke. Man nimmt an, dass zum Aussprechen eines einzigen Wortes etwa 70 Muskeln der Sprach- und Atmungsorgane bewegt werden. Der kleinste Muskel ist der Steigbügelmuskel, der den Steigbügel-Knochen im Mittelohr bewegt. Er ist nur etwa 1,2 mm lang. Andere Muskeln wie der Latissimus dorsi (großer Rückenmuskel) sind sehr groß. Im Fuß befinden sich etwa 40 Muskeln und mehr als 200 Bänder. Die Muskeln stehen mit zahlreichen Nerven in Verbindung, einen Stoß registriert das Gehirn als Schmerz. Die Muskulatur macht etwa 40 Prozent des gesamten Körpergewichts aus. Wenn dem Organismus weniger Kalorien zugeführt werden, als er normalerweise erhält (beispielsweise bei einer Schlankheitsdiät), verliert er zuerst Wasser, was sich in schnellem Gewichtsverlust zeigt. Dann stellt sich der Stoffwechsel auf die veränderte Ernährung um und baut Muskelgewebe ab, bevor er seine Fettreserven zur Energiegewinnung angreift. Aus diesem Grund kann es in der zweiten Phase einer Schlankheitsdiät zu Schwächegefühlen und verringertem Muskeltonus kommen. Diese Symptome verschwinden bei normaler Ernährung wieder.

650 Skelettmuskeln

ODER WILLKÜRLICHE MUSKELN HAT EIN MENSCH IM DURCHSCHNITT.

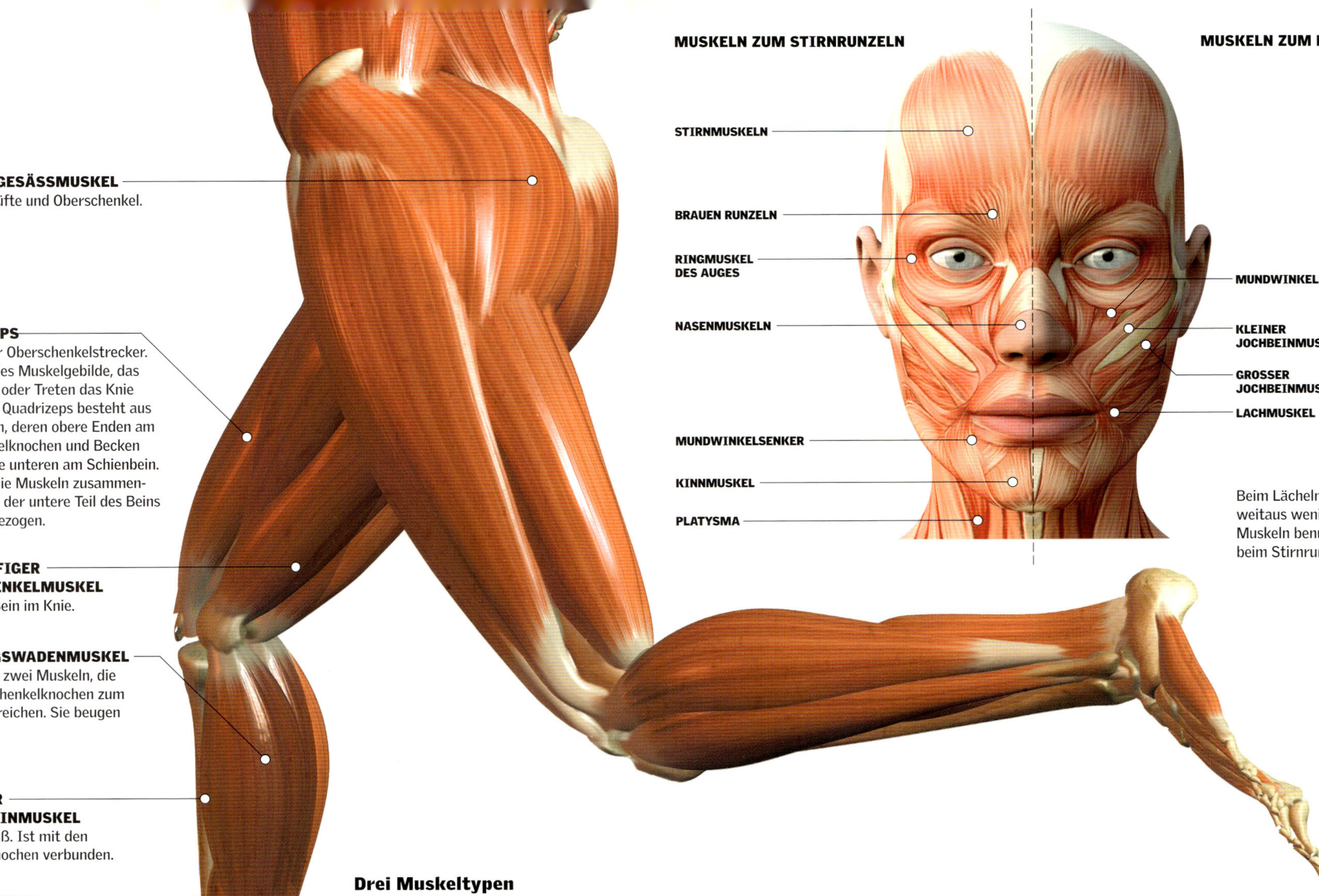

GROSSER GESÄSSMUSKEL
Zwischen Hüfte und Oberschenkel.

QUADRIZEPS
Vierköpfiger Oberschenkelstrecker. Ein kraftvolles Muskelgebilde, das beim Gehen oder Treten das Knie streckt. Der Quadrizeps besteht aus vier Muskeln, deren obere Enden am Oberschenkelknochen und Becken ansetzen, die unteren am Schienbein. Wenn sich die Muskeln zusammenziehen, wird der untere Teil des Beins nach vorn gezogen.

ZWEIKÖPFIGER OBERSCHENKELMUSKEL
Beugt das Bein im Knie.

ZWILLINGSWADENMUSKEL
Besteht aus zwei Muskeln, die vom Oberschenkelknochen zum Fersenbein reichen. Sie beugen das Bein.

VORDERER SCHIENBEINMUSKEL
Hebt den Fuß. Ist mit den Mittelfußknochen verbunden.

LANGER ZEHENSTRECKERMUSKEL
Führt zum Fußrücken.

ACHILLESSEHNE
Verbindet Fersenbein und Zwillingswadenmuskel.

MUSKELN ZUM STIRNRUNZELN | **MUSKELN ZUM LÄCHELN**

Beim Lächeln werden weitaus weniger Muskeln benutzt als beim Stirnrunzeln.

Drei Muskeltypen

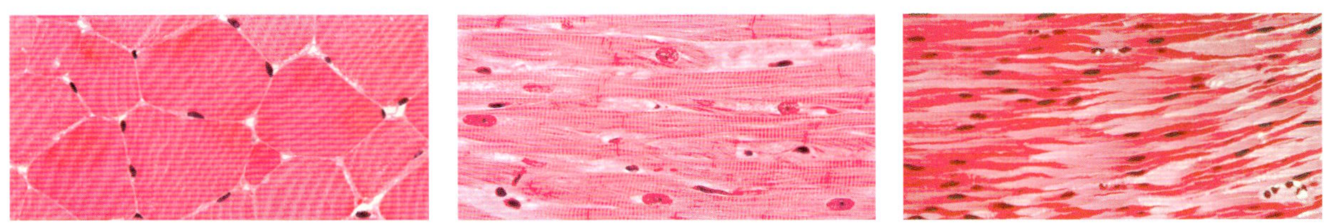

GESTREIFT
Für die vom Willen gesteuerten Bewegungen. Diese Muskeln bestehen aus Zellen und Fasern, die sich schnell zusammenziehen.

HERZMUSKEL
Besteht aus kleinen, miteinander verbundenen Fasern, die für die fortwährende, regelmäßige Pumptätigkeit des Herzens sorgen.

GLATT
Für nicht willentlich gesteuerte Bewegungen, z.B. Verdauung. Die Fasern ziehen sich langsam über einen längeren Zeitraum zusammen.

Muskelfasern

Eine Faser ist eine lange, dünne, zylindrische Zelle. Hunderte solcher Fasern sind zu Faserbündeln zusammengefasst, aus denen die Muskeln bestehen. Die Anzahl der Fasern hängt von der Funktion des jeweiligen Muskels ab. Man unterscheidet zwischen schnell kontrahierenden (phasischen) weißen Muskelfasern und langsam kontrahierenden (tonischen) roten Muskelfasern. Die phasischen Fasern erzeugen mehr Kraft, ermüden aber schneller. Jede Muskelfaser ist aus zahlreichen fadenförmigen Muskelfilamenten aufgebaut, die aus regelmäßig angeordneten Eiweißkörpern bestehen. Dicke Muskelfilamente enthalten das Protein Myosin, dünne Filamente das Protein Aktin. Gruppen solcher Filamente bilden die Sarkomere, die kleinsten Funktionseinheiten der Muskelfibrille.

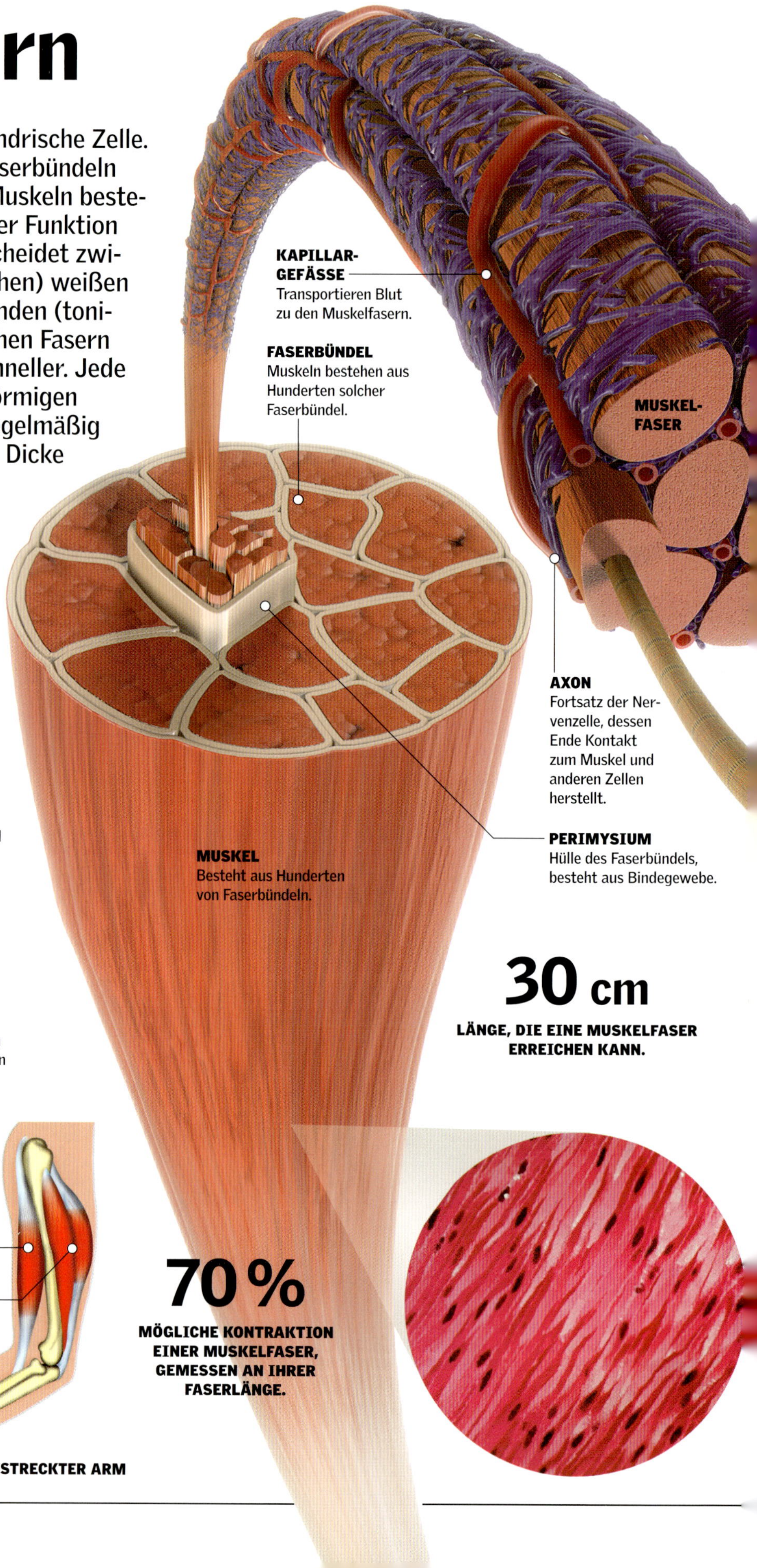

Spezialisierung

Die Anzahl der Muskelfasern hängt von der Größe und Funktion des Muskels ab. Weiße (schnell kontrahierende) und rote (langsam kontrahierende) Fasern können in einem Muskel kombiniert sein. Ihre Anteile sind zwar von Person zu Person verschieden, aber die Zusammensetzung der Muskeln in den oberen Extremitäten einer Person scheint identisch mit der in den unteren Extremitäten derselben Person zu sein. Das bedeutet, dass das Verhältnis zwischen motorischen Neuronen und Muskelfasern in den Genen der Person verankert ist. Je nach Art des Neurons, das den Reiz ausübt, unterscheidet man zwischen langsamen Fasern (das Neuron stimuliert 5 bis 180 Fasern) und schnellen Fasern (das Neuron stimuliert 200 bis 800 Fasern). Neuronen und Fasern bilden gemeinsam eine motorische Einheit.

30 cm

LÄNGE, DIE EINE MUSKELFASER ERREICHEN KANN.

Gegensätze

Je nach auszuführender Bewegung ziehen sich Muskeln zusammen oder entspannen sich. Um Befehle des Gehirns auszuführen, müssen verschiedene Muskeln oft entgegengesetzte Aktionen ausführen.

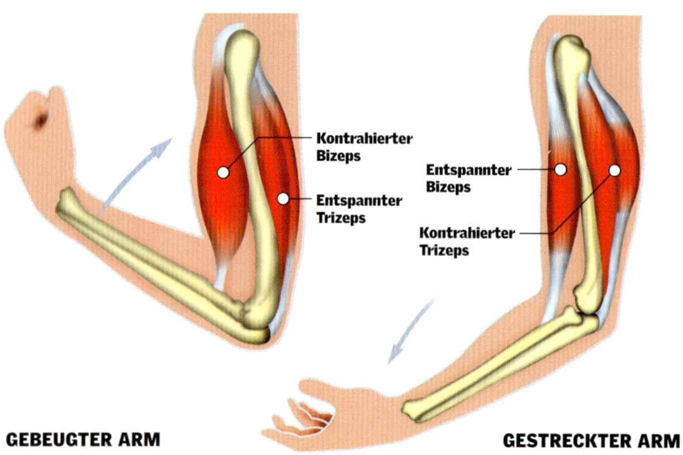

GEBEUGTER ARM

GESTRECKTER ARM

70 %

MÖGLICHE KONTRAKTION EINER MUSKELFASER, GEMESSEN AN IHRER FASERLÄNGE.

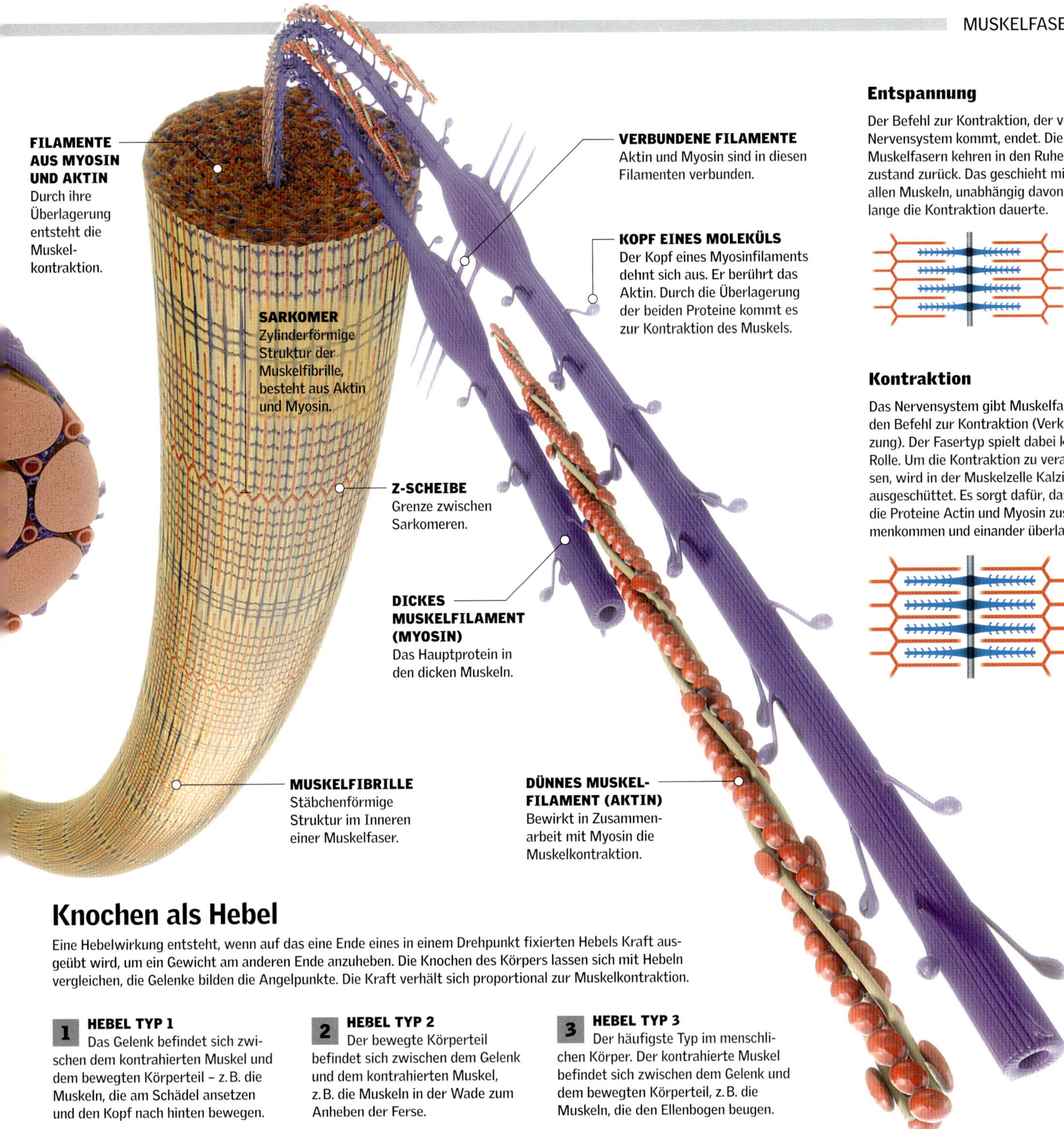

Entspannung

Der Befehl zur Kontraktion, der vom Nervensystem kommt, endet. Die Muskelfasern kehren in den Ruhezustand zurück. Das geschieht mit allen Muskeln, unabhängig davon, wie lange die Kontraktion dauerte.

Kontraktion

Das Nervensystem gibt Muskelfasern den Befehl zur Kontraktion (Verkürzung). Der Fasertyp spielt dabei keine Rolle. Um die Kontraktion zu veranlassen, wird in der Muskelzelle Kalzium ausgeschüttet. Es sorgt dafür, dass die Proteine Actin und Myosin zusammenkommen und einander überlagern.

Knochen als Hebel

Eine Hebelwirkung entsteht, wenn auf das eine Ende eines in einem Drehpunkt fixierten Hebels Kraft ausgeübt wird, um ein Gewicht am anderen Ende anzuheben. Die Knochen des Körpers lassen sich mit Hebeln vergleichen, die Gelenke bilden die Angelpunkte. Die Kraft verhält sich proportional zur Muskelkontraktion.

1 HEBEL TYP 1
Das Gelenk befindet sich zwischen dem kontrahierten Muskel und dem bewegten Körperteil – z. B. die Muskeln, die am Schädel ansetzen und den Kopf nach hinten bewegen.

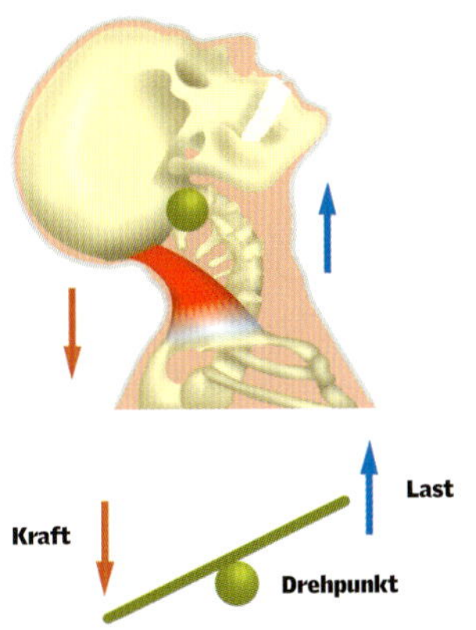

2 HEBEL TYP 2
Der bewegte Körperteil befindet sich zwischen dem Gelenk und dem kontrahierten Muskel, z. B. die Muskeln in der Wade zum Anheben der Ferse.

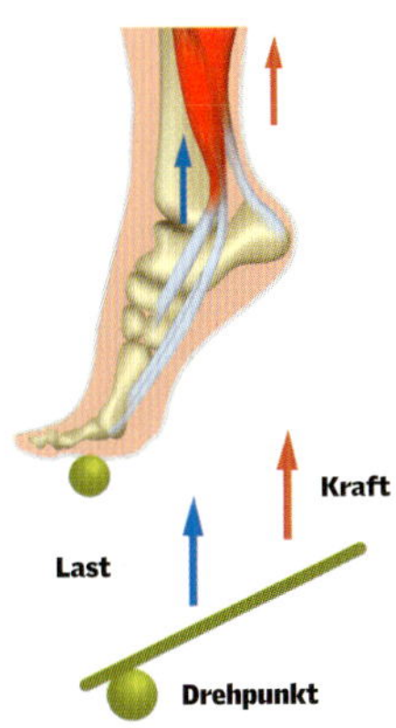

3 HEBEL TYP 3
Der häufigste Typ im menschlichen Körper. Der kontrahierte Muskel befindet sich zwischen dem Gelenk und dem bewegten Körperteil, z. B. die Muskeln, die den Ellenbogen beugen.

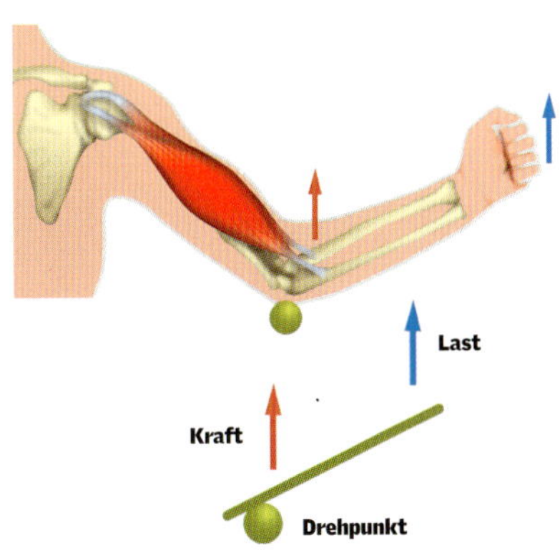

Laufen

BEI MARATHONLÄUFERN KANN DER ANTEIL DER ROTEN (LANGSAMEN) MUSKELFASERN BIS ZU 90 PROZENT BETRAGEN. BEI GUT TRAINIERTEN 100-M-SPRINTERN LIEGT ER NUR BEI ETWA 25 PROZENT.

Das Kreislaufsystem

Seine Aufgabe besteht darin, Blut zu allen Organen des Körpers zu befördern und von dort abzutransportieren. Damit das Blut ständig in Bewegung bleibt, muss es gepumpt werden. Dafür ist das Herz als Motor des Kreislaufsystems zuständig. Durch die Arterien fließt sauerstoffreiches Blut zu allen Zellen, durch die Venen fließt es wieder zurück, damit es mit Sauerstoff angereichert und von Abfallstoffen befreit werden kann.

Ewiger Kreislauf

Das Zentrum des Kreislaufsystems ist das Herz, das zusammen mit einem Netzwerk aus Blutgefäßen das Herz-Kreislauf-System bildet. Das Herz leistet pro Jahr über 30 Millionen Schläge – und etwa 2 Milliarden Schläge im Leben eines Menschen. Mit jedem Schlag pumpt es etwa 82 Milliliter Blut. Das heißt, dass das Herz eines Erwachsenen ein Becken mit 8000 Liter Fassungsvermögen in nur einem Tag füllen könnte. Vom Herzen gehen zwei Kreislaufsysteme aus: der Haupt- oder Körperkreislauf, der über die Aorta gespeist wird, und der kleinere Lungenkreislauf. Im Hauptkreislauf fließt sauerstoffreiches Blut bis in die Kapillargefäße. Der Lungenkreislauf befördert sauerstoffarmes Blut durch die Lungenarterie zur Lunge. Dort wird Kohlendioxid aus dem Blut entfernt und neuer Sauerstoff zugeführt. Weitere Nebenkreisläufe sind der Leber-Portalkreislauf und der Hypophysen-Portalkreislauf.

2,5 cm

ÄUSSERER DURCHMESSER DER AORTA (GRÖSSTE ARTERIE) UND DER VENA CAVA (GRÖSSTE VENE).

Verteilung des Blutes

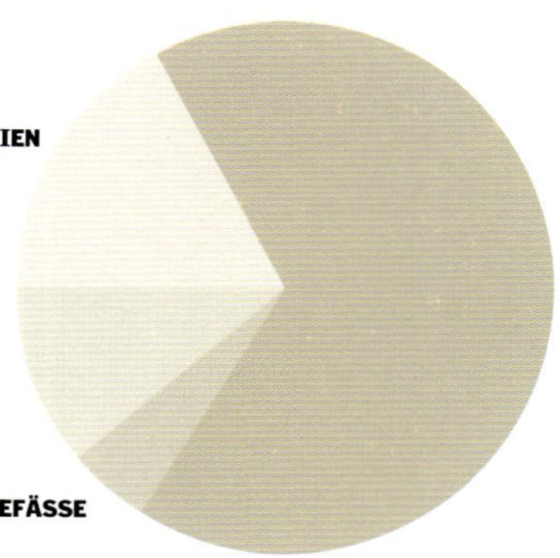

100 000 km

GESAMTLÄNGE DER BLUTGEFÄSSE. 98 PROZENT DAVON SIND KAPILLARGEFÄSSE.

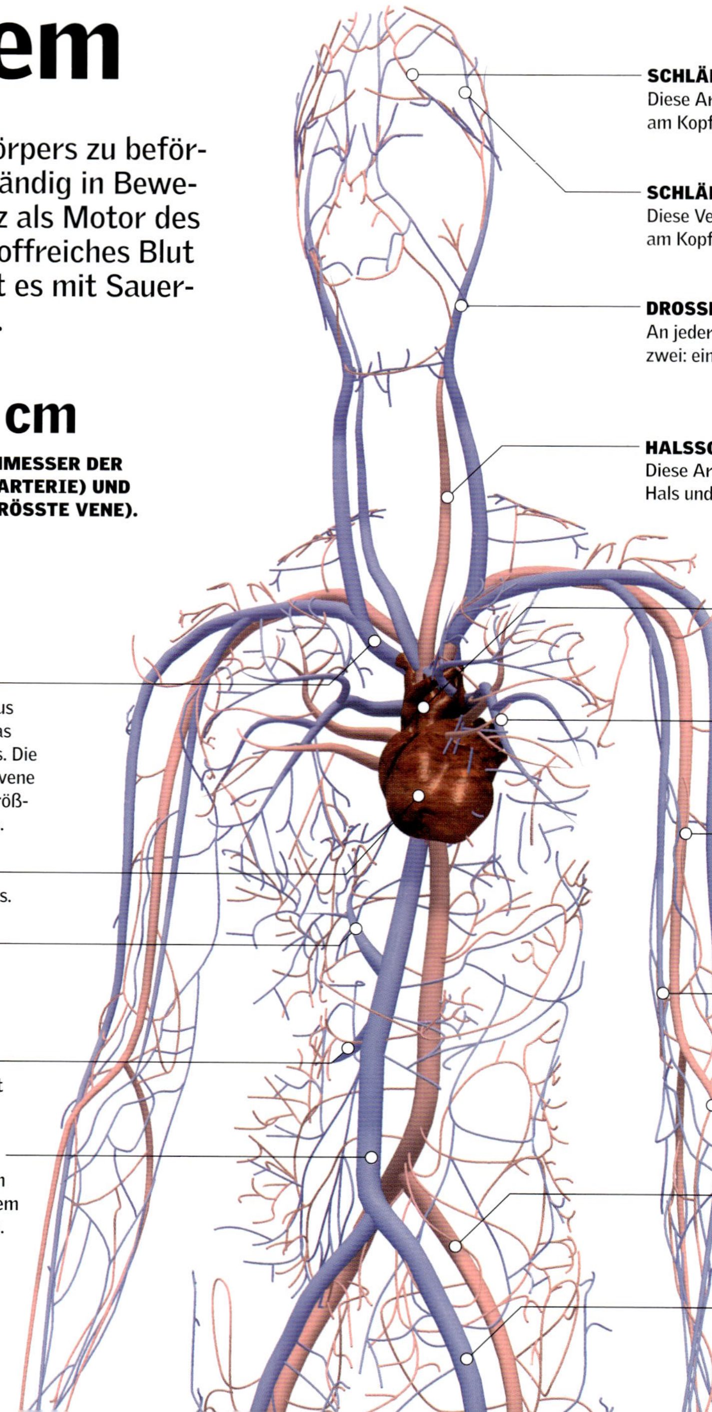

OBERE HOHLVENE
Durch sie fließt Blut aus dem oberen Körper, das gereinigt werden muss. Die obere und untere Hohlvene (Vena cava) sind die größten Venen des Körpers.

HERZ
Der Motor des Systems.

STAMM DER LEBER-PFORTADER
Endet in den Sinusoiden der Leber.

NIERENVENE
Durch diese Vene fließt Blut aus den Nieren.

UNTERE HOHLVENE
Befördert Blut aus dem Körperbereich unter dem Zwerchfell zum Herzen.

SCHLÄFENARTERIE
Diese Arterie verläuft seitlich am Kopf.

SCHLÄFENVENE
Diese Vene verläuft seitlich am Kopf.

DROSSELVENE
An jeder Seite des Kopfes gibt es zwei: eine innere und eine äußere.

HALSSCHLAGADER
Diese Arterie verläuft durch den Hals und versorgt den Kopf mit Blut.

AORTA
Die größte Arterie des Körpers.

LUNGENARTERIE
Befördert sauerstoffarmes Blut vom Herzen zur Lunge.

ACHSELARTERIE
Einer ihrer Äste zweigt vom Arm-Kopf-Gefäßstamm ab, der andere vom Aortenbogen.

SCHLÜSSELBEINVENE
Verbindet die Achselvene mit der oberen Hohlvene.

SPEICHENARTERIE
Verläuft auf der Speichenseite des Unterarms.

LINKE GEMEINSAME BECKENARTERIE
Versorgt Beine und Becken mit Blut.

LINKE GEMEINSAME BECKENVENE
Die Hauptvene des Hüftbereichs.

Arterien

Blutgefäße mit elastischer Muskelwand. Sie befördern sauerstoffreiches Blut vom Herzen über die Hauptarterie (Aorta) zu allen Körperzellen. Arterien haben dicke Wände, damit sie dem hohen Druck des Blutes widerstehen können.

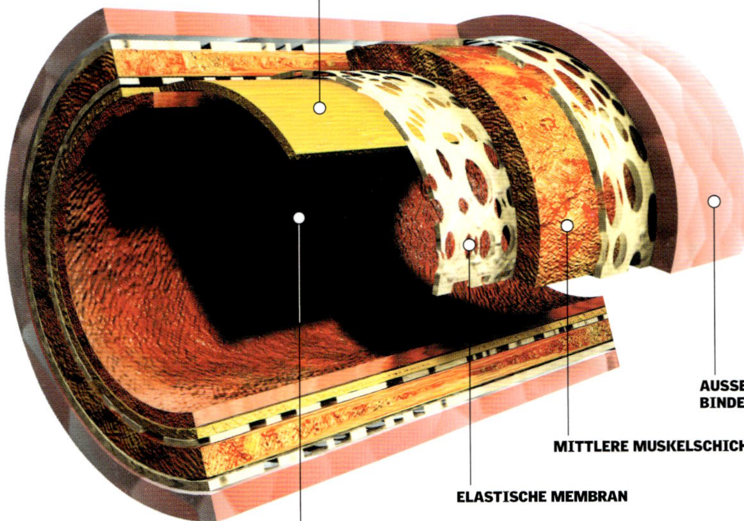

Venen

Durch die Venen wird sauerstoffarmes Blut von den verschiedenen Körperteilen zurück zum Herzen transportiert. Die Wände der Venen sind dünner und besitzen weniger Muskelfasern als die der Arterien. In den Hauptvenen befinden sich Venenklappen, die den Rückfluss des Blutes verhindern und dafür sorgen, dass das Blut nur in eine Richtung fließt.

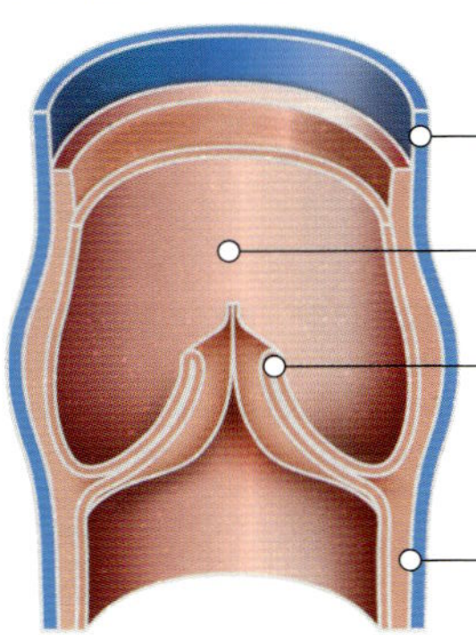

Kapillargefäße

Dies sind die feinsten Verästelungen der Arteriolen, in die sich die Arterien verzweigen. Kapillaren sind winzig und münden in ebenso winzige Venen, die sich zu größeren Venen verbinden. Kapillargefäße sind wichtig für den Austausch von Sauerstoff, Nährstoffen und Abfallstoffen. Um diese Aufgabe zu erfüllen, bilden sie ein Netzwerk. Zehn Kapillargefäße sind zusammen so dick wie ein menschliches Haar.

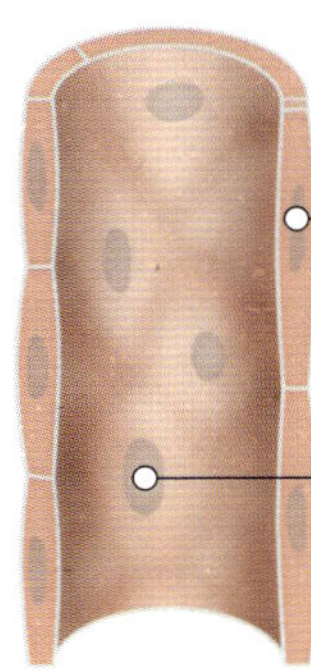

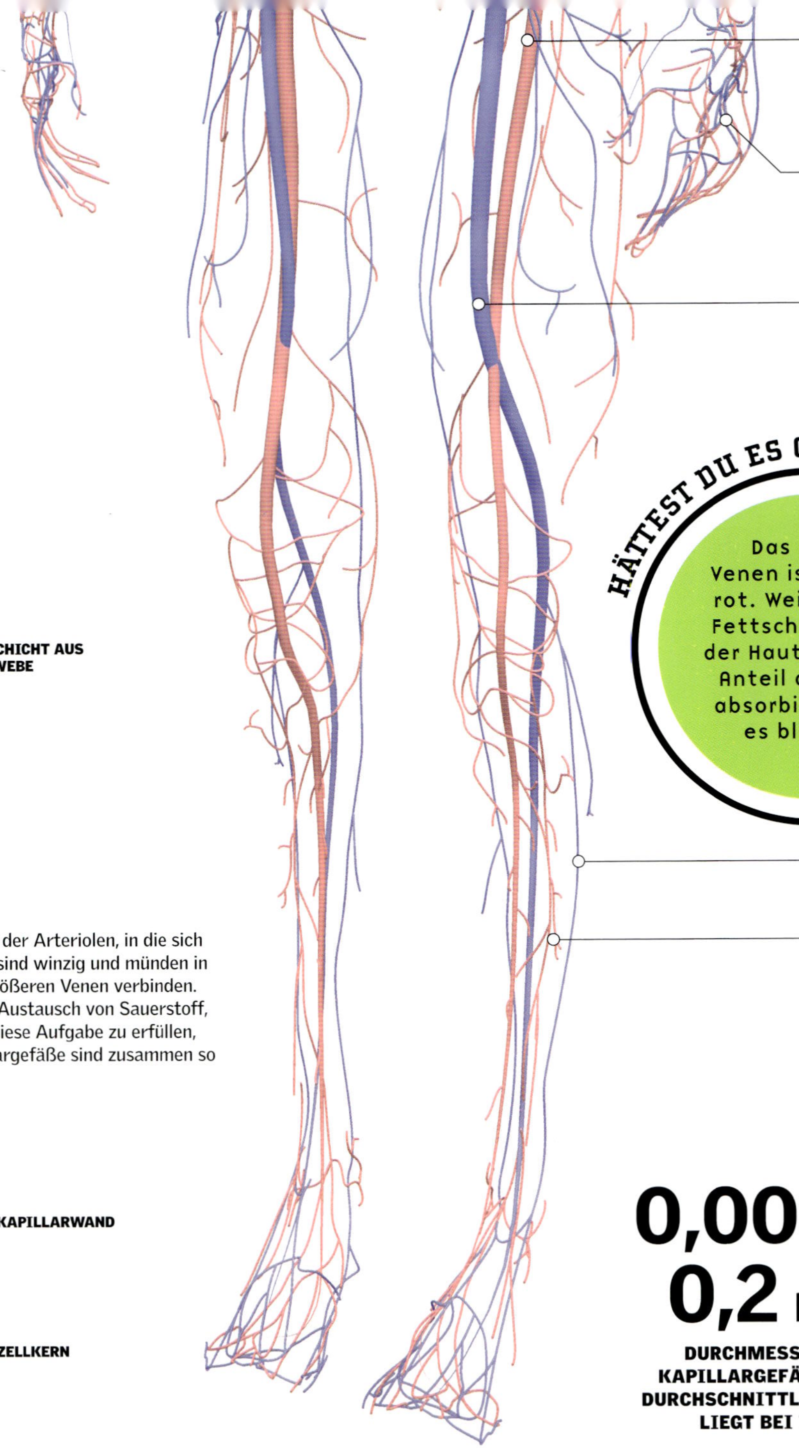

HÄTTEST DU ES GEWUSST?

Das Blut in Venen ist dunkelrot. Weil aber die Fettschicht unter der Haut den roten Anteil des Lichts absorbiert, sieht es blau aus.

0,001 bis 0,2 mm

DURCHMESSER VON KAPILLARGEFÄSSEN. DIE DURCHSCHNITTLICHE LÄNGE LIEGT BEI 1 MM.

Das Herz

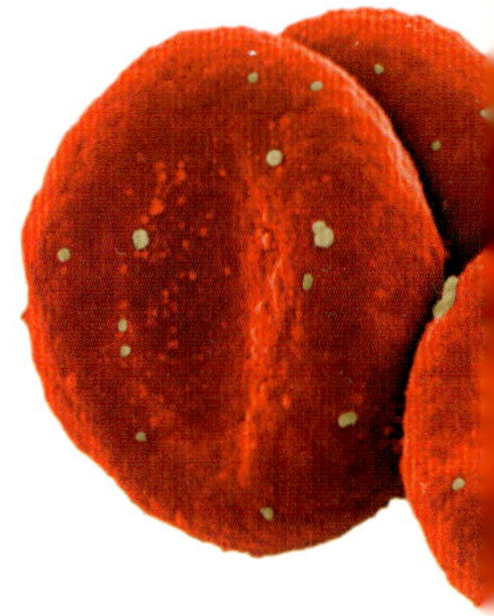

Das Herz ist der Motor des Blutkreislaufs. Pro Minute pumpt es 4,7 Liter Blut und sorgt durch seine rhythmischen Bewegungen dafür, dass Blut zu allen Körperteilen gelangt. Der Ruhepuls liegt beim Menschen zwischen 60 und 100 Schlägen pro Minute. Bei Anstrengung kann der Puls auf 200 Schläge pro Minute ansteigen. Das Herz ist ein hohles Organ von der Größe einer Faust. Es liegt oberhalb des Zwerchfells in der Mitte der Brusthöhle. Das Herz besteht aus drei Gewebetypen. Von innen nach außen sind dies das Endokard, das Myokard und das Perikard.

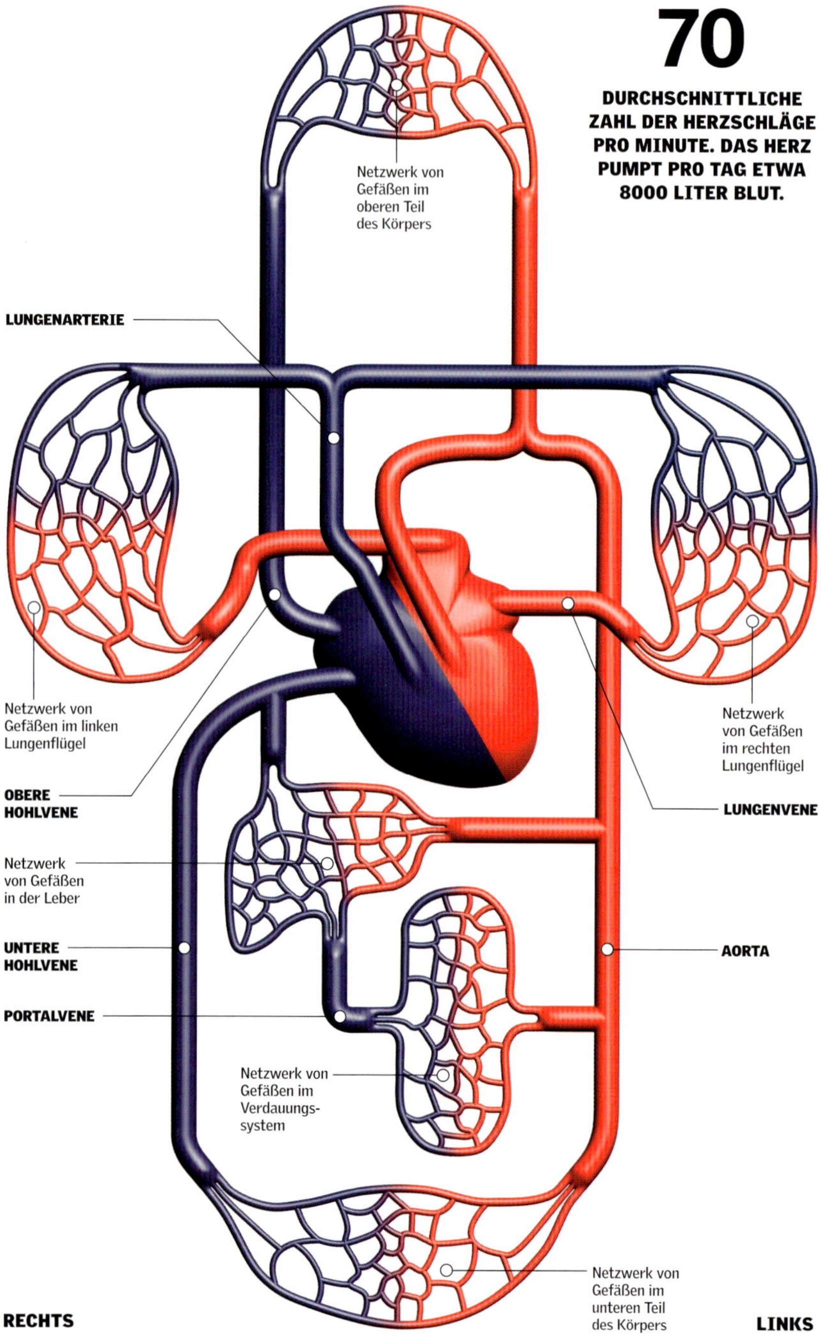

70

DURCHSCHNITTLICHE ZAHL DER HERZSCHLÄGE PRO MINUTE. DAS HERZ PUMPT PRO TAG ETWA 8000 LITER BLUT.

Der Ablauf des Herzschlags

1 DIASTOLE
Vorhöfe und Herzkammern sind entspannt. Das Blut, angereichert mit Kohlendioxid, strömt aus allen Ecken des Körpers herbei und fließt in den rechten Vorhof. Gleichzeitig strömt Blut, das in der Lunge mit Sauerstoff angereichert wurde, in den linken Teil des Herzens.

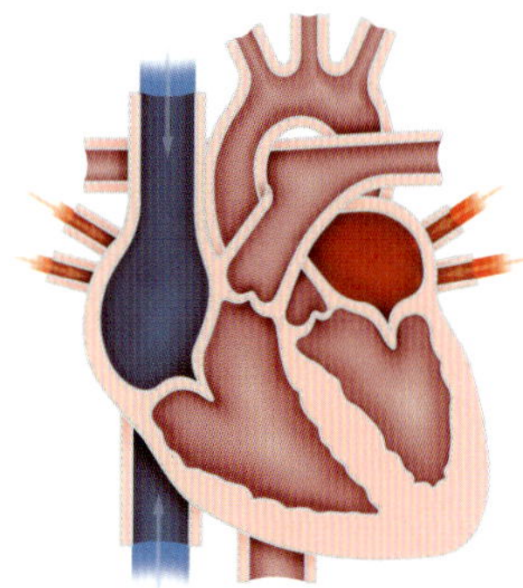

2 VORHOFSYSTOLE
Die Vorhöfe kontrahieren und drücken das Blut in die Herzkammern. In die rechte Kammer gelangt Blut, das zur Sauerstoffanreicherung zur Lunge befördert werden muss. In die linke Kammer fließt Blut, das von der Lunge kommt und bereits mit Sauerstoff angereichert wurde. Es muss in die Aorta gepumpt werden.

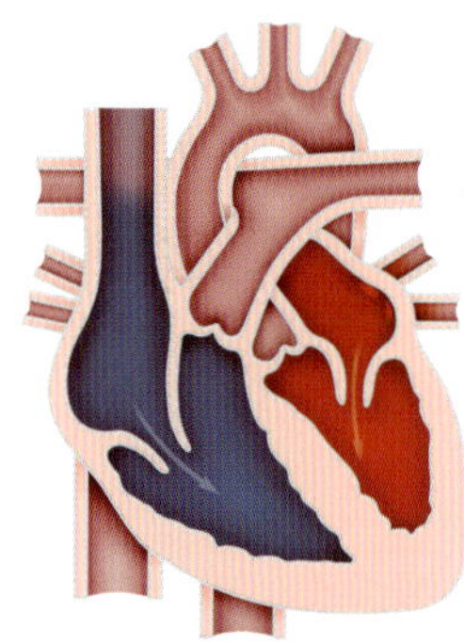

3 KAMMERSYSTOLE
Nach einer kurzen Pause kontrahieren die Herzkammern. Die Systole oder Kontraktion der rechten Herzkammer befördert verunreinigtes Blut zur Lunge. Die Kontraktion der linken Herzkammer pumpt sauerstoffreiches Blut zur Aorta. Von dort wird es durch den ganzen Körper verteilt.

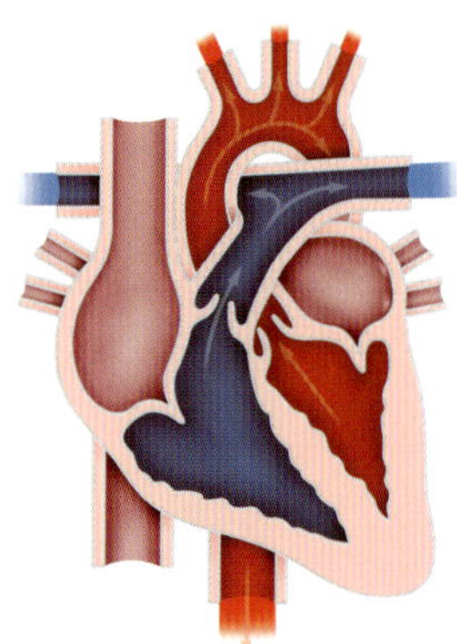

20 Sekunden

BRAUCHT EIN ROTES BLUTKÖRPERCHEN, UM DEN KÖRPER ZU DURCHQUEREN. IM LAUFE SEINES LEBENS LEGT ES EINE ENTFERNUNG VON 12 000 KILOMETERN ZURÜCK.

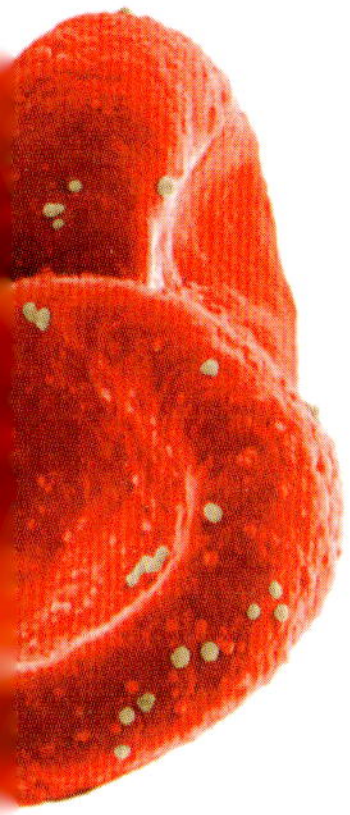

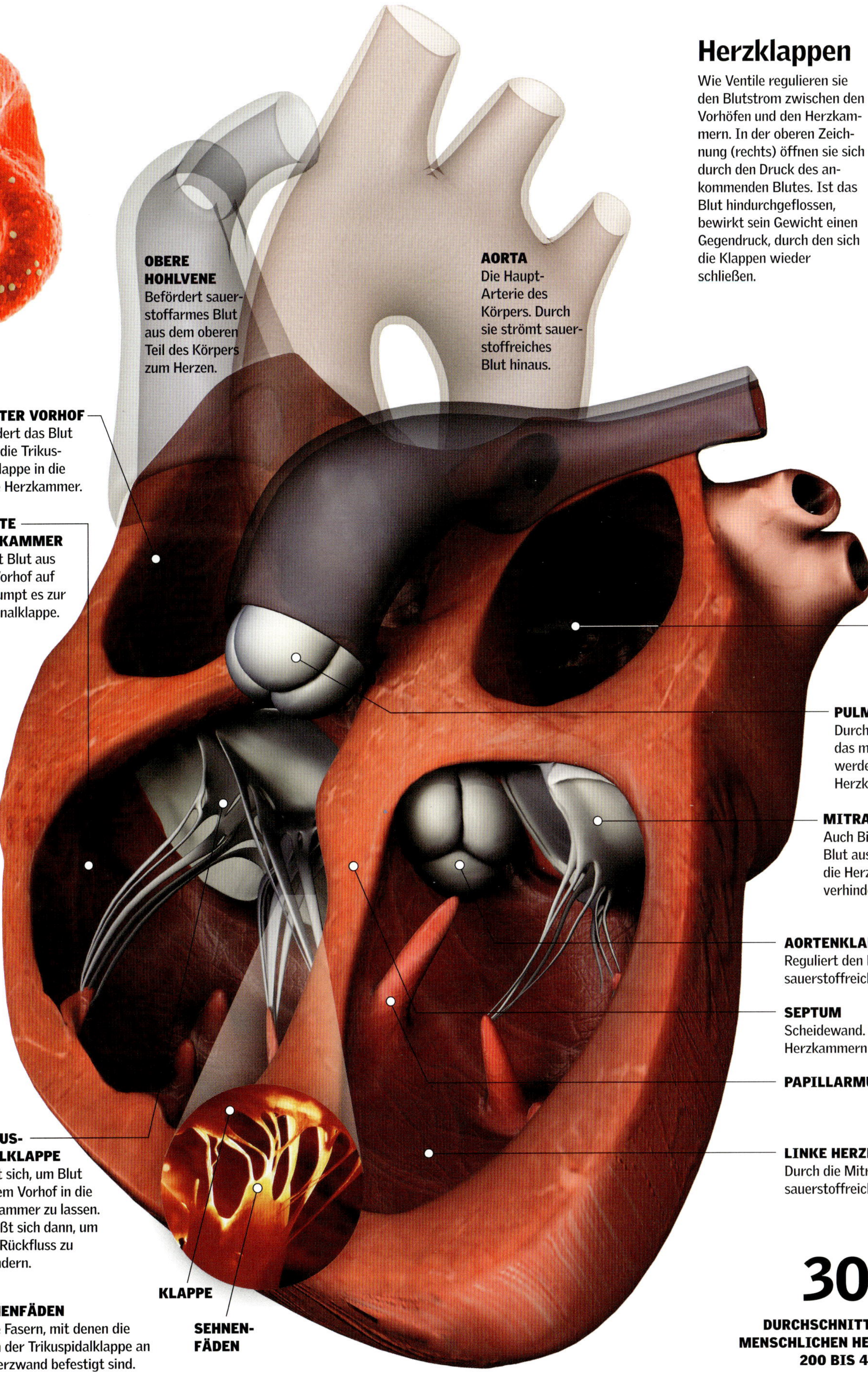

Herzklappen

Wie Ventile regulieren sie den Blutstrom zwischen den Vorhöfen und den Herzkammern. In der oberen Zeichnung (rechts) öffnen sie sich durch den Druck des ankommenden Blutes. Ist das Blut hindurchgeflossen, bewirkt sein Gewicht einen Gegendruck, durch den sich die Klappen wieder schließen.

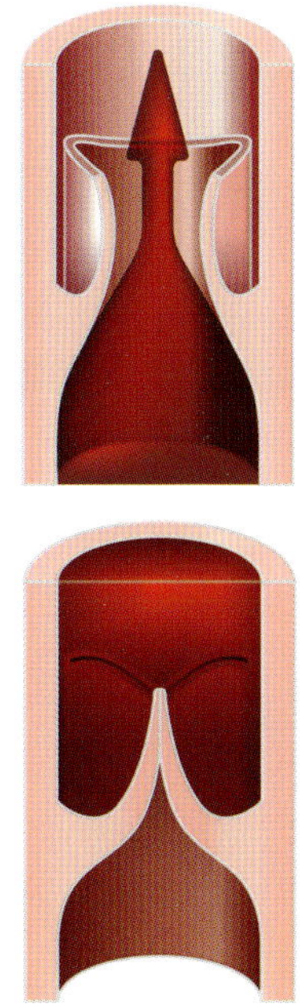

300 g

DURCHSCHNITTSGEWICHT EINES MENSCHLICHEN HERZENS (BANDBREITE: 200 BIS 400 GRAMM).

Zusammensetzung des Blutes

Das Blut ist ein flüssiges Gewebe. Es besteht aus Wasser, gelösten Substanzen und Blutzellen oder Blutkörperchen. Durch den Druck, der durch die Kontraktionen des Herzens verursacht wird, zirkuliert es durch die Blutgefäße. Seine Hauptaufgabe besteht darin, die Zellen des Körpers mit Nährstoffen zu versorgen. Rote Blutkörperchen (Erythrozyten) beispielsweise transportieren Sauerstoff, der sich an das Hämoglobin anlagert. Das Hämoglobin gibt dem Blut seine rote Farbe. Außerdem enthält das Blut weiße Blutkörperchen (Leukozyten) und Blutplättchen, die verschiedene Schutzfunktionen ausüben.

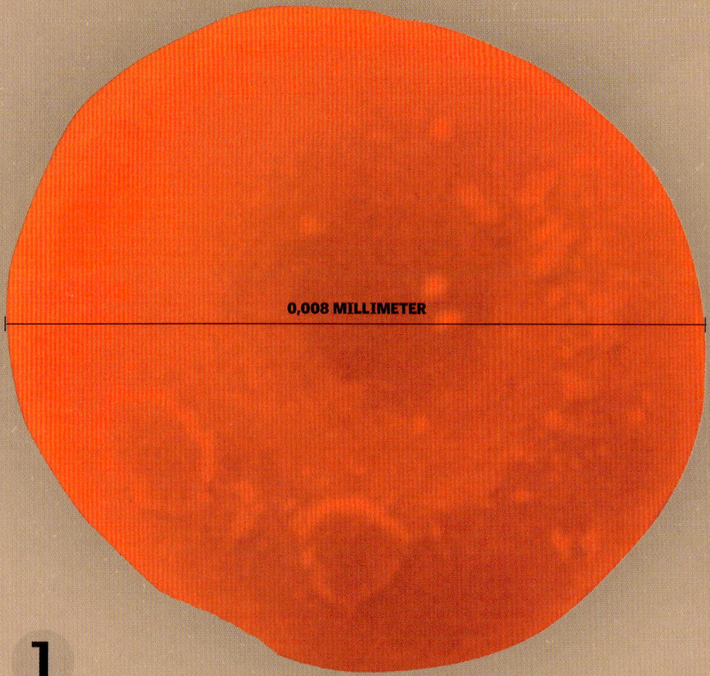

1

Rote Blutkörperchen

Diese Zellen sind Phantomzellen, weil sie nur eine große Menge von Hämoglobin enthalten. Dieses Protein geht bereitwillig eine chemische Verbindung mit Sauerstoff ein. Die roten Blutkörperchen, die im Blutkreislauf zirkulieren, befördern Sauerstoff zu den Zellen, die ihn benötigen, und entfernen einen kleinen Teil des Kohlendioxids, das die Zellen als Abfallstoff abgeben. Weil rote Blutkörperchen sich nicht vermehren können, müssen sie ständig durch neue ersetzt werden, die im Knochenmark produziert werden.

4,7 Liter

DIE UNGEFÄHRE BLUTMENGE EINES ERWACHSENEN.

FLEXIBILITÄT
Rote Blutkörperchen sind biegsam. Um dünne Blutgefäße zu passieren, nehmen sie eine Glockenform an.

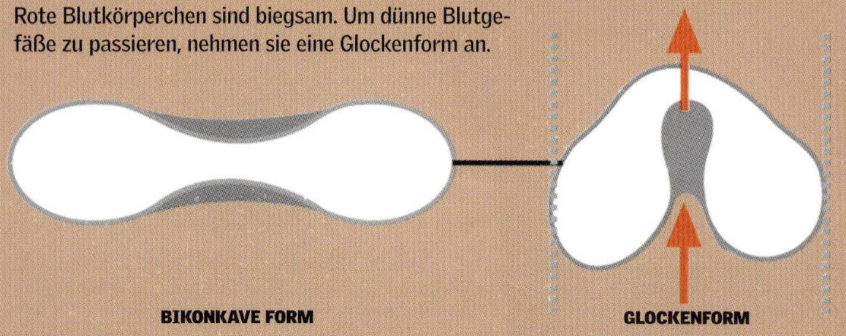

Die Blutgruppen

Jeder Mensch gehört einer bestimmten Blutgruppe an, die als A, B, AB und 0 bezeichnet werden. Außerdem enthält das Blut von 85 Prozent aller Menschen ein Antigen, das man Rhesusfaktor nennt. Es ist lebenswichtig, die Blutgruppe eines Patienten zu kennen, denn nur diese darf bei einer Bluttransfusion zugeführt werden. Das Immunsystem arbeitet mit Antigenen und Antikörpern. Es nimmt die eigene Blutgruppe an und stößt fremde ab.

BLUTGRUPPE A
Eine Person, deren rote Blutkörperchen in ihrer Membran das Antigen A enthalten, gehört der Blutgruppe A an. Im Blutplasma dieser Person befinden sich Antikörper gegen Typ B. Diese Antikörper erkennen Blutzellen mit dem Antigen B in der Membran als fremd.

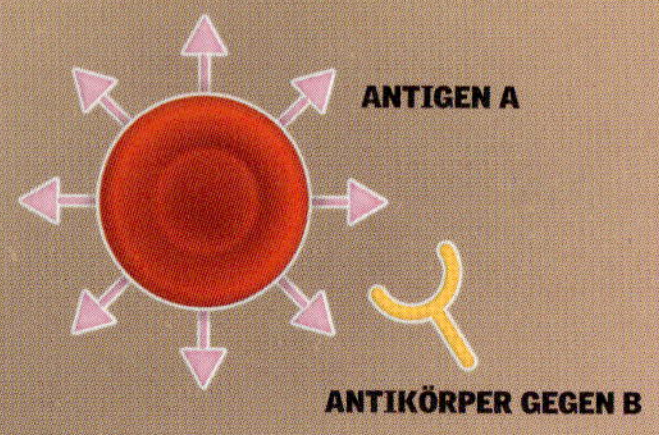

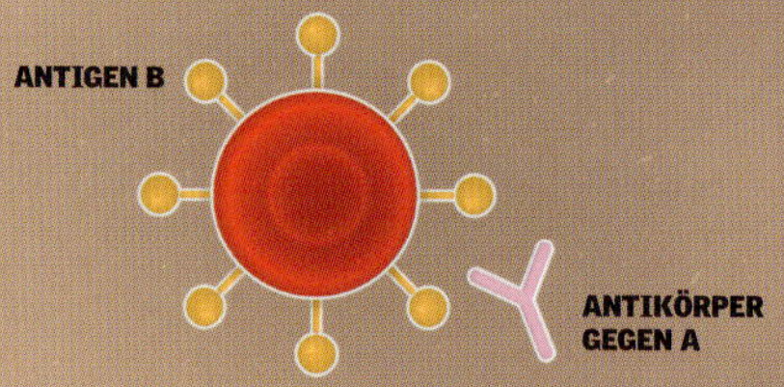

BLUTGRUPPE B
Personen dieser Blutgruppe haben in der Membran ihrer roten Blutkörperchen das Antigen B und in ihrem Blutplasma Antikörper gegen Typ A.

BLUTGRUPPE AB
Personen dieser Blutgruppe haben in der Membran ihrer roten Blutkörperchen die Antigene A und B, jedoch keine Antikörper in ihrem Blutplasma.

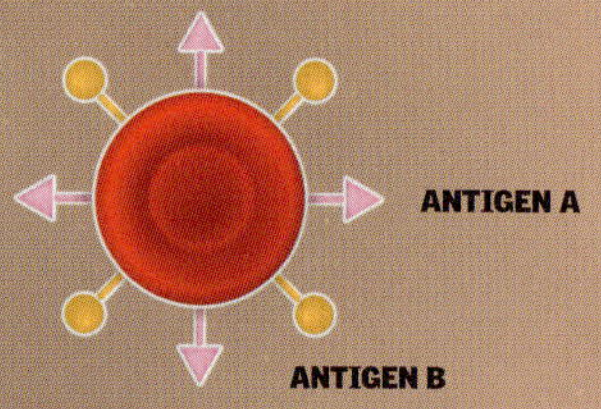

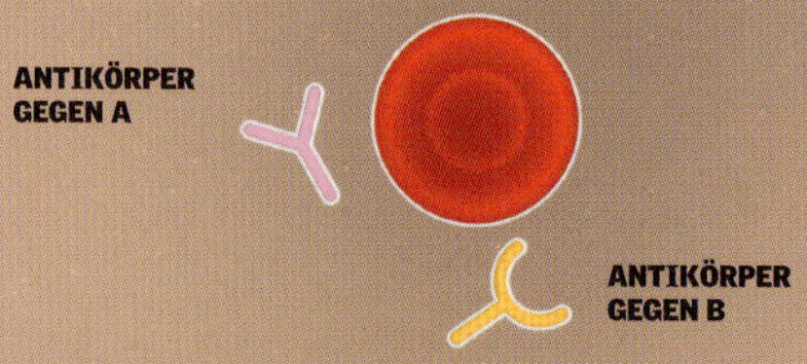

BLUTGRUPPE 0
Personen dieser Blutgruppe haben keine Antigene in der Membran ihrer roten Blutkörperchen, jedoch in ihrem Blutplasma Antikörper gegen die Typen A und B.

VERTRÄGLICHKEIT
Spenderblut der Gruppe 0 kann für alle Empfänger verwendet werden. Spenderblut der Gruppe AB z. B. eignet sich nur Empfänger der Gruppe AB. Die Verträglichkeit des Spenderbluts hängt von den Antikörpern des Empfängers ab.

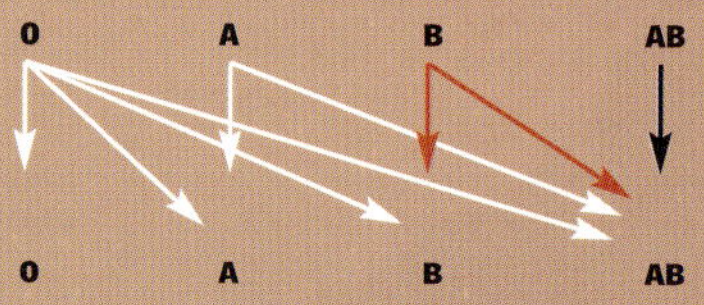

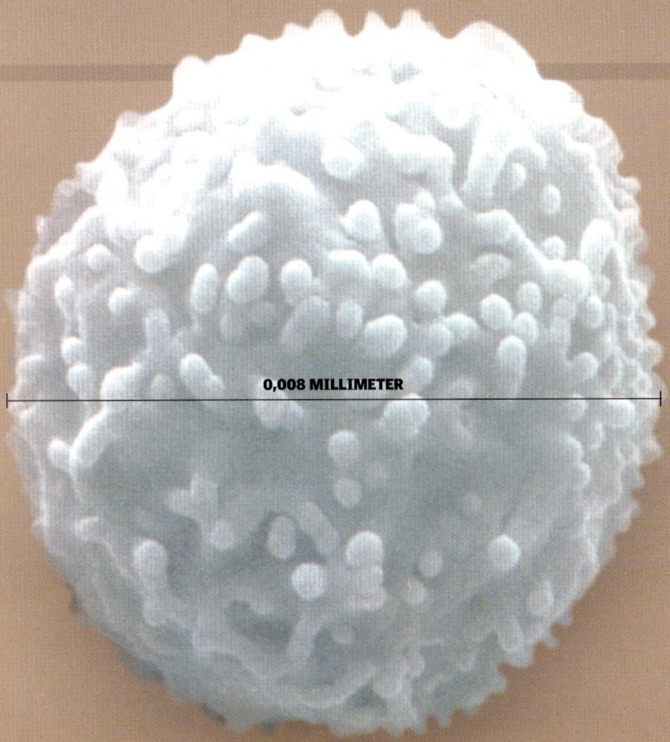

2

Weiße Blutkörperchen oder Leukozyten

So sieht ein Leukozyt oder weißes Blutkörperchen aus, das im Blutplasma schwimmt. Ihren Namen tragen sie, weil sie unter dem Mikroskop weiß erscheinen.

ZUSAMMENSETZUNG	
Granulozyten	Neutrophile Eosinophile Basophile
Agranulozyten	Lymphozyten Monozyten

7%

ANTEIL DES BLUTS AM KÖRPERGEWICHT.

Bestandteile des Blutes

Blut ist ein Gewebe, es verfügt also über dieselben Arten von Zellen und interzellularer Substanz wie andere Gewebe. Es unterscheidet sich aber von den anderen Gewebearten des menschlichen Körpers, weil es einen hohen Anteil aus interzellularem Material enthält, der größtenteils aus Wasser besteht. Dieses interzellulare Material, das man Plasma nennt, ist gelblich. Es enthält viele Nährstoffe und andere Substanzen wie Hormone und Antikörper, die an verschiedenen Körperprozessen beteiligt sind.

BESTANDTEILE DES BLUTS IN 1 MIKROLITER

Rote Blutkörperchen	4 bis 6 Millionen
Weiße Blutkörperchen	4500 bis 11 000
Blutplättchen	150 000 bis 400 000
Normaler pH-Wert	7,40

TÄGLICHE PRODUKTION IN MILLIONEN

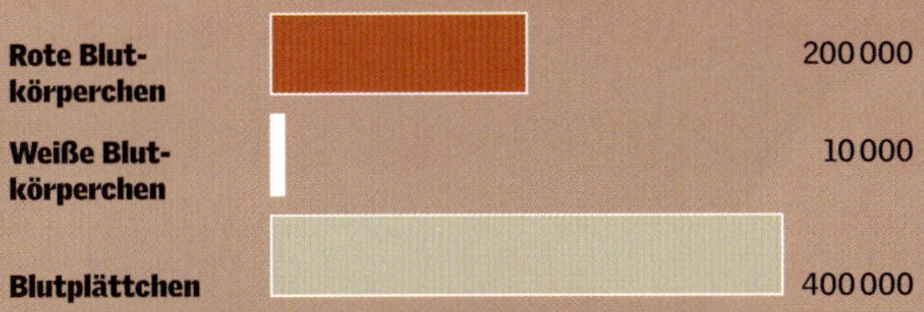

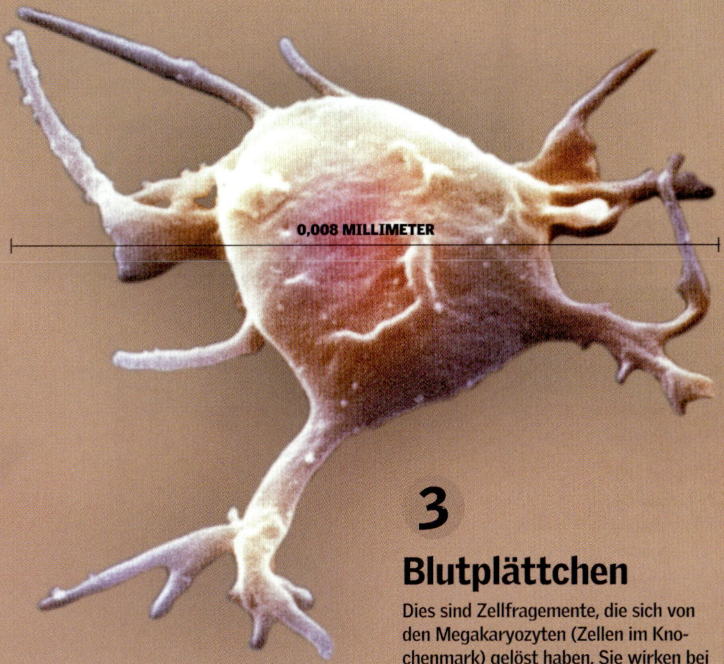

3

Blutplättchen

Dies sind Zellfragemente, die sich von den Megakaryozyten (Zellen im Knochenmark) gelöst haben. Sie wirken bei der Blutgerinnung mit und gehören neben den roten Blutkörperchen zu den zahlenmäßig größten Bestandteilen des Bluts.

4

Plasma

Rote und weiße Blutkörperchen sowie Blutplättchen (die für die Blutgerinnung wichtig sind) machen etwa 45 Prozent des Blutes aus. Die restlichen 55 Prozent bestehen aus Plasma. Diese Flüssigkeit besteht zu 90 Prozent aus Wasser, der Rest sind wertvolle Nährstoffe.

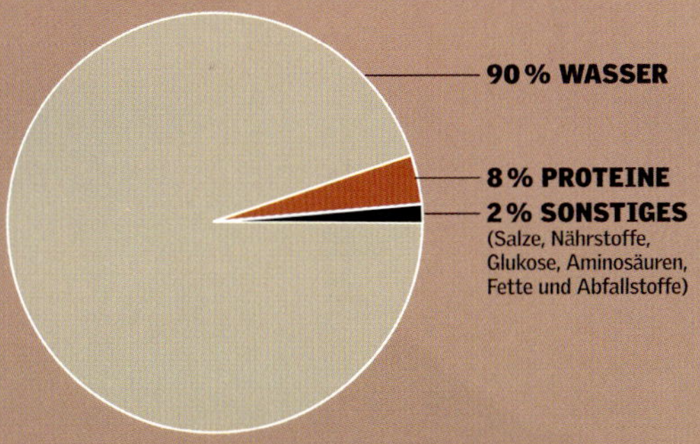

HÄTTEST DU ES GEWUSST?

Blutspendern werden etwa 450 ml Blut abgenommen. Das sind etwa 13 Prozent der Gesamtmenge. Das Blut wird schnell ersetzt, die Blutspende schadet nicht.

37 °C

DAS BLUT HÄLT DEN KÖRPER AUF DIESER DURCHSCHNITTS-TEMPERATUR.

Das Lymphsystem

Das Lymphsystem hat zwei Hauptaufgaben: Abwehr von Fremdorganismen (z. B. Bakterien) und, durch die Zirkulation der Lymphe, Mitwirkung beim Transport von Flüssigkeit und Substanzen aus den Gewebezwischenräumen und dem Verdauungssystem ins Blut. Die Lymphe enthält verschiedene Zellen wie Lymphozyten und Makrophagen, die zum Immunsystem gehören.

HÄTTEST DU ES GEWUSST?

Wenn Gewebsflüssigkeit nicht abgebaut wird, kann sie sich sammeln und wegen der Schwerkraft Schwellungen in Füßen und Knöcheln verursachen.

Netzwerk der Lymphbahnen

Dieses Netzwerk besteht aus Bahnen, die sich durch den ganzen Körper erstrecken und Flüssigkeit filtern, die aus der Umgebung der Zellen stammt. Die Lymphe fließt in nur einer Richtung und gelangt durch die Wände der kleinen Blutgefäße ins Blut. Venenklappen verhindern, dass die Lymphe in die entgegengesetzte Richtung fließt. In den Lymphknoten werden der Lymphe schädliche Mikroorganismen entzogen, dann kehrt diese in die Blutbahn zurück, sodass der Flüssigkeitshaushalt im Gleichgewicht bleibt. Die Lymphknoten erhalten zusammen mit den weißen Blutkörperchen das Immunsystem aufrecht.

Lymphgewebe

Ein Teil der Flüssigkeit, die den Blutstrom verlässt und sich im Körper verteilt, kehrt nur durch die Tätigkeit des Lymphgewebes zurück, das sie mithilfe von Lymphkapillaren aufnimmt und über die Lymphgefäße wieder ans Blut abgibt.

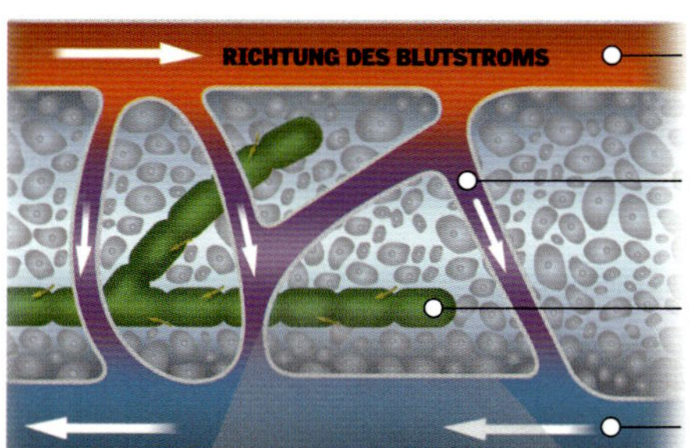

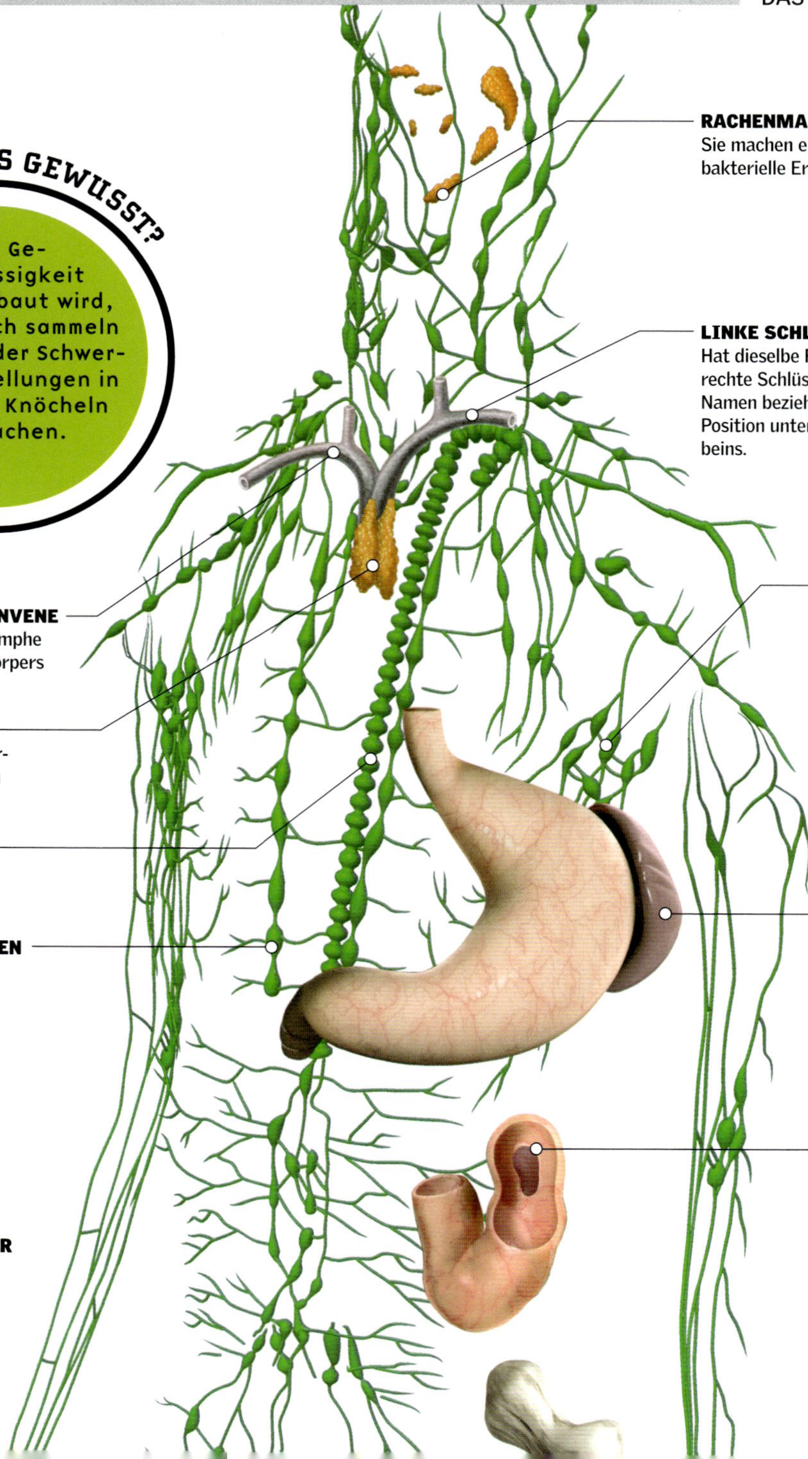

24 Liter

FLÜSSIGKEITSMENGE, DIE TÄGLICH DEM BLUT ENTZOGEN WIRD, DAS LYMPHSYSTEM DURCHLÄUFT UND WIEDER IN DIE BLUTBAHN ABGEGEBEN WIRD.

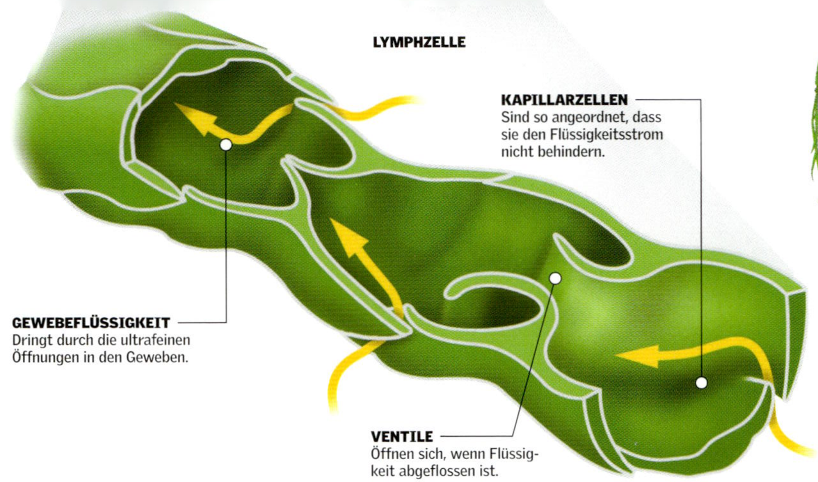

Immunabwehr

1 Das Lymphsystem produziert Lymphozyten (die auch im Blut und in anderen Geweben vorkommen) und Makrophagen. Gemeinsam bilden sie das Immunsystem. Eindringende Bakterien werden von den Makrophagen vernichtet. Die B-Lymphozyten nehmen von der Oberfläche der Bakterien Informationen ab, die sie benötigen, um ähnliche Bakterien zu erkennen.

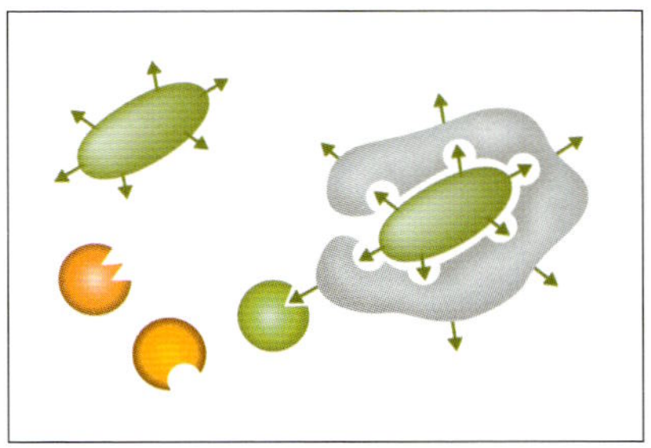

2 Die B-Lymphozyten werden aktiviert. Wenn sie einen Erreger erkennen, teilen sie sich in Plasmazellen und Memoryzellen auf. Die Plasmazellen sondern pro Sekunde Tausende von Antikörper-Molekülen ab, die mit dem Blutstrom zum Infektionsherd transportiert werden. Die Memoryzellen speichern die Antigen-Informationen. Bei einer erneuten Infektion teilen sie sich wiederum schnell auf, um sie zu bekämpfen.

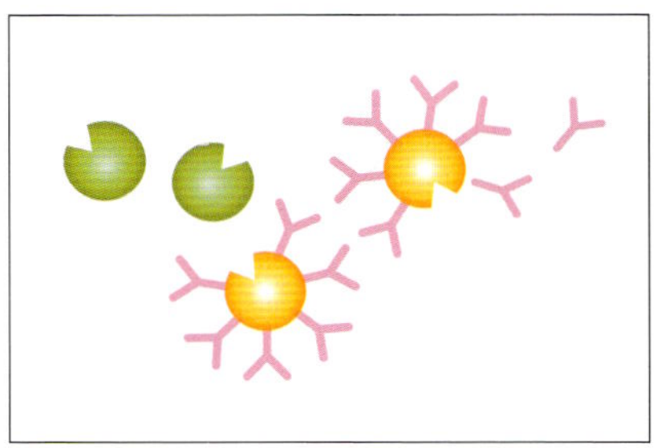

3 Die Antikörper nennt man auch Immunoglobulin. Es sind Proteinmoleküle in Y-Form, deren „Arme" jeweils einem speziellen Antikörper-Typ entsprechen. Dadurch sind sie imstande, an ein bestimmtes Antigen anzudocken. Ihre Aufgabe ist es, eindringende Krankheitserreger zu kennzeichnen, damit diese von den Makrophagen vernichtet werden können.

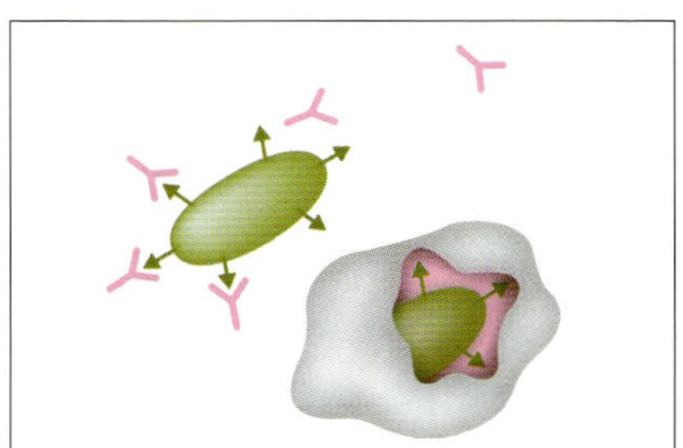

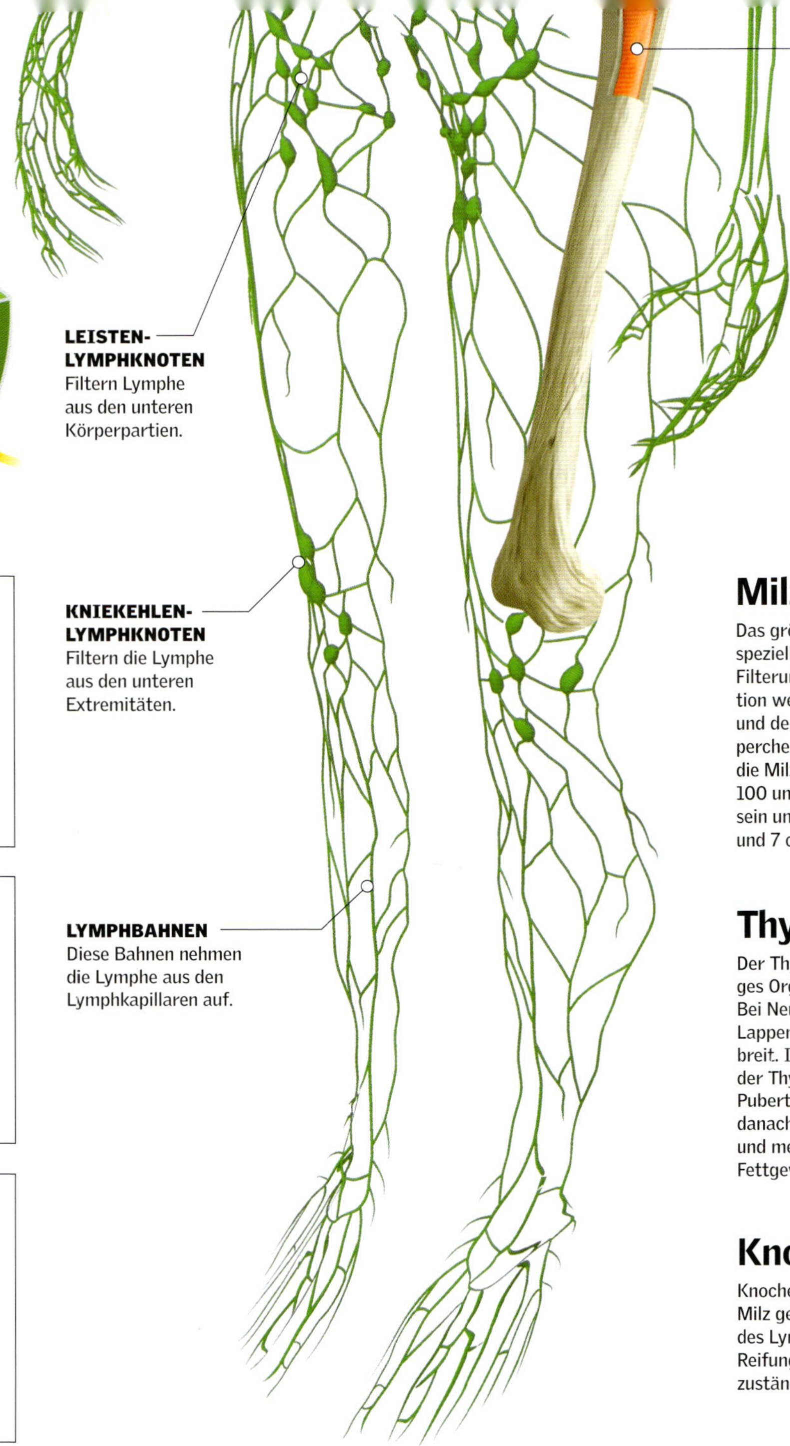

Milz

Das größte Lymphorgan hat spezielle Aufgaben, etwa die Filterung des Bluts, die Produktion weißer Blutkörperchen und den Abbau alter Blutkörperchen. Außerdem speichert die Milz Blut. Sie kann zwischen 100 und 250 Gramm schwer sein und ist etwa 12 cm lang und 7 cm breit.

Thymus

Der Thymus ist ein zweilappiges Organ in der oberen Brust. Bei Neugeborenen ist jeder Lappen ca. 5 cm lang und 2 cm breit. Im Kleinkindalter wächst der Thymus noch etwas, bis zur Pubertät behält er seine Größe, danach wird sein Gewebe mehr und mehr durch funktionsloses Fettgewebe ersetzt.

Knochenmark

Knochenmark, Thymus und Milz gehören zu den Geweben des Lymphsystems, die für die Reifung der Lymphozyten zuständig sind.

Lymphknoten

Ein Lymphknoten hat eine runde Form und einen Durchmesser von etwa 1 cm. Lymphknoten befinden sich an verschiedenen Stellen des Körpers: am Hals, in den Achselhöhlen, im Lendenbereich, in den Kniekehlen, aber auch in Brust und Bauch. Die Lymphgefäße sind die Leitungsbahnen der Lymphe und dienen auch der Kommunikation der Lymphknoten miteinander. Der Abwehrkampf gegen eingedrungene Krankheitserreger findet in den Lymphknoten statt, darum schwellen diese bei einer Infektion an.

Natürliche Abwehr

Abgesehen vom Immunsystem, an dem das Lymphsystem beteiligt ist, verfügt der Körper von Geburt an auch über andere Abwehrfunktionen. Eine davon übernimmt die Haut. Wenn es Krankheitserregern aber gelingt, diese Barrieren zu überwinden, kommen spezielle antimikrobielle Zellen und chemische Stoffe im Blut und in der Lymphe zum Einsatz.

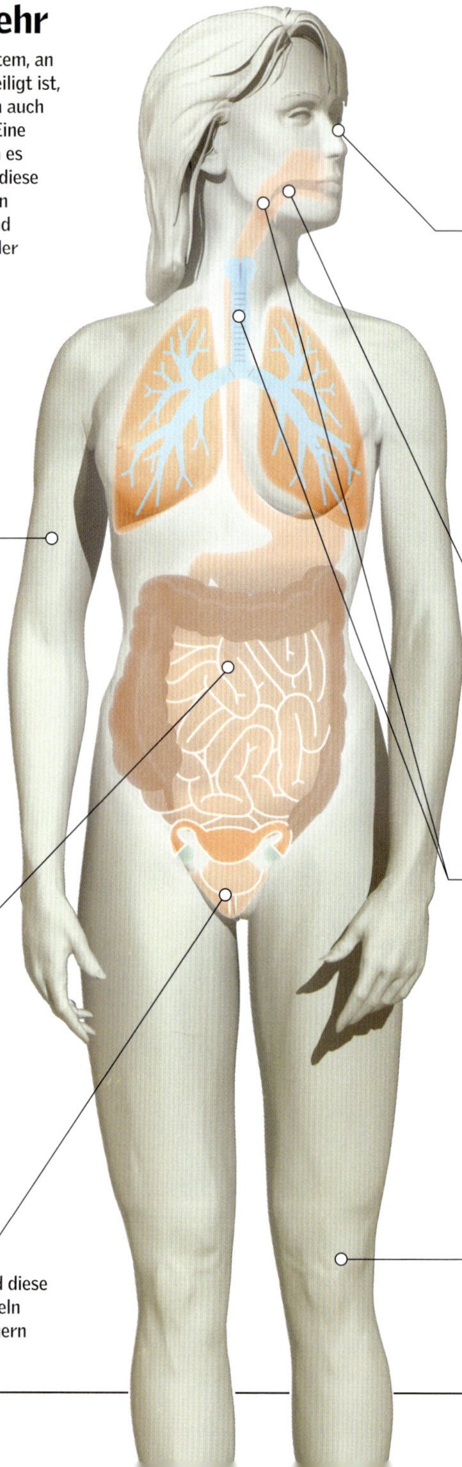

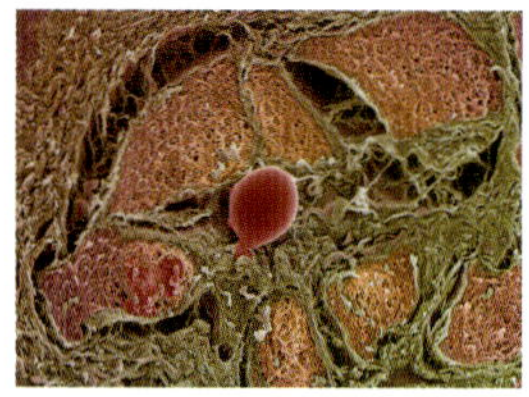

TRÄNENDRÜSE
Tränen schützen die Augen. Wie Speichel und Schweiß töten sie Bakterien ab.

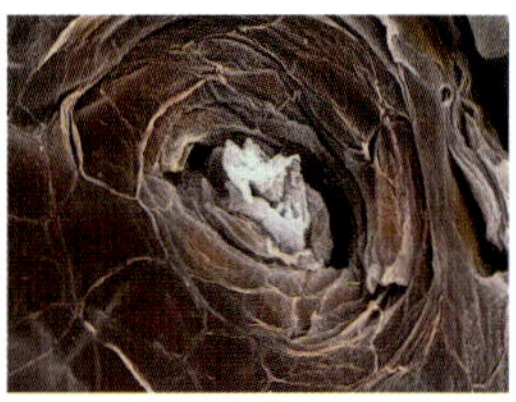

TALGDRÜSE
Diese Drüsen an der Oberfläche der Haut sondern Talg ab, ein fettiges Sekret.

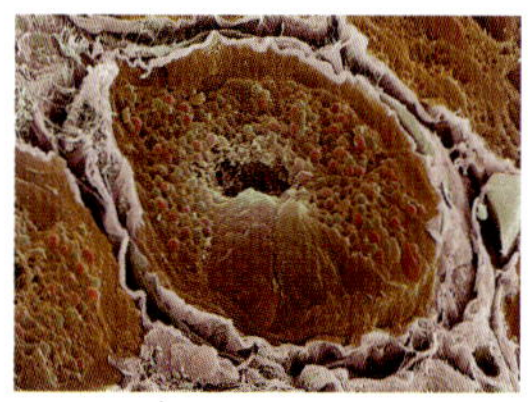

SPEICHELDRÜSE
Die Drüse produziert Speichel mit bakterientötenden Lysozymen.

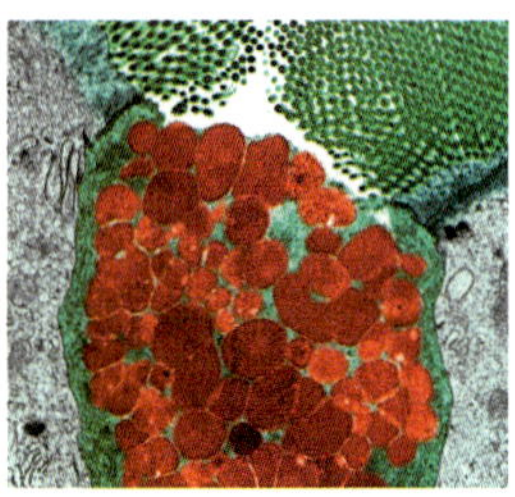

DARMSCHLEIMHAUT
Die Becherzellen dieser Schleimhaut produzieren einen Schleim mit schützender Wirkung.

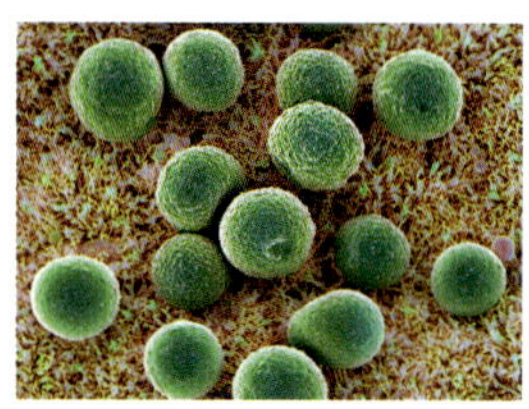

SCHLEIMABSONDERUNGEN
Der Schleim der oberen Atemwege bindet Bakterien und befördert sie in den Hals sowie Rachen, sodass sie ausgespuckt werden können.

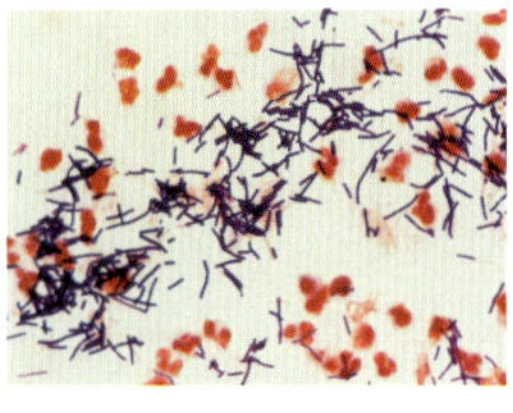

VAGINALFLORA
Unter normalen Bedingungen sind diese Bakterien unschädlich. Sie besiedeln Bereiche, die von Krankheitserregern angegriffen werden könnten.

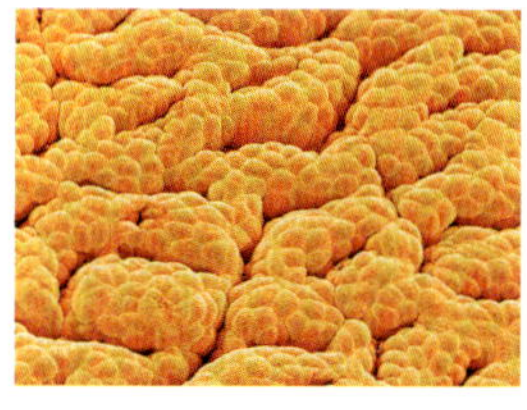

SCHWEISSDRÜSEN
Sie sondern Schweiß ab, der die Körpertemperatur reguliert, Giftstoffe eliminiert und die Haut vor Krankheitserregern schützt.

Abwehrfilter

Die Drüsen sind mit einer Schicht aus Bindegewebe umgeben, in dessen Netzwerk sich wiederum Lymphozyten befinden. Ihre Aufgabe besteht darin, die Flüssigkeit zu filtern, die durch die Blutbahnen und die zuführenden Lymphgefäße herantransportiert wird. Die abführenden Gefäße leiten Lymphozyten zum Herzen weiter, damit sie wieder in den Kreislauf gelangen. Außerdem produzieren sie Abwehrzellen, die Bakterien und krebserregende Zellen angreifen und beseitigen.

100

SCHWEISSDRÜSEN BEFINDEN SICH DURSCHNITTLICH AUF 1 cm² HAUT. SIE ERGÄNZEN DIE ARBEIT DES LYMPHSYSTEMS IM INNEREN DES KÖRPERS.

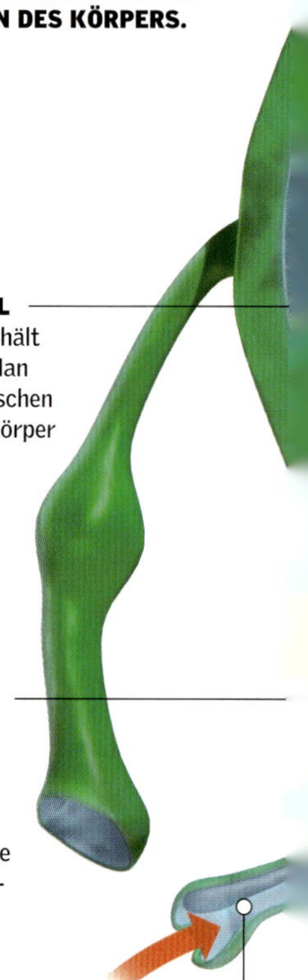

LYMPHFOLLIKEL
Dieser Bereich enthält B-Lymphozyten. Man unterscheidet zwischen B-Zellen, die Antikörper produzieren, und T-Zellen.

MAKROPHAGEN
Sie bilden zusammen mit den Lymphozyten die Basis des Immunsystems. Sie vernichten eindringende Erreger.

ZUFÜHRENDES LYMPHGEFÄSS
Die zuführenden Gefäße transportieren Lymphflüssigkeit aus dem Blut zu den Lymphknoten.

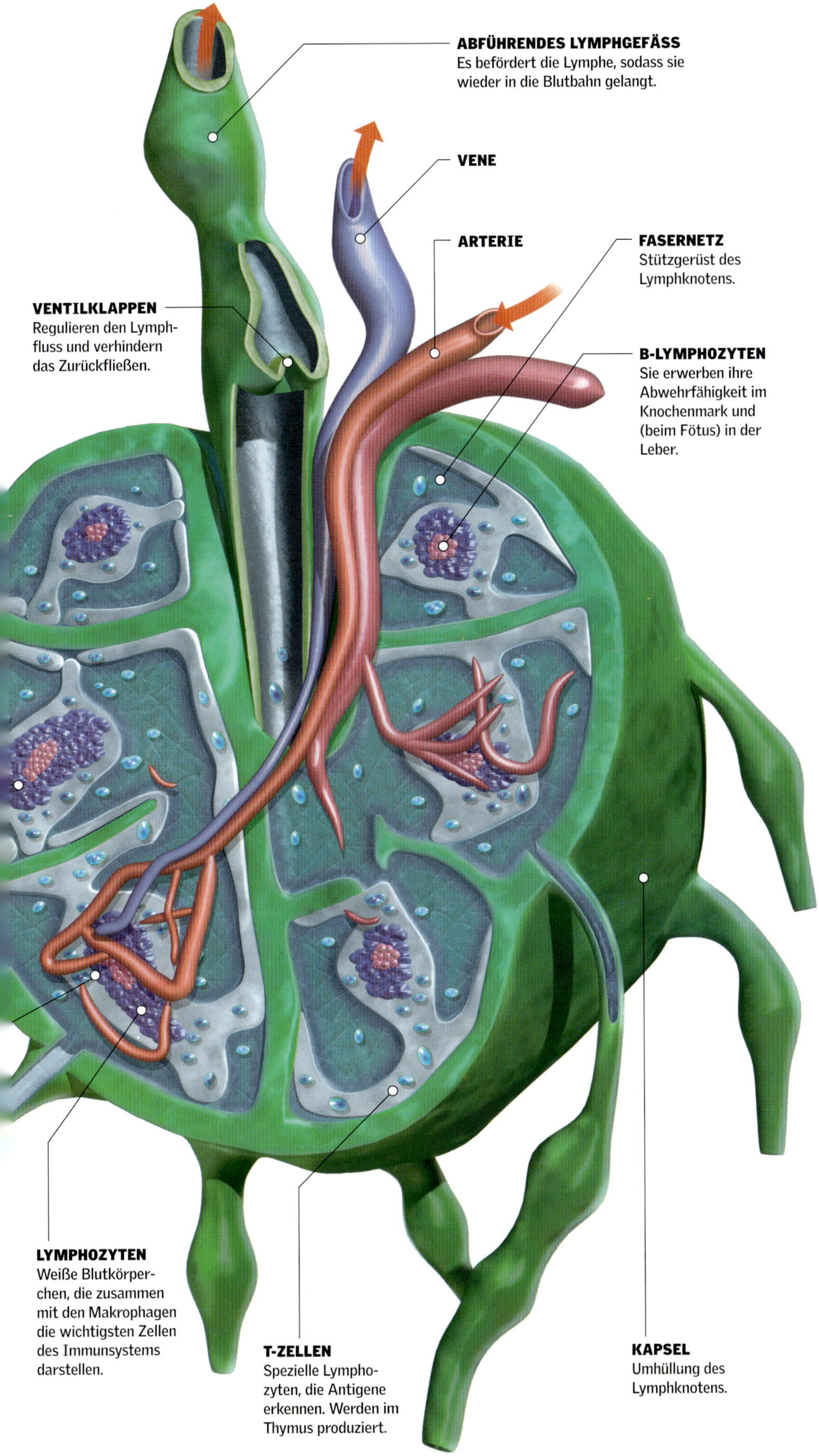

Eindringlinge

Wenn das innere Gleichgewicht des Körpers gestört ist, kann es zu Krankheiten kommen. Nichtansteckende Krankheiten sind meist erblich bedingt oder auf Lebensgewohnheiten und andere äußere Umstände zurückzuführen. Infektionen (ansteckende Krankheiten) werden durch Schadorganismen wie Bakterien, Viren, Pilze oder Protozoen (einzellige Organismen) verursacht.

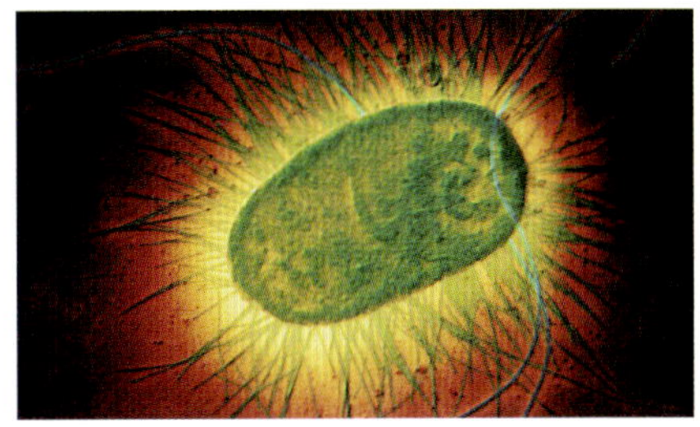

A **BAKTERIEN**
Milliarden dieser Lebewesen sind in allen Substanzen anzutreffen. Nicht alle sind schädlich. Pathogene (krankheitsverursachende) Bakterien sondern Giftstoffe oder Toxine ab.

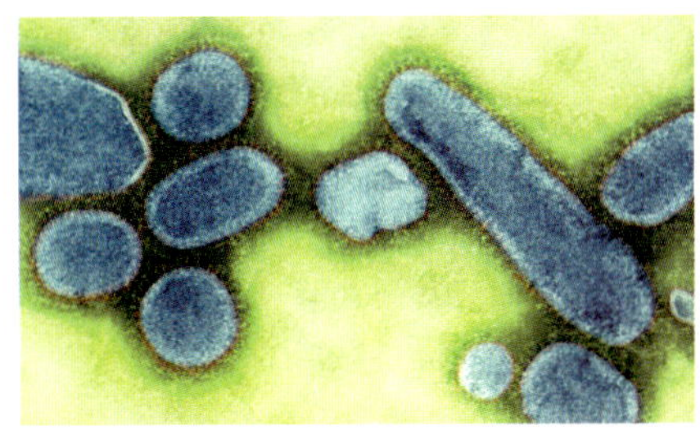

B **VIREN**
Dies sind chemische Bündelungen aus genetischem Material. Wenn sie in den Körper gelangen, dringen sie in eine Zelle ein, vermehren sich darin und breiten sich dann weiter aus.

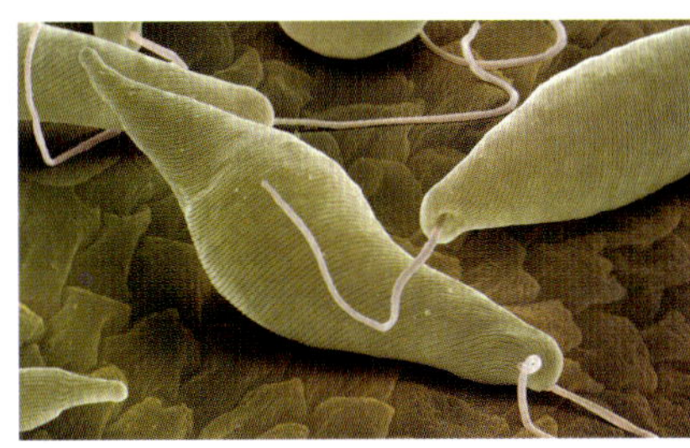

C **PROTOZOEN**
Diese Organismen leben meist im Wasser oder Erdboden. Es gibt etwa 30 pathogene Arten, die Schlafkrankheit, schweren Durchfall, Malaria und andere Krankheiten verursachen können.

Rot

DIE FARBE ENTZÜNDETER HAUT, ETWA WENN IN EINER WUNDE BAKTERIEN AKTIV SIND. UM SIE ZU VERNICHTEN, WIRD MEHR BLUT HERANTRANSPORTIERT, UND DIE GEFÄSSE WEITEN SICH.

Das Atmungssystem

Das Atmungssystem sorgt dafür, dass der Körper Luft einatmet und ihr Sauerstoff entzieht, der über den Blutstrom zu allen Zellen transportiert wird. Abfallprodukte wie Kohlendioxid werden beim Ausatmen von den Atmungsorganen an die Luft abgegeben. Das Ein- und Ausatmen durch Nase und Mund geschieht automatisch und unwillkürlich. Die Atemwege beginnen in der Nase und führen über Rachen, Kehlkopf, Luftröhre und Bronchien zur Lunge. Der Austausch von Sauerstoff gegen Kohlendioxid findet hauptsächlich in den Lungenflügeln statt, die mit Blasebälgen vergleichbar sind. Von dort wird der Sauerstoff mit dem Blut im ganzen Körper verteilt.

Herein und hinaus

STOFF	PROZENT DER EINGEATMETEN LUFT	PROZENT DER AUSGEATMETEN LUFT
Stickstoff	78,6	78,6
Sauerstoff	20,8	15,6
Kohlendioxid	0,04	4
Wasserdampf	0,56	1,8
Summe	100	100

5,7 Liter

DURCHSCHNITTLICHES LUFTVOLUMEN, DAS IN EINER MINUTE EIN- UND AUSGEATMET WIRD.

Kehlkopf

Der Resonanzkörper, in dem sich die Stimmbänder befinden, besteht aus verschiedenen Arten von Knorpel. Äußerlich deutlich sichtbar ist der Adamsapfel oder Schildknorpel in der vorderen Mitte des Halses. Der Kehlkopf ist auch für die Atmung wichtig. Er stellt die Verbindung zwischen Rachen und Luftröhre dar und sorgt dafür, dass Luft leicht passieren kann. Beim Essen schließt sich der Kehldeckel, damit keine Nahrung in die Luftröhre gelangen kann.

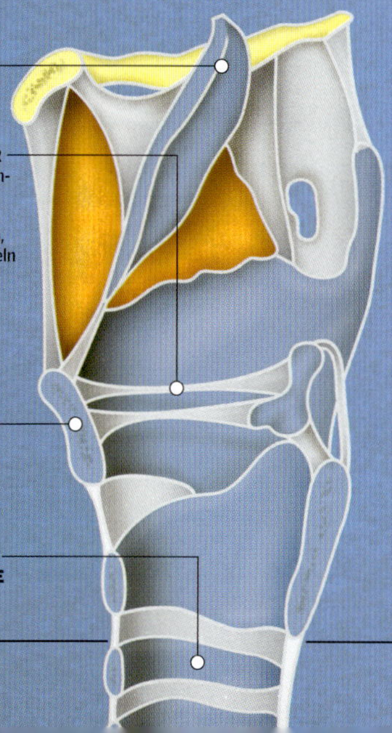

Im Kehlkopf befinden sich die Stimmbänder. Diese vier kleinen, dehnbaren Muskeln geben dem Menschen seine Stimme.

Der Weg der Luft

1. Luft gelangt in die Nasenhöhle. Dort wird sie angewärmt, gereinigt und angefeuchtet. Auch durch den Mund tritt Luft ein.
2. Die Luft strömt durch den Rachen, wo die Mandeln Krankheitserreger abfangen und unschädlich machen.
3. Die Luft passiert den Kehlkopf. Dessen Kehldeckel aus Knorpel verhindert, dass beim Schlucken Nahrung in die Luftröhre gelangt. Vom Kehlkopf strömt die Luft in die Luftröhre.
4. Die Luft strömt durch die Luftröhre. Sie ist mit Flimmerhärchen ausgekleidet. Knorpelringe verhindern, dass sie verformt werden kann. Die Luftröhre befördert die Luft zur Lunge und wieder hinaus.
5. In der Brust verzweigt sich die Luftröhre in zwei Äste, die Hauptbronchien. Diese verzweigen sich in dünnere Bronchiolen. Durch sie gelangt die Luft zu den Lungenbläschen (Alveolen), in denen der Gasaustausch stattfindet.
6. In den Alveolen gelangt der Sauerstoff ins Blut und mit diesem zu allen Körpergeweben. Kohlendioxid wird aus dem Blutstrom in die Alveolen abgegeben und kann ausgeatmet werden. Ausgeatmete Luft enthält mehr Kohlendioxid und weniger Sauerstoff als eingeatmete Luft.

15

DURCHSCHNITTLICHE ZAHL DER ATEMZÜGE PRO MINUTE.

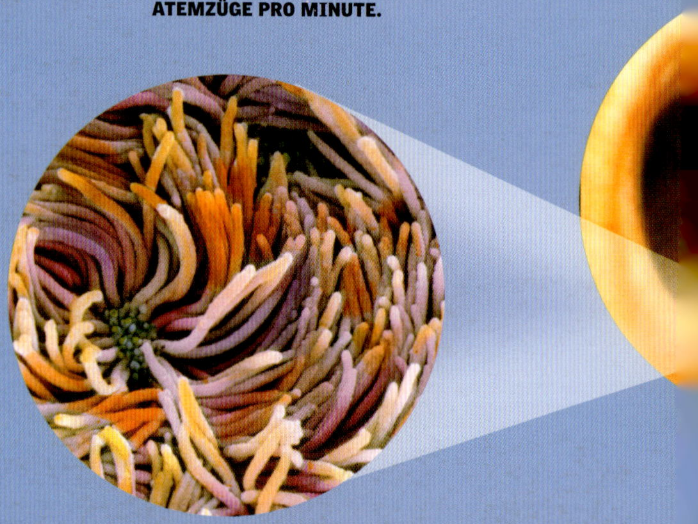

HÄRCHEN
Im Inneren der Nase und der Luftröhre befinden sich Flimmerhärchen (Cilien), die Staub und andere Verunreinigungen aus der Luft auffangen.

Der Atmungs-vorgang

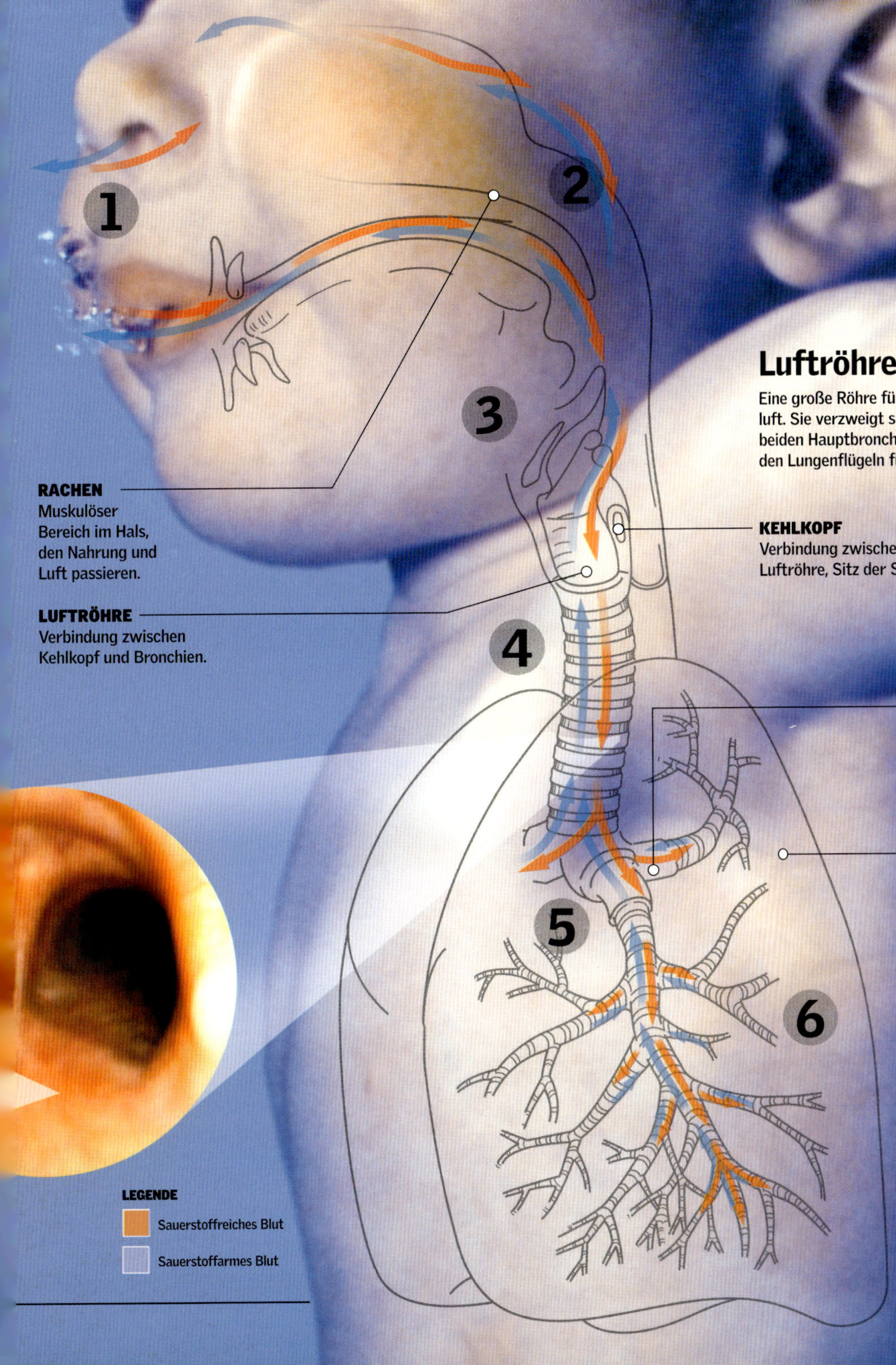

Luftröhre

Eine große Röhre für die Atemluft. Sie verzweigt sich in die beiden Hauptbronchien, die zu den Lungenflügeln führen.

Zwerchfell

Membran, die hauptsächlich aus Muskelfasern besteht. Sie trennt den Brustraum von der Bauchhöhle.

HÄTTEST DU ES GEWUSST?

Als Atmung bezeichnet man die Bewegungen von Rippen, Zwerchfell und Muskeln, durch die Luft eingesaugt und ausgestoßen wird.

Die Lunge

Ihre Hauptaufgabe besteht im Gasaustausch zwischen dem Blut und der Atemluft. Im Inneren der Lunge wird der Atemluft Sauerstoff entzogen und Kohlendioxid an die Luft abgegeben. Der linke Lungenflügel besteht aus zwei Lappen und der Lingula. Er wiegt etwa 800 Gramm. Der rechte Lungenflügel besteht aus drei Lappen und wiegt etwa 1000 Gramm. Beide Lungenflügel verarbeiten etwa gleich viel Luft. Das Lungenvolumen von Männern liegt bei 3,2 Litern, das von Frauen bei 2,1 Litern. Die Lunge füllt fast den gesamten Brustraum, der das Herz umgibt. Ihre Hauptbewegungen, das Einatmen und Ausatmen, werden durch Brustfell, Zwerchfell und Zwischenrippenmuskeln ermöglicht.

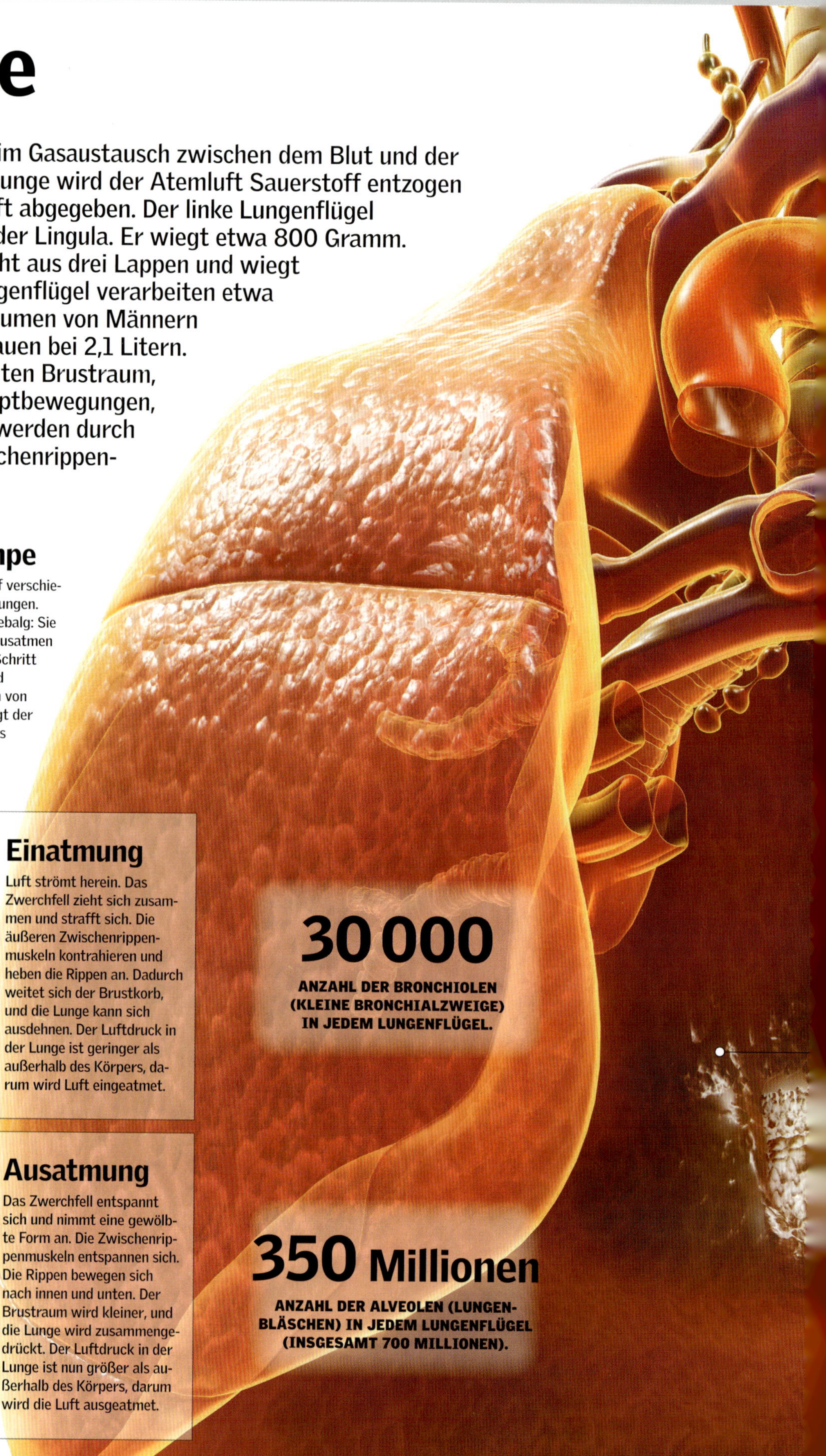

Leistungsfähige Luftpumpe

Die Funktion des Atmungssystems basiert auf verschiedenen automatischen, unwillkürlichen Bewegungen. Die Lungenflügel funktionieren ähnlich wie ein Blasebalg: Sie dehnen sich beim Einatmen aus und werden beim Ausatmen zusammengedrückt. In der Lunge findet der erste Schritt der Verarbeitung der Gase statt, die durch Nase und Luftröhre eingeatmet wurden. Wenn der Austausch von Sauerstoff und Kohlendioxid stattgefunden hat, folgt der zweite Schritt: das Ausatmen und die Verteilung des Sauerstoffs an die Zellen und Gewebe.

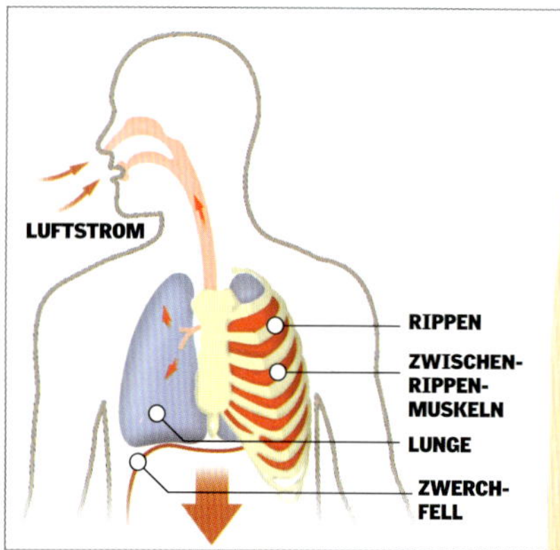

Einatmung

Luft strömt herein. Das Zwerchfell zieht sich zusammen und strafft sich. Die äußeren Zwischenrippenmuskeln kontrahieren und heben die Rippen an. Dadurch weitet sich der Brustkorb, und die Lunge kann sich ausdehnen. Der Luftdruck in der Lunge ist geringer als außerhalb des Körpers, darum wird Luft eingeatmet.

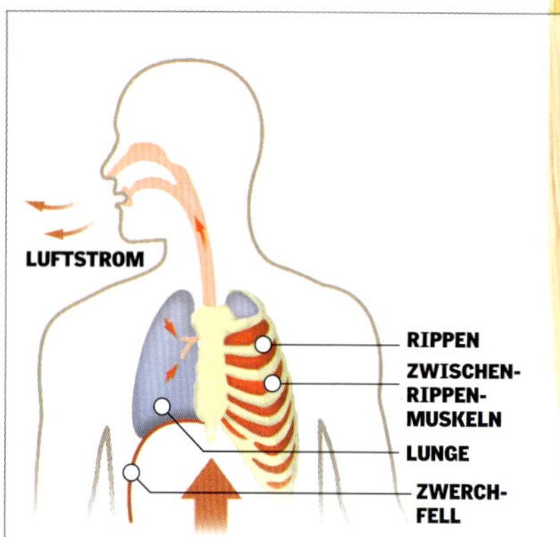

Ausatmung

Das Zwerchfell entspannt sich und nimmt eine gewölbte Form an. Die Zwischenrippenmuskeln entspannen sich. Die Rippen bewegen sich nach innen und unten. Der Brustraum wird kleiner, und die Lunge wird zusammengedrückt. Der Luftdruck in der Lunge ist nun größer als außerhalb des Körpers, darum wird die Luft ausgeatmet.

30 000

ANZAHL DER BRONCHIOLEN (KLEINE BRONCHIALZWEIGE) IN JEDEM LUNGENFLÜGEL.

350 Millionen

ANZAHL DER ALVEOLEN (LUNGENBLÄSCHEN) IN JEDEM LUNGENFLÜGEL (INSGESAMT 700 MILLIONEN).

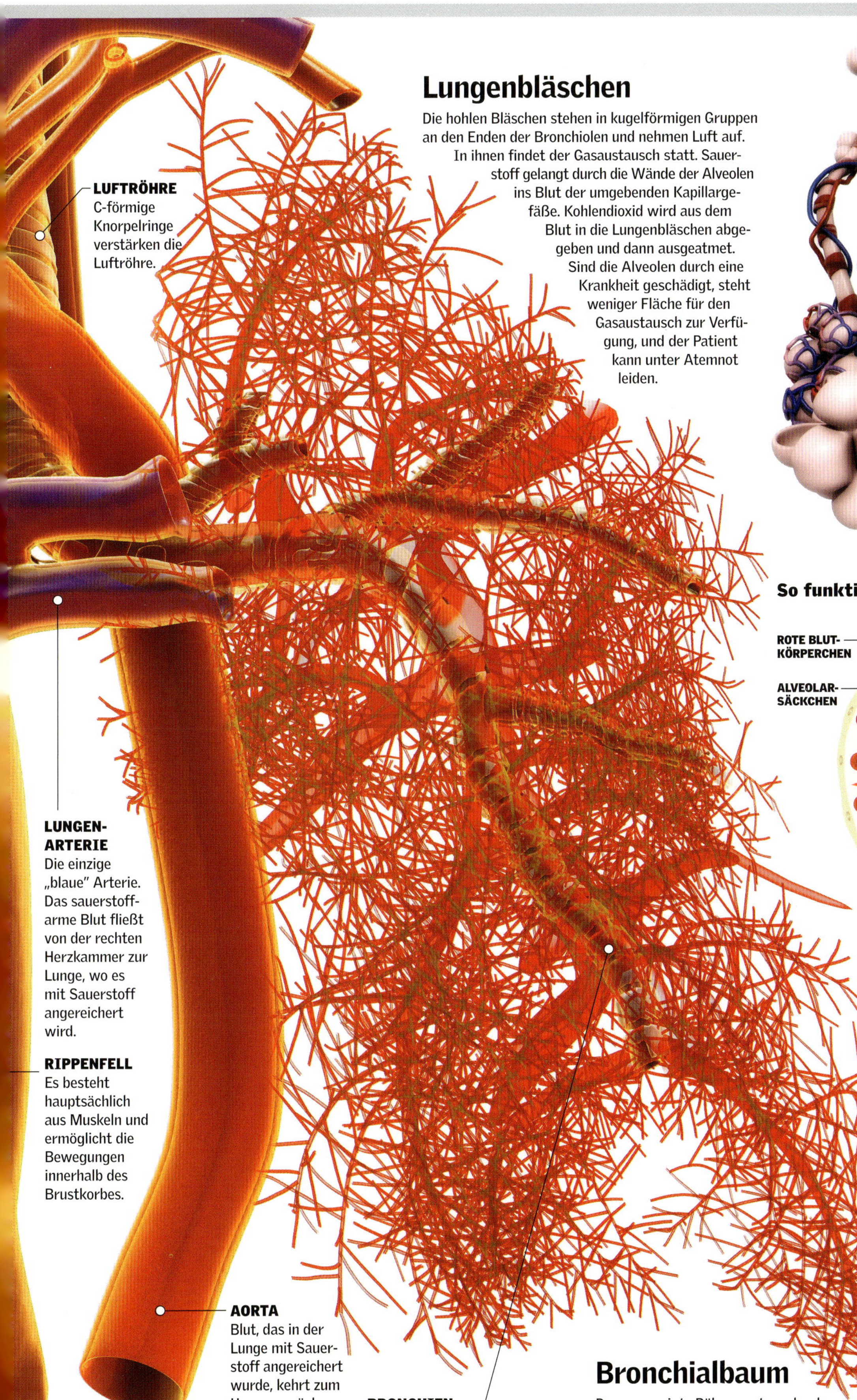

Lungenbläschen

Die hohlen Bläschen stehen in kugelförmigen Gruppen an den Enden der Bronchiolen und nehmen Luft auf. In ihnen findet der Gasaustausch statt. Sauerstoff gelangt durch die Wände der Alveolen ins Blut der umgebenden Kapillargefäße. Kohlendioxid wird aus dem Blut in die Lungenbläschen abgegeben und dann ausgeatmet. Sind die Alveolen durch eine Krankheit geschädigt, steht weniger Fläche für den Gasaustausch zur Verfügung, und der Patient kann unter Atemnot leiden.

LUFTRÖHRE C-förmige Knorpelringe verstärken die Luftröhre.

LUNGENARTERIE Die einzige „blaue" Arterie. Das sauerstoffarme Blut fließt von der rechten Herzkammer zur Lunge, wo es mit Sauerstoff angereichert wird.

RIPPENFELL Es besteht hauptsächlich aus Muskeln und ermöglicht die Bewegungen innerhalb des Brustkorbes.

AORTA Blut, das in der Lunge mit Sauerstoff angereichert wurde, kehrt zum Herzen zurück und gelangt von dort durch die Aorta in den ganzen Körper.

BRONCHIEN In jeden Lungenflügel führt ein Hauptbronchus, der sich vielfach in immer kleiner werdende Bronchien verzweigt.

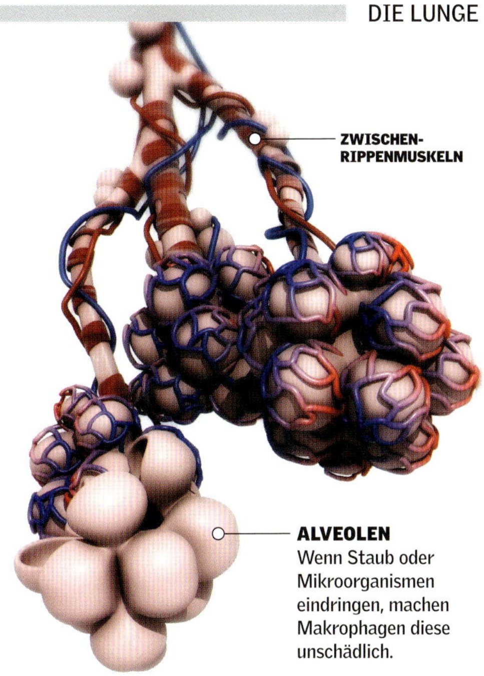

ZWISCHENRIPPENMUSKELN

ALVEOLEN Wenn Staub oder Mikroorganismen eindringen, machen Makrophagen diese unschädlich.

So funktioniert es

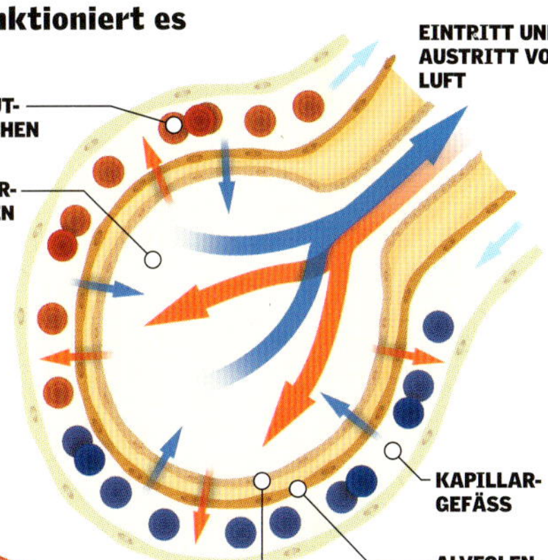

1 Das Alveolarsäckchen füllt sich mit Luft. Die roten Pfeile zeigen die Richtung an, in der Sauerstoff an die roten Blutkörperchen abgegeben wird. Er gelangt dann zum Herzen und zum restlichen Körper.

2 Blaue Pfeile zeigen die Richtung an, in der Kohlendioxid vom Herzen und von Blutplasma zu den roten Blutkörperchen gelangt und in die Alveole eintritt, um ausgeatmet zu werden.

3 Den Gasaustausch nennt man auch Hämatose. Das Kohlendioxid gelangt durch die Hohlvenen zur Lunge, von wo es ausgeatmet wird.

Bronchialbaum

Das verzweigte Röhrensystem, durch das Luft in die Lunge und hinaus gelangt. Der Durchmesser wird von der Luftröhre über die Bronchien und Bronchiolen immer kleiner.

BRONCHIOLEN Sie sind dünner als ein menschliches Haar und sondern Schleim ab.

Das Verdauungssystem

Im Verdauungssystem ereignet sich ein faszinierender Vorgang, bei dem aus Nahrung für den ganzen Körper Energie gewonnen wird. Dieser Prozess beginnt im Mund. Von dort wandert die Nahrung durch die Speiseröhre, den Magen, den Dünndarm und den Dickdarm, bevor die nicht verwerteten Stoffe durch Enddarm und Anus ausgeschieden werden. Auf diesem Weg wirken wichtige chemische Substanzen wie Gallenflüssigkeit, die von der Leber produziert wird, und Enzyme aus der Bauchspeicheldrüse auf die Nahrung ein, um ihr Nährstoffe zu entziehen. Die Nieren filtern aus den im Blut aufgenommenen Stoffen die nützlichen heraus und scheiden die Abfallstoffe mit dem Urin aus.

Der erste Schritt: Essen

Der Verdauungsvorgang beginnt im Mund, dem Eingang zu dem langen Trakt, der mehrfach seine Form und Funktion ändert und mit dem Enddarm und Anus endet. Zunge und Zähne übernehmen die ersten Spezialaufgaben. Die Zunge schmeckt die Nahrung und schiebt sie so zurecht, dass sie von den Zähnen zerkleinert werden kann. Dabei wirken auch die Kieferknochen mit, die von den zugehörigen Muskeln bewegt werden. Das Gaumensegel im hinteren Bereich des Mundes verhindert, dass Nahrung in die Nase gelangt. Der weitere Weg der Nahrung führt durch die Speiseröhre in den Magen.

Der Mund

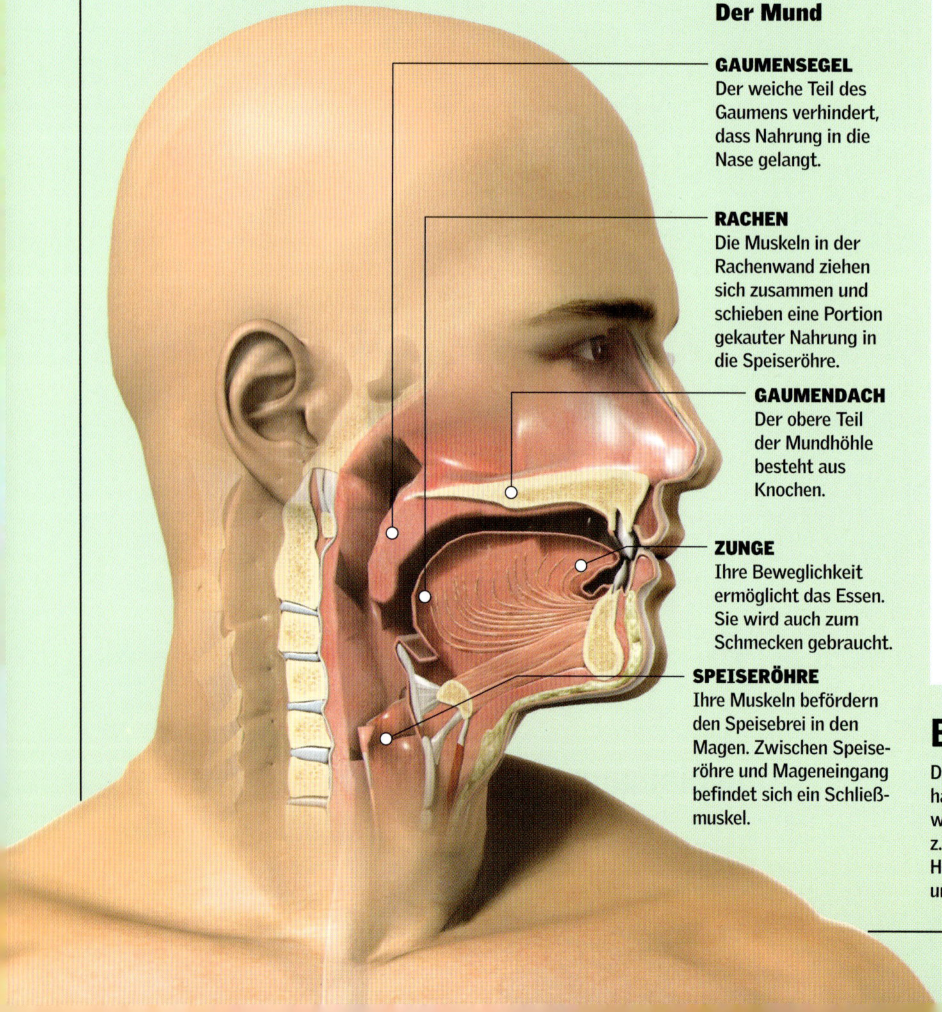

Zähne

Ein Erwachsener hat 32 Zähne: acht Schneidezähne, vier Eckzähne, acht Prämolaren und zwölf Molaren (Backenzähne). Sie sind sehr hart, was zum Kauen der Nahrung unerlässlich ist. Im Alter von sechs bis zwölf Monaten bekommen Kinder zunächst ein vorläufiges Gebiss (24 Milchzähne), das etwa zwischen dem 5. und 20. Lebensjahr durch die bleibenden Zähne ersetzt wird.

Das bleibende Gebiss

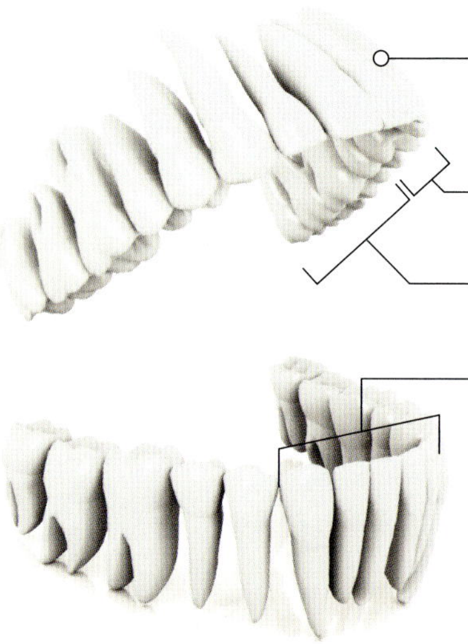

32

ANZAHL DER ZÄHNE IM VOLLSTÄNDIGEN GEBISS.

Aufbau eines Zahns

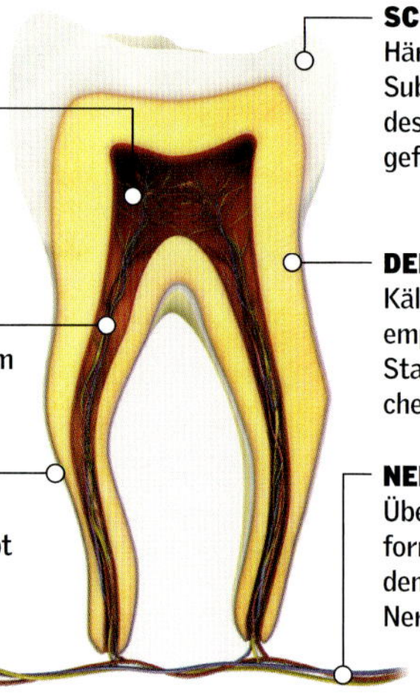

Enzyme und Hormone

Das komplexe chemische Verfahren der Nahrungsumwandlung beruht hauptsächlich auf der Wirkung von Enzymen und Hormonen. Beide werden von verschiedenen Drüsen im Verdauungssystem ausgeschüttet, z. B. den Speicheldrüsen. Enzyme wirken vorwiegend als Katalysatoren. Hormone steuern Vorgänge wie Wachstum, Stoffwechsel, Fortpflanzung und Organfunktion.

Transport

DIE NAHRUNG WIRD IM KÖRPER DURCH MUSKELBEWEGUNGEN (PERISTALTIK) VORWÄRTSBEFÖRDERT. DARUM KANN MAN AUCH KOPFÜBER ODER, WIE DIE ASTRONAUTEN, IN DER SCHWERELOSIGKEIT ESSEN.

Verdauung chronologisch

Die Verdauung von Nahrung setzt wenige Sekunden nach dem Essen mit dem Kauen ein. Die durchschnittliche Verdauungszeit liegt bei 32 Stunden, der Vorgang kann aber auch zwischen 20 und 24 Stunden dauern.

1 00:00:00

Der Vorgang beginnt, wenn Nahrung in den Mund gelangt. An dieser Entscheidung ist der ganze Organismus beteiligt, aber das Verdauungssystem spielt die Hauptrolle. Zuerst treten Zähne und Zunge in Aktion, unterstützt von den Speicheldrüsen, die Speichel zur Befeuchtung der Nahrung absondern. Die Nahrung wird gekaut, damit sie durch die Speiseröhre gleiten kann.

2 00:00:10

Nach etwa zehn Sekunden Kauen hat sich die Nahrung in einen feuchten Brei verwandelt, der durch den Rachen in die Speiseröhre und weiter in den Magen gelangt. Dort finden weitere Veränderungen statt.

3 03:00:00

Drei Stunden nach der Ankunft verlässt die Nahrung den Magen. Er hat seine Arbeit getan, die erste Verdauungsphase ist vorbei. Der Nahrungsbrei ist jetzt dickflüssig.

4 06:00:00

Drei Stunden später trifft der verdaute Nahrungsbrei in der Mitte des Dünndarms ein. Nun können die Nährstoffe absorbiert werden.

5 08:00:00

Zwei Stunden später treffen die unverdauten, wässrigen Reststoffe am Übergang zwischen Dünndarm und Dickdarm ein. Stoffe, die vom Körper nicht verwertet werden können, setzen ihren Weg fort und werden darauf vorbereitet, in Form von Exkrementen aus dem Körper ausgeschieden zu werden.

20:00:00

Die Reste der Nahrung bleiben 12 bis 28 Stunden im Dickdarm. In dieser Zeit werden die unverdauten Stoffe in halbfeste Exkremente verwandelt.

6 24:00

20 bis 24 Stunden nach der Nahrungsaufnahme erreicht der halbfeste Brei aus Abfallstoffen den Enddarm und wird ausgeschieden.

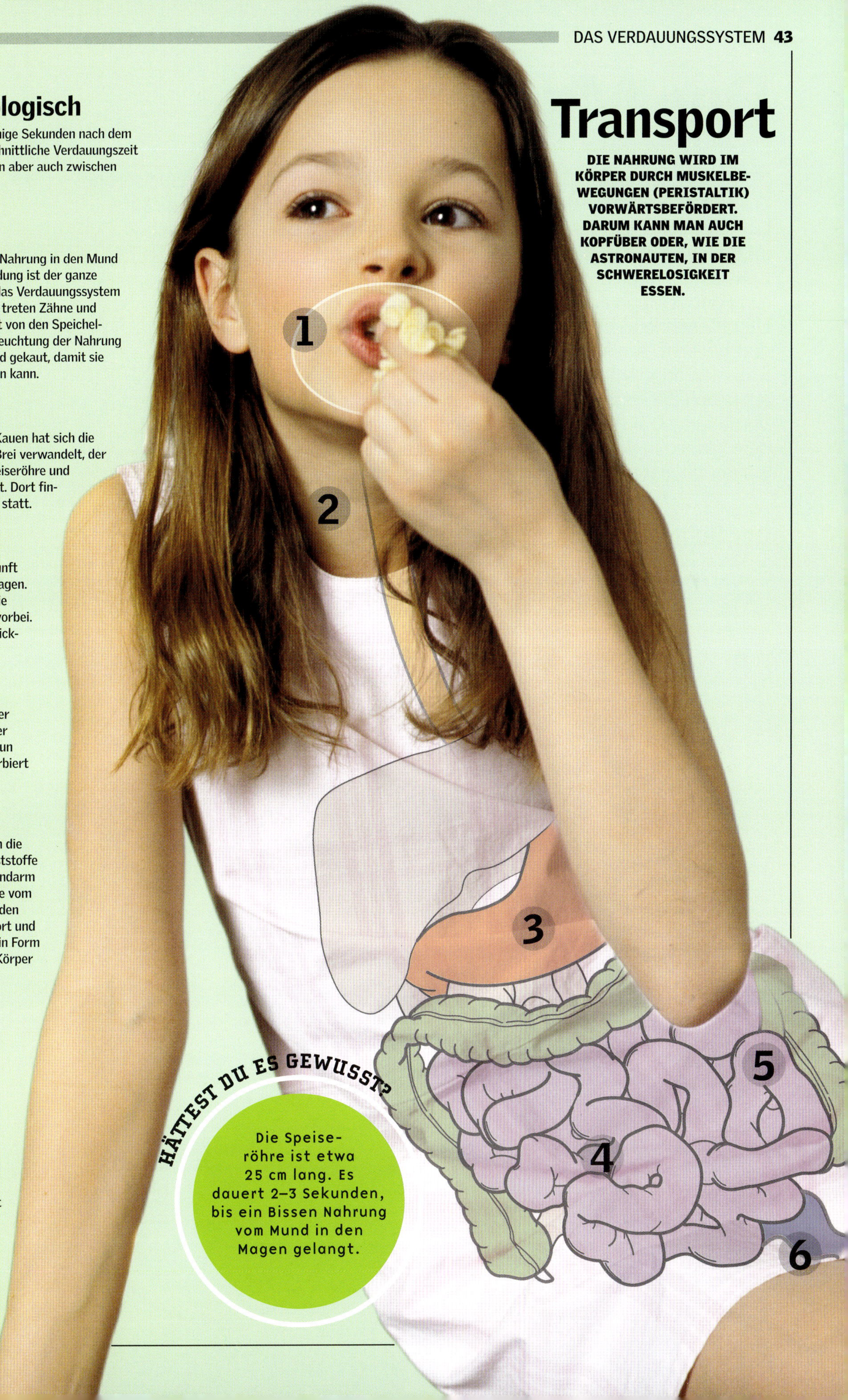

HÄTTEST DU ES GEWUSST?

Die Speiseröhre ist etwa 25 cm lang. Es dauert 2–3 Sekunden, bis ein Bissen Nahrung vom Mund in den Magen gelangt.

Der Magen

Der Magen ist der Teil des Verdauungstraktes, der sich an die Speiseröhre anschließt. Manchmal wird er auch als Erweiterung der Speiseröhre betrachtet. Er ist der erste Teil des Verdauungssystems, das sich im Bauchraum befindet, und hat die Form eines gekrümmten Beutels. Im Magen wird die heruntergeschluckte Nahrung durch Magensäure und Enzyme intensiven chemischen Reaktionen unterworfen und gründlich durchmischt. Am Magenausgang befindet sich der Pförtner, dann schließt sich der Zwölffingerdarm an. Durch die Peristaltik (Muskelkontraktionen des Verdauungstrakts) wird der Nahrungsbrei aus dem Magen in den Zwölffingerdarm befördert, wo der nächste Verdauungsschritt erfolgt.

Der Schluckvorgang

Das Schlucken scheint zwar einfach, erfordert aber die Koordination verschiedener Körperteile. Wenn der Nahrungsbrei in die Speiseröhre gleitet, schiebt sich das Gaumensegel nach hinten. Der Kehldeckel senkt sich, damit keine Nahrung in die Atemwege gelangt. Durch die Muskelbewegungen des Verdauungstrakts (Peristaltik) wird der Nahrungsbrei weitertransportiert.

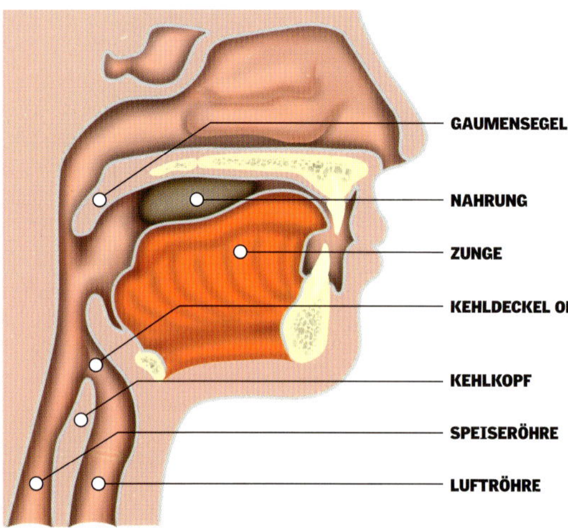

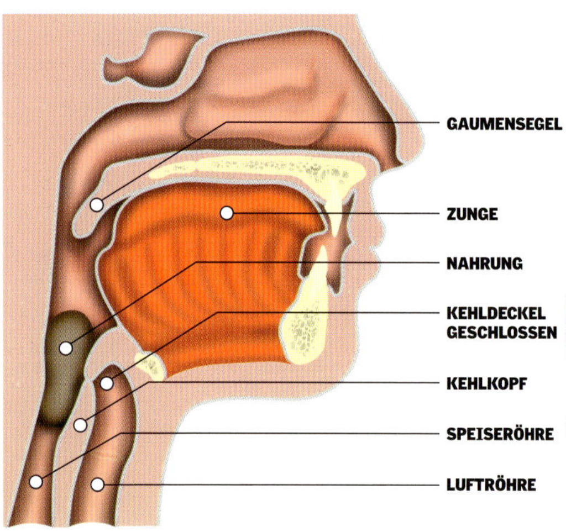

Röntgenaufnahme des Magens

Der Magen ist das bekannteste innere Organ, dennoch gibt es weitverbreitete Irrtümer. Der gekrümmte Beutel dehnt sich, wenn er mit Nahrung gefüllt ist, entzieht ihr aber keine Nährstoffe. Seine Aufgabe besteht darin, die Verdauung in Gang zu setzen, halb verdaute Nahrung zu speichern und allmählich an den Verdauungstrakt weiterzugeben. Durch Magensäure und Enzyme werden die Proteine in der Nahrung aufgespalten, durch Muskelkontraktionen wird der Brei durchmischt.

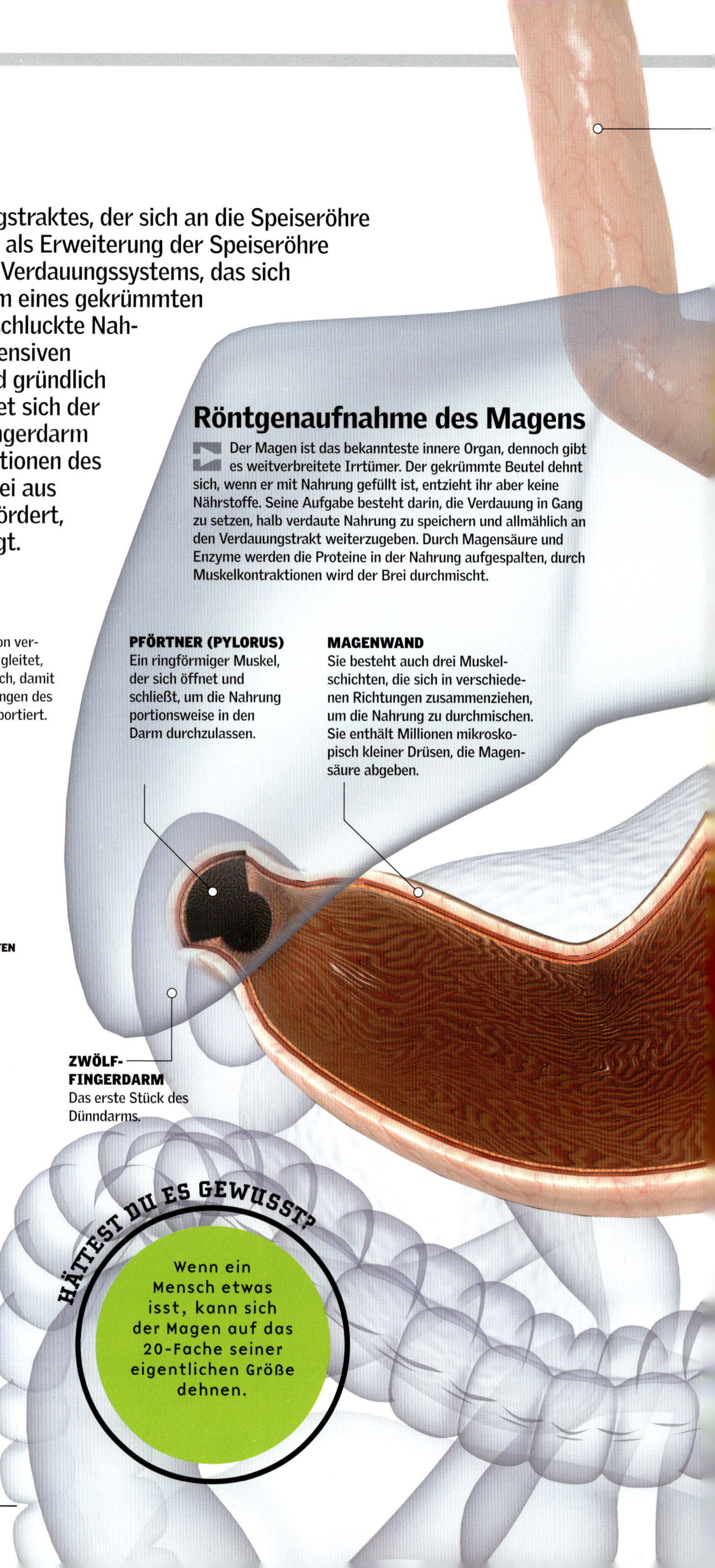

HÄTTEST DU ES GEWUSST?

Wenn ein Mensch etwas isst, kann sich der Magen auf das 20-Fache seiner eigentlichen Größe dehnen.

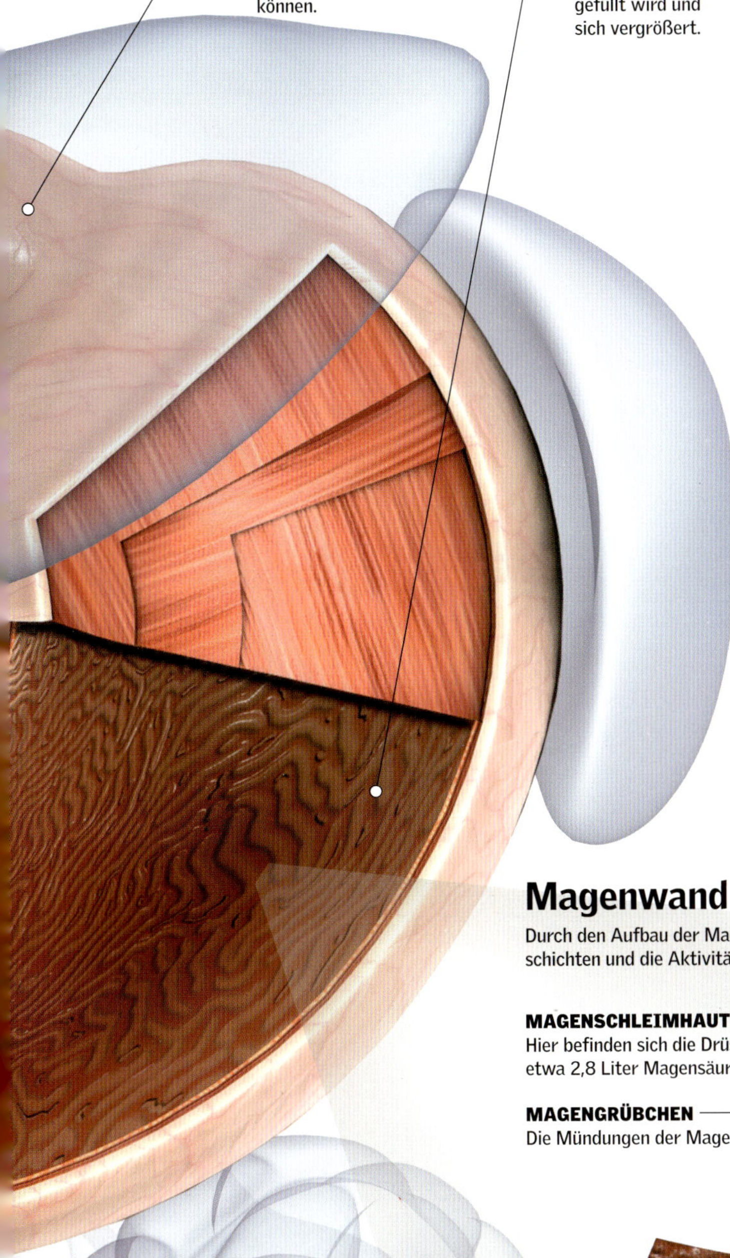

SPEISERÖHRE
Durch sie gelangt gekaute Nahrung in den Magen.

SCHLIESSMUSKEL AM MAGENEINGANG
Verschließt den Eingang des Magens, damit Mageninhalt und Magensäure nicht in die Speiseröhre zurückfließen können.

FALTEN
Sie bilden sich, wenn der Magen leer ist, und ziehen sich glatt, wenn der Magen gefüllt wird und sich vergrößert.

Peristaltik: Muskeln in Bewegung

Als Peristaltik bezeichnet man Muskelbewegungen, die den Nahrungsbrei zum Magen und, wenn dort die erste Verdauungsphase erfolgt ist, weiter in den Dünndarm befördern. Ringförmige Muskeln, die sich öffnen und schließen, regulieren den Nahrungstransport.

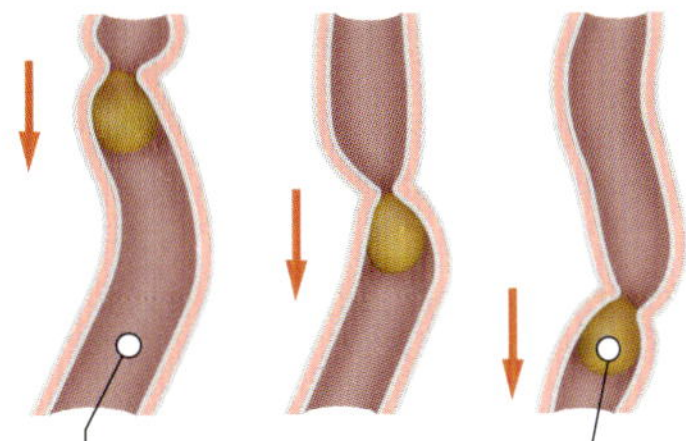

Nahrung wird durch Muskelkontraktionen der Speiseröhre zum Magen transportiert. Die Schwerkraft wirkt dabei mit.

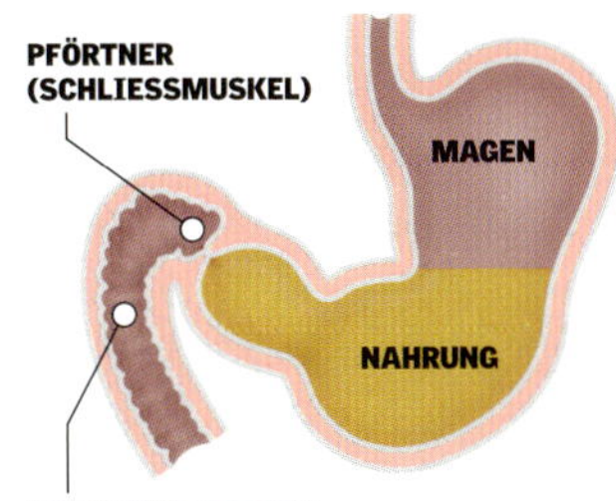

Wenn sich im Magen Nahrung befindet, bleibt der Pförtner geschlossen. Die Magensäure tötet Bakterien ab und wird durch Muskelbewegungen mit dem Nahrungsbrei vermischt.

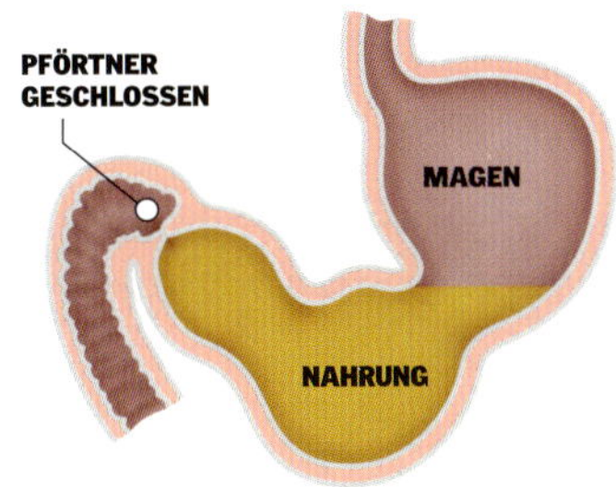

Aktive Verdauungstätigkeit im Magen. Die Muskeln mischen den Brei, bis er dickflüssig ist.

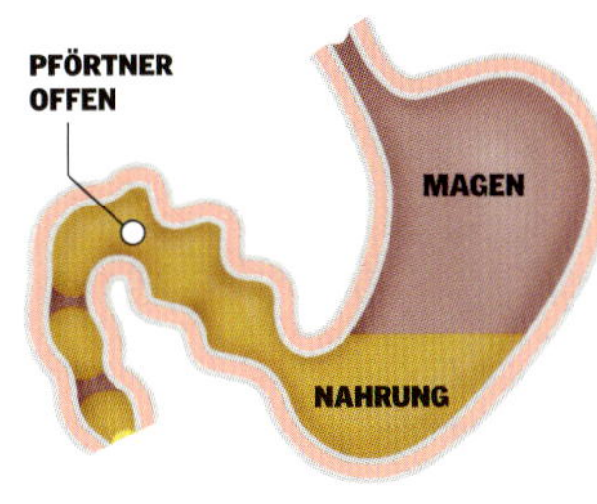

Der Magen wird entleert. Der Pförtner entspannt sich, die Muskeln schieben den Nahrungsbrei in kleinen Portionen durch den Magenausgang in den Zwölffingerdarm.

Magenwand

Durch den Aufbau der Magenwand kann der Magen seine beiden Funktionen ausführen. Die Muskelschichten und die Aktivität der Magensäure-Drüsen sorgen für eine wirkungsvolle Verdauung.

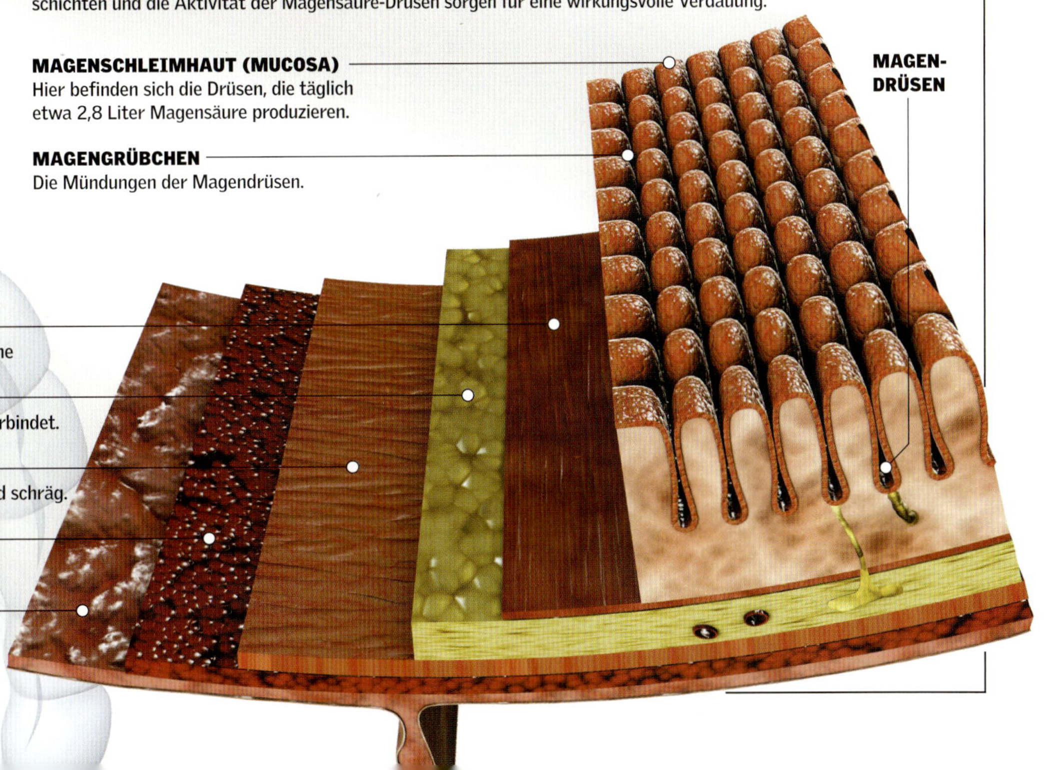

MAGENSCHLEIMHAUT (MUCOSA)
Hier befinden sich die Drüsen, die täglich etwa 2,8 Liter Magensäure produzieren.

MAGENGRÜBCHEN
Die Mündungen der Magendrüsen.

MUSKELSCHICHTEN DER MUCOSA
Unter der Magenschleimhaut befinden sich zwei dünne Schichten aus Muskelfasern.

SUBMUCOSA
Gewebe, das die Mucosa mit den Muskelschichten verbindet.

DREI MUSKELSCHICHTEN
Die Fasern verlaufen ringförmig, in Längsrichtung und schräg.

SUBSEROSA
Gewebe, das die Serosa mit den Muskeln verbindet.

SEROSA
Äußere Schicht der Magenwand.

Leber, Bauchspeicheldrüse, Galle

Die Leber ist die größte Drüse des Körpers und das zweitgrößte Organ. Sie hat verschiedene Funktionen, und das Gleichgewicht der Körperfunktionen hängt in erheblichem Maß von ihr ab. Die Leber produziert Galle, eine gelblich grüne Flüssigkeit, die zur Verdauung von Fetten wichtig ist. Außerdem reguliert die Leber den Glukosespiegel des Blutes. Sie speichert Glukose in Form von Glykogen, das wieder abgegeben werden kann, wenn der Organismus für bestimmte Aktivitäten mehr Zucker benötigt. Die Leber steuert den Proteinstoffwechsel. Proteine sind essenzielle chemische Verbindungen, aus denen die Zellen von Tieren und Pflanzen bestehen. Die Leber filtert das But und speichert die Vitamine A, D, E und K. Die Bauchspeicheldrüse produziert ebenfalls ein Sekret, das die Verdauung unterstützt.

Leber

Eine der vielen Leberfunktionen ist die Beseitigung von schädlichen Stoffen wie Drogen oder Krankheitserregern aus dem Blut. Sie filtert Giftstoffe aus, die bis in den Dünndarm gelangt sind, und spielt auch für den ausgewogenen Haushalt von Proteinen, Glukose, Fetten, Cholesterin, Hormonen und Vitaminen eine Rolle. Auch an der Blutgerinnung ist sie beteiligt.

Leberläppchen

Die Leber produziert unter anderem Nährstoffe, um den Blutzuckerspiegel stabil zu halten. Für diese Funktion sind Hunderte chemischer Prozesse nötig, die in den Hepatozyten oder Leberzellen stattfinden. Diese sind säulenförmig angeordnet und bilden die Leberläppchen. Sie produzieren auch Galle und Cholesterin (ein Steroid-Alkohol) und beseitigen Giftstoffe aus der Nahrung.

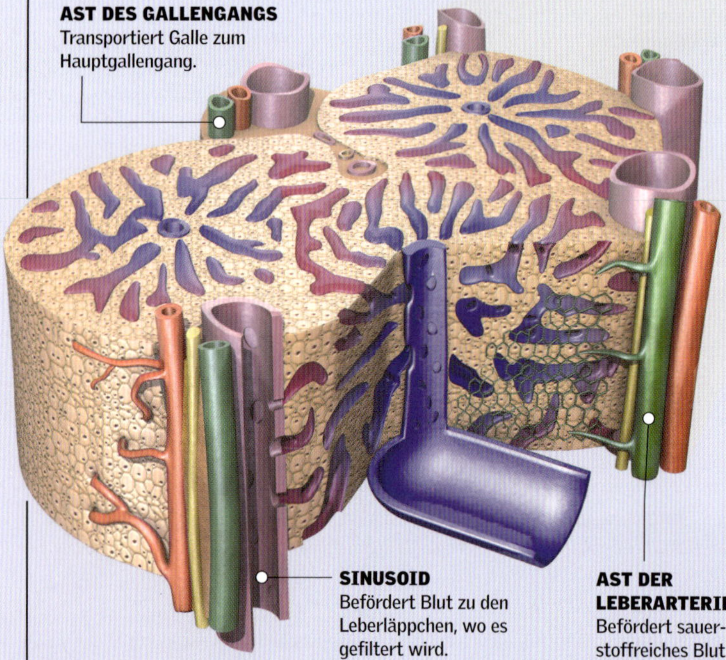

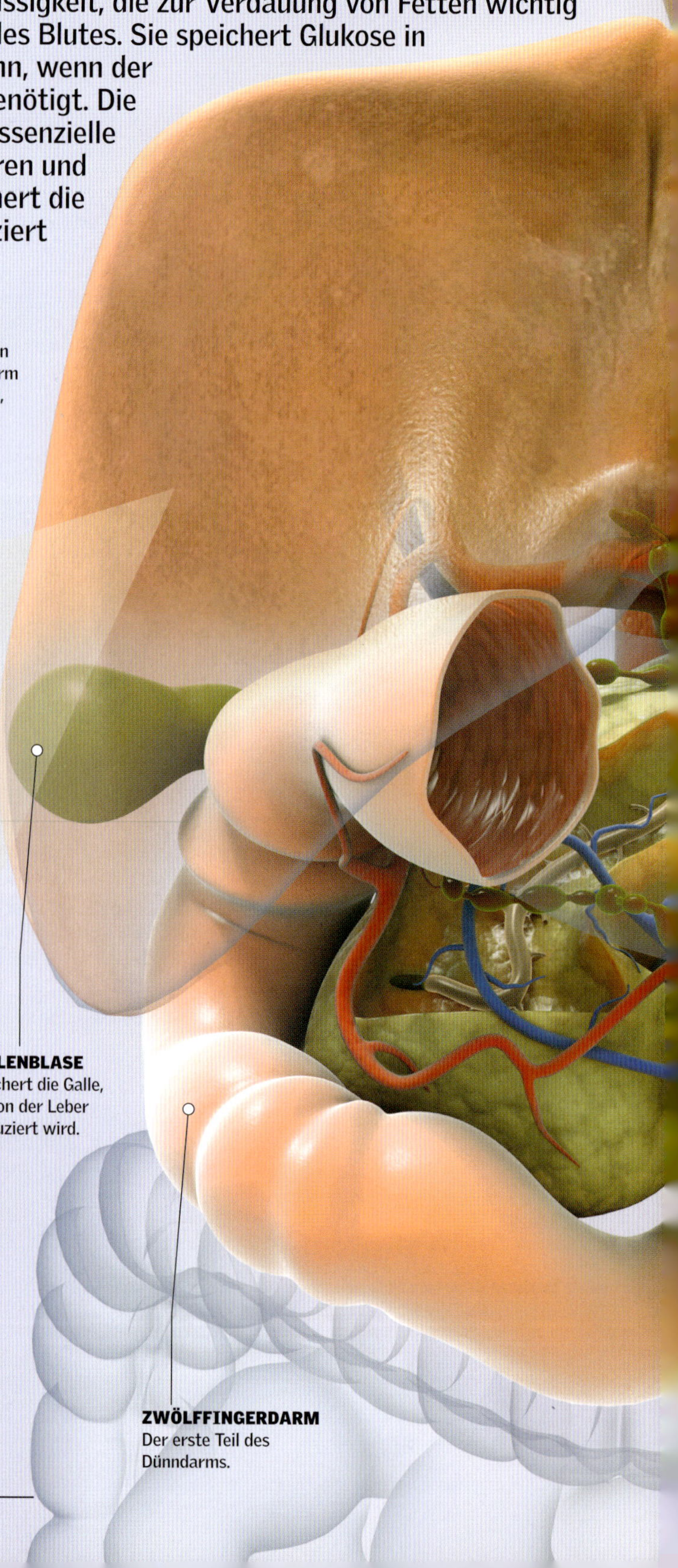

Gallenblase und Galle

Die Hepatozyten produzieren Galle, die in der Gallenblase gespeichert wird. Die Galle gelangt von der Leber durch die Gallen- und Lebergänge, die sich beim Durchfließen der Galle weiten, in die Gallenblase. Wenn der Körper Fett verdaut, wird Galle aus der Gallenblase in den Dünndarm abgegeben, um die Fette zu emulgieren und ihre spätere Aufnahme zu erleichtern.

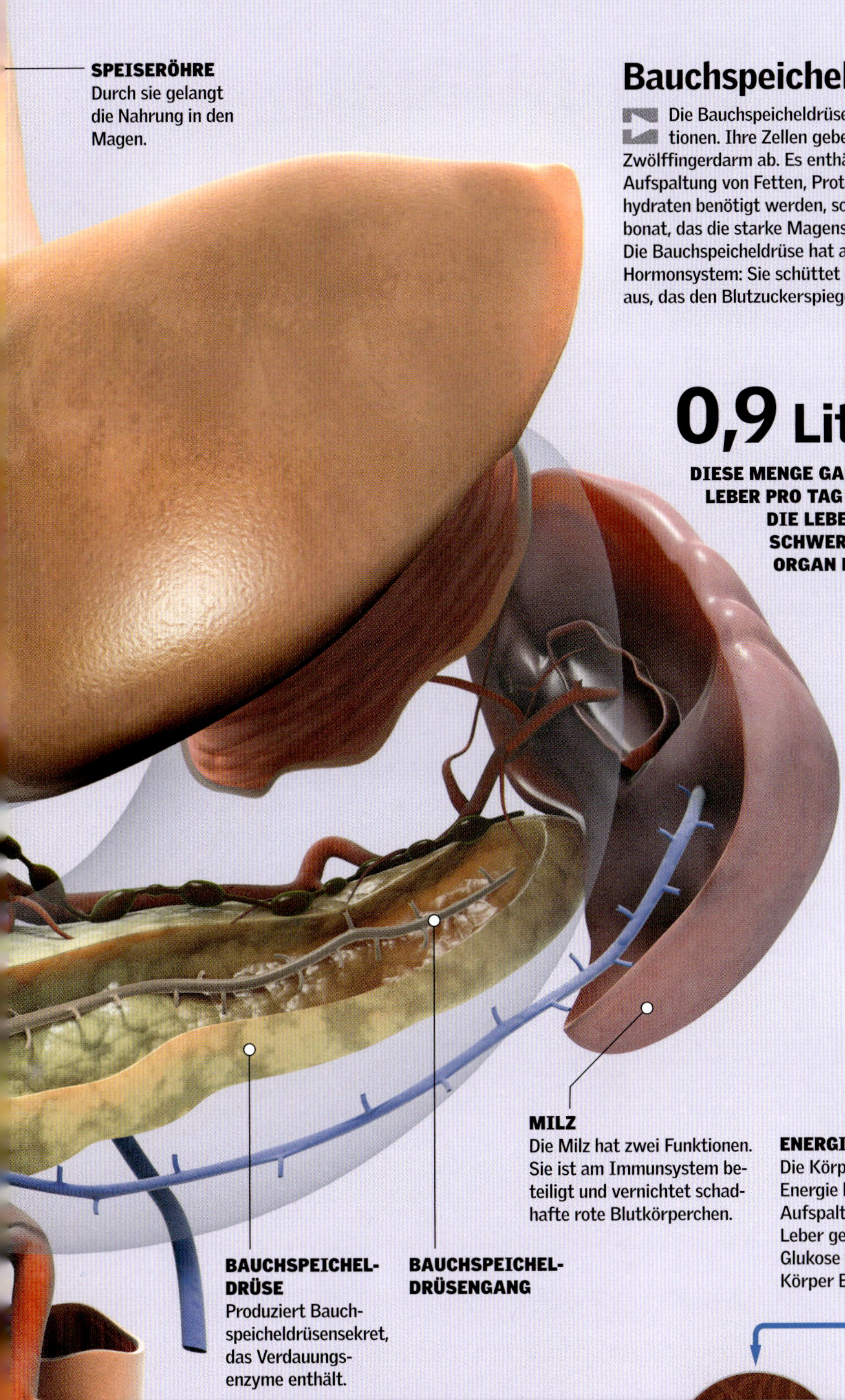

Bauchspeicheldrüse

Die Bauchspeicheldrüse hat mehrere Funktionen. Ihre Zellen geben ein Sekret in den Zwölffingerdarm ab. Es enthält Enzyme, die zur Aufspaltung von Fetten, Proteinen und Kohlenhydraten benötigt werden, sowie Natriumbikarbonat, das die starke Magensäure neutralisiert. Die Bauchspeicheldrüse hat auch eine Funktion im Hormonsystem: Sie schüttet das Hormon Insulin aus, das den Blutzuckerspiegel reguliert.

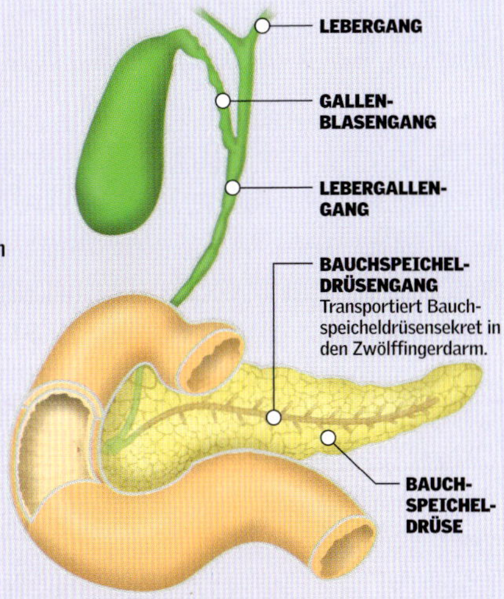

0,9 Liter

DIESE MENGE GALLE KANN DIE LEBER PRO TAG PRODUZIEREN. DIE LEBER IST DAS SCHWERSTE INNERE ORGAN DES KÖRPERS.

Stoffwechsel

Durch verschiedene chemische Reaktionen in den Zellen von Lebewesen werden einfache Stoffe in komplexe Substanzen umgewandelt und umgekehrt. Wenn Nährstoffe in den Blutstrom aufgenommen werden und zur Leber gelangen, spaltet diese die Proteine in Aminosäuren auf. Fette werden in Fettsäuren und Glyzerol aufgespalten, Kohlenhydrate in kleinere Bestandteile. Die normale Nahrung enthält Kohlenhydrate, Proteine, Fette, Vitamine und Mineralien.

ENERGIE
Die Körperzellen beziehen ihre Energie hauptsächlich durch die Aufspaltung von Glukose, die in der Leber gespeichert ist. Wenn keine Glukose verfügbar ist, gewinnt der Körper Energie aus Fettsäuren.

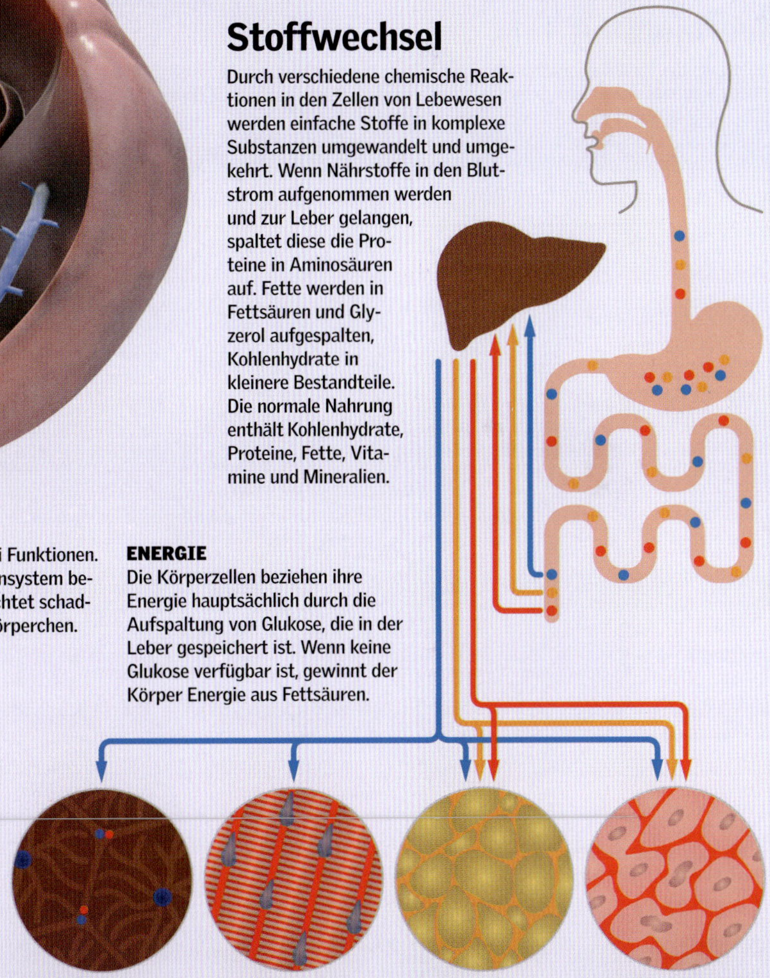

LEBERGEWEBE
Überschüssige Glukose wird in den Zellen der Leber in Form von Glykogen gespeichert.

MUSKELFASERN
Die Muskelzellen der Leber und die Leberzellen speichern Glykogen.

FETTZELLEN
In diesen Zellen speichert der Körper nicht verwertete Fettsäuren in Form von Fett.

ZELLWACHSTUM UND -REPARATUR
Durch Stoffwechselvorgänge werden Aminosäuren in Proteine umgewandelt. Proteine werden für die Mitose, die Zellregeneration und die Enzymproduktion benötigt.

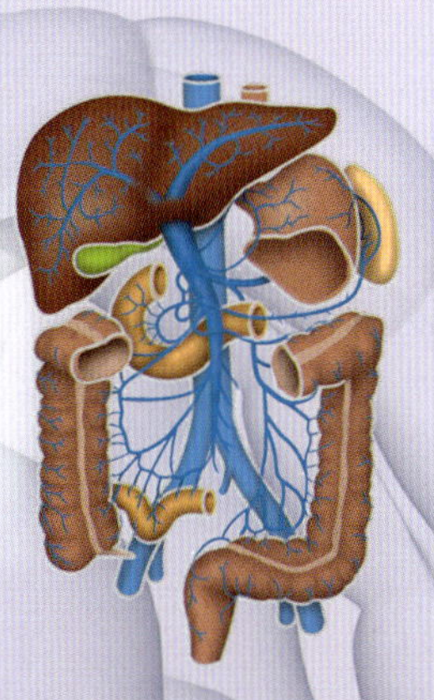

DIE VERBINDUNG
Speiseröhre, Magen, Gallenblase, Milz und Dünndarm bilden hinsichtlich ihrer Funktion und ihrer Lage im Körper eine Einheit. Sie bilden die größte Kreuzung des Verdauungstraktes.

Dickdarm und Dünndarm

Dies ist der längste Teil des Verdauungstraktes. Er ist 8 bis 9 m lang und erstreckt sich vom Magen zum Anus. Aus dem Magen gelangt die Nahrung in den Dünndarm, wo Enzyme auf die Nahrung einwirken, bis die chemische Aufspaltung abgeschlossen ist. Dann nehmen die Wände des Dünndarms Nährstoffe auf, die durch die chemische Umwandlung der Nahrung verfügbar geworden sind. Diese Nährstoffe gelangen in den Blutstrom. Nicht verwertete Stoffe setzen ihren Weg in den Dickdarm fort. Dort entstehen in der letzten Phase der Verdauung die Exkremente, die ausgeschieden werden.

Verbindung

An den Zwölffingerdarm schließt sich das Jejunum an, dann folgt das Ileum. Hier geht der Dünndarm in den Dickdarm über. Das Ileum ist etwa 4 m lang. Seine Hauptfunktion besteht in der Aufnahme von Vitamin B12 und Gallensalzen. Die Hauptaufgabe des Dickdarms ist die Aufnahme von Wasser und Elektrolyten, die durch das Ileum herantransportiert wurden.

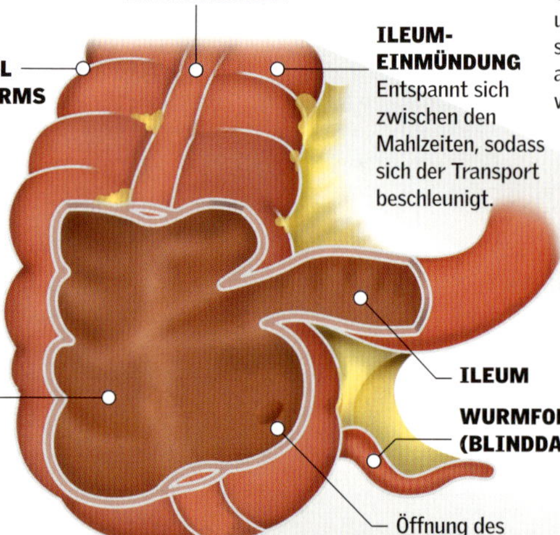

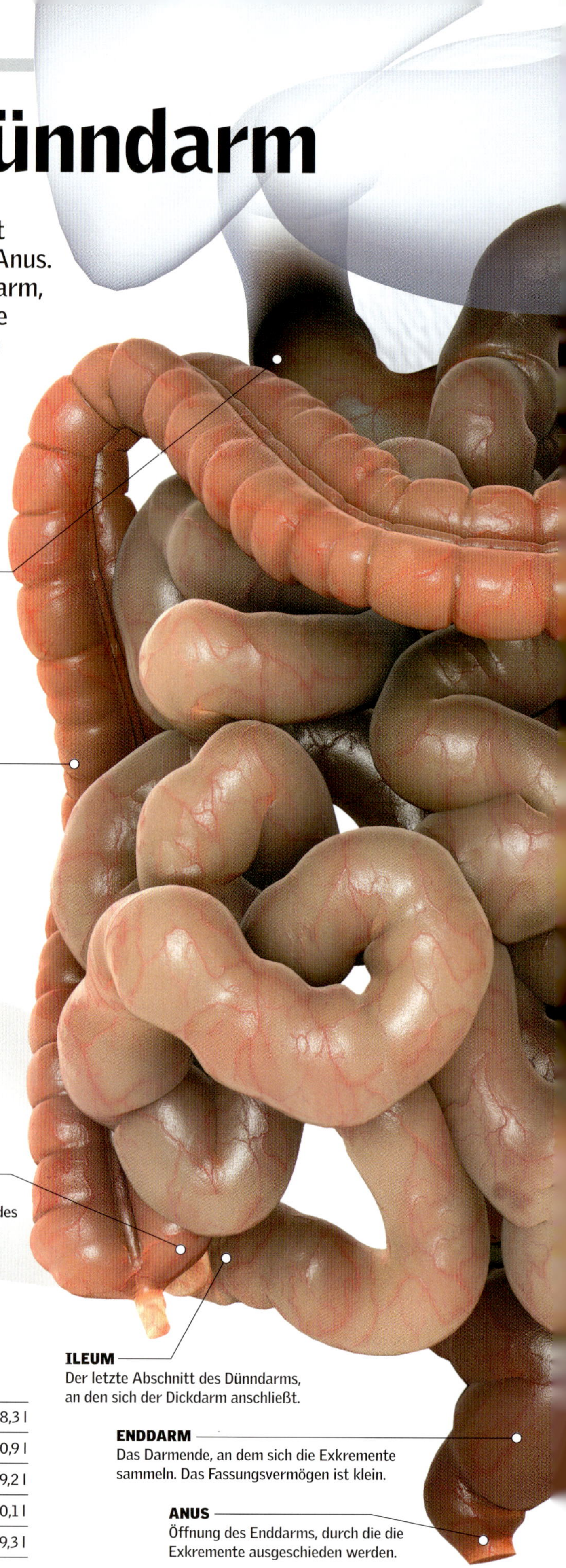

WASSER, DAS IN DEN DARMTRAKT GELANGT
In Litern

Speichel	1 l
Wasser aus Getränken	2,3 l
Galle	1 l
Bauchspeicheldrüsensekret	2 l
Magensaft	2 l
Darmsekrete	1 l
SUMME	9,3 l

WASSER, DAS VOM DARMTRAKT AUFGENOMMEN WIRD
In Litern

Dünndarm	8,3 l
Dickdarm	0,9 l
ZWISCHENSUMME	9,2 l
Ausscheidung mit Exkrementen	0,1 l
SUMME	9,3 l

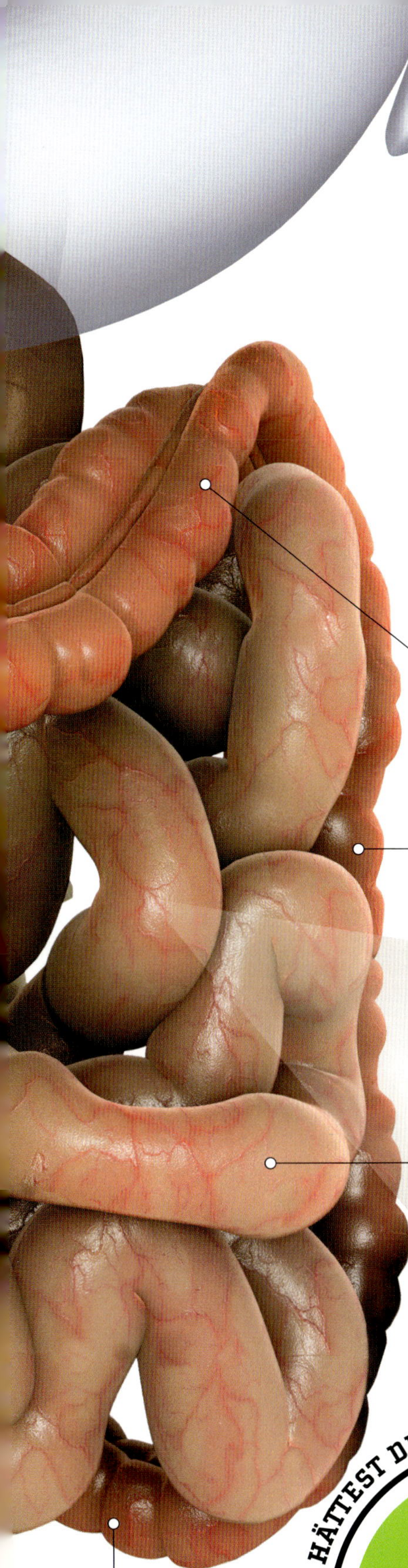

QUER LAUFENDER DICKDARM
Hier beginnt die Umwandlung unverdauter Nahrungsreste in Exkremente.

ABSTEIGENDER DICKDARM
Die Exkremente werden verfestigt und gesammelt, ehe sie ausgeschieden werden.

JEJUNUM
Der mittlere Teil des Dünndarms, liegt zwischen Zwölffingerdarm und Ileum.

SIGMADARM
Dieser Teil des Darms ist so aufgebaut, dass Gase passieren können, ohne den Darminhalt vorwärtszuschieben.

Unterschiede und Ähnlichkeiten

Der Dünndarm ist länger als der Dickdarm. Die Länge des Dünndarms liegt zwischen 6 und 7 m, die des Dickdarms bei durchschnittlich 1,5 m. In Aufbau und Funktion ähneln sie einander.

DÜNNDARM

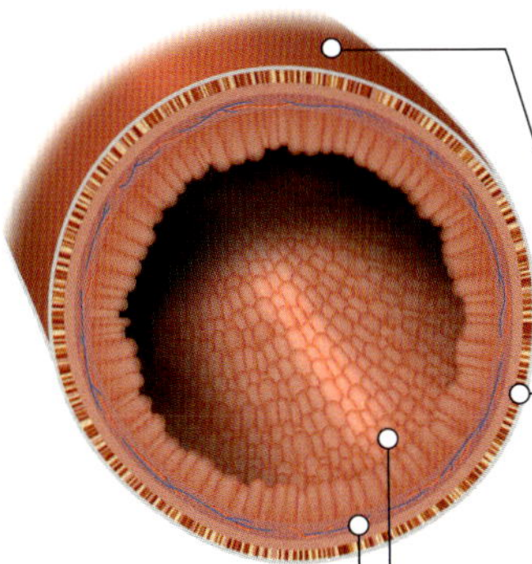

DICKDARM

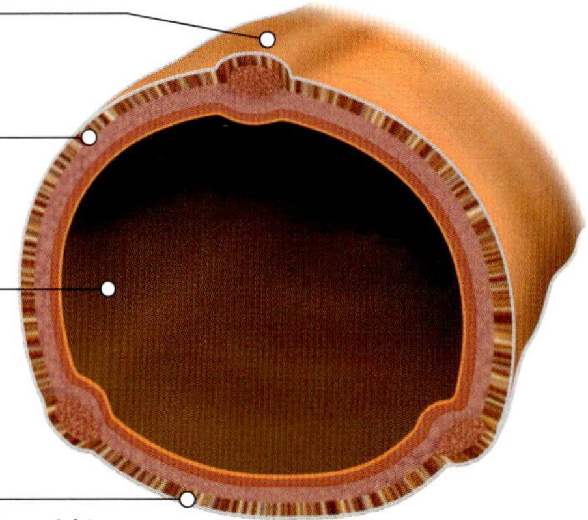

SEROSA
Äußere, schützende Schicht beider Därme.

SUBMUCOSA
Lockeres Gewebe mit Gefäßen und Nerven.

MUCOSA
Nimmt durch Härchen oder Vorsprünge Nährstoffe auf. Absorbiert Fett und sondert Schleim ab.

MUSKELSCHICHT
Dünne Muskelfasern, die außen in Längsrichtung und innen ringförmig verlaufen. Die Fasern sind mit Härchen besetzt, die die Fläche der Schleimhaut vergrößern. Fettige, starre Schicht durchmischt die Exkremente und schiebt sie voran.

Villi

An der Innenwand des Dünndarms befinden sich Millionen haarähnlicher Strukturen, die Villi genannt werden. Jeder Villus enthält ein Lymphgefäß und ein Netzwerk von Gefäßen, die ihn mit Nährstoffen versorgen, und ist von einer Zellschicht bedeckt, die Nährstoffe absorbiert. Die Funktion der Villi besteht darin, die Oberfläche der Darmwand zu vergrößern und dadurch eine optimale Nährstoffaufnahme zu gewährleisten.

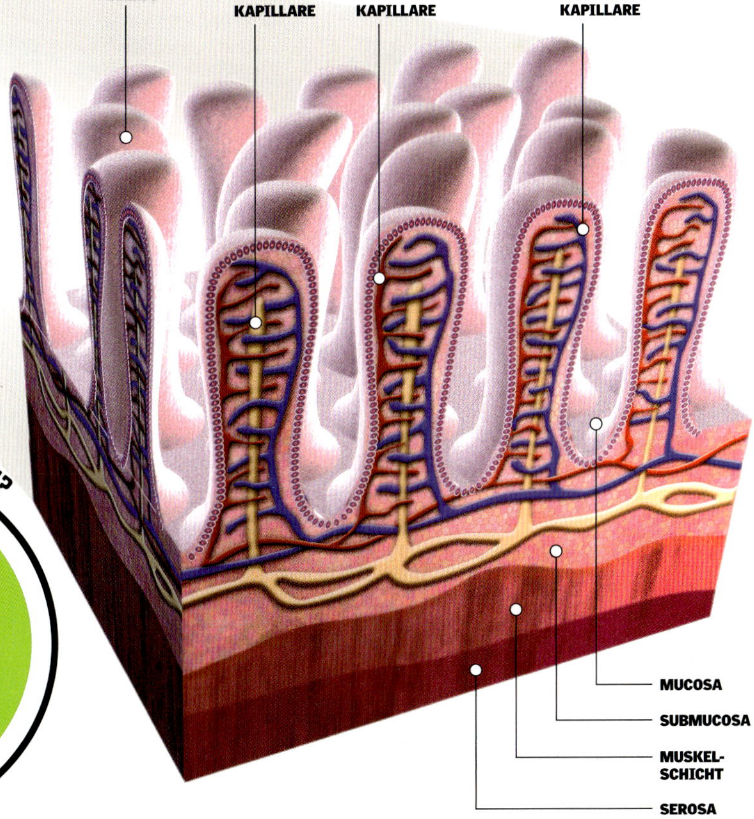

HÄTTEST DU ES GEWUSST?

Die Rolle des Wurmfortsatzes ist noch unbekannt. Vermutlich trägt er zur Regulierung der nützlichen Darmbakterien bei.

Das Harnsystem

Das Harnsystem besteht aus den beiden Nieren, den beiden Harnleitern, der Blase und der Harnröhre. Es dient zur Aufrechterhaltung des Gleichgewichts zwischen Wasser und Chemikalien im Körper (Homöostase). Grundlegend dafür ist, dass die Nieren Urin erzeugen und ausscheiden. Urin ist unschädlich und hat einen Harnstoffanteil von nur etwa 2 Prozent. Außerdem ist er steril: Er besteht hauptsächlich aus Wasser sowie Salzen und enthält normalerweise keine Bakterien, Viren oder Pilze. Durch die Harnleiter wird der Urin von den Nieren zur Blase befördert. In diesem Hohlorgan wird er gespeichert, bis er durch die Harnröhre ausgeschieden wird.

Der Harntrakt

Der Glomerulus ist eine Gruppierung von Gefäßen in der Nierenrinde. Er ist hauptsächlich für die Filterungsfunktion verantwortlich. Durch größere Arteriolen wird das Blut zum Glomerulus transportiert. Andere, dünnere Arteriolen führen das Blut von ihm weg. Innerhalb der Niere entsteht so viel Druck, dass die Flüssigkeit aus dem Blut durch die porösen Kapillarwände dringt.

Die Tätigkeit der Blase

Die Blase wird ständig mit Urin gefüllt und in regelmäßigen Abständen entleert. Wenn sie voll ist, dehnt sie sich, um ihr Fassungsvermögen zu erhöhen. Wird der ringförmige Schließmuskel entspannt, zieht sich die Muskelwand der Blase zusammen, und der Urin wird durch die Harnröhre ausgeschieden. Bei Erwachsenen geschieht dies kontrolliert als Reaktion auf ein Signal, das vom Gehirn ausgesandt wird. Kleinkinder entleeren die Blase unkontrolliert, sobald sie gefüllt ist.

FÜLLUNG

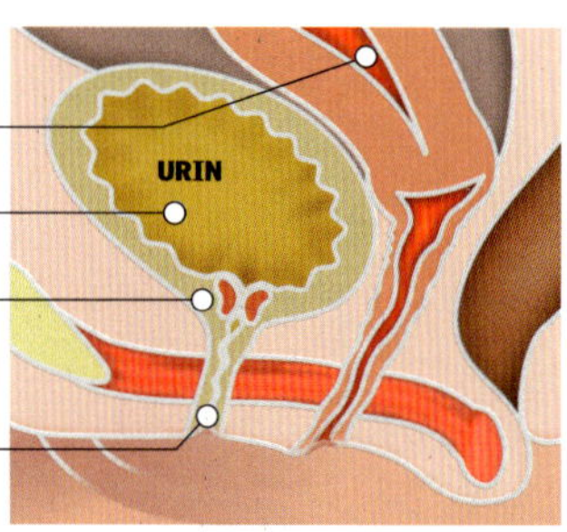

ENTLEERUNG

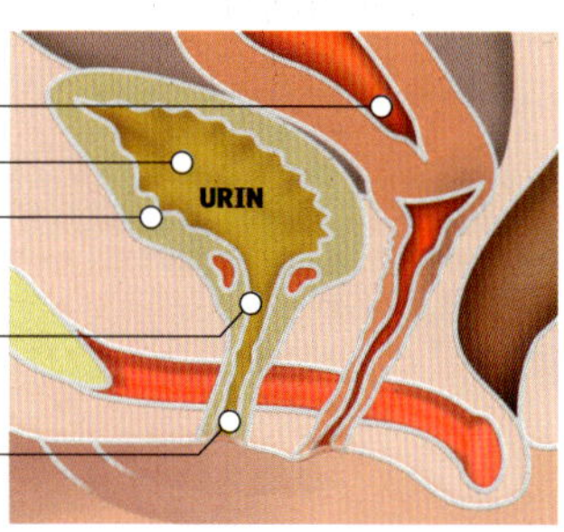

Legende

1. TRANSPORT
Das Blut fließt durch die Renalarterie zur Niere.

2. FILTERUNG
Die Arterie bringt das Blut in die Niere, wo es von den Nephronen (Funktionseinheiten der Niere) gefiltert wird.

3. SPEICHERUNG
Durch die Filterung entsteht eine gewisse Menge Urin, die ins Nierenbecken transportiert wird.

4. AUSSCHEIDUNG
Der Urin fließt vom Nierenbecken durch die Harnleiter in die Blase. Dort sammelt er sich, bis er durch die Harnröhre ausgeschieden wird.

15 Minuten

DAUERT ES, BIS FLÜSSIGKEIT DIE NEPHRONEN DURCHLAUFEN HAT.

ZUSAMMENSETZUNG DES URINS

95%	Wasser
2%	Harnstoff (eine giftige Substanz)
2%	Chlorsalze, Sulfate, Kalium- und Magnesiumphosphat
1%	Harnsäure

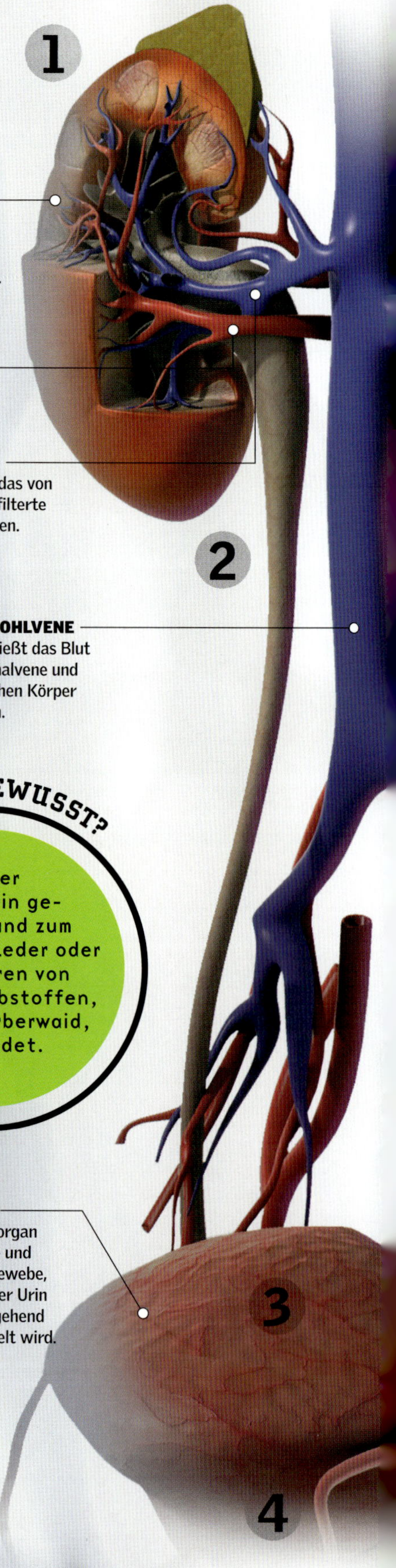
1
NIERE
Ein Organ, das Urin produziert. Die rechte Niere liegt etwas tiefer im Körper als die linke.
RENALARTERIE
Bringt Blut vom Herzen zu den Nieren.
RENALVENE
Transportiert das von den Nieren gefilterte Blut zum Herzen.
2
UNTERE HOHLVENE
Durch sie fließt das Blut aus der Renalvene und dem restlichen Körper zum Herzen.
BLASE
Ein Hohlorgan aus Fett- und Muskelgewebe, in dem der Urin vorübergehend gesammelt wird.
3
4

HÄTTEST DU ES GEWUSST?

Früher wurde Urin gesammelt und zum Gerben von Leder oder zum Fixieren von Pflanzenfarbstoffen, z.B. aus Färberwaid, verwendet.

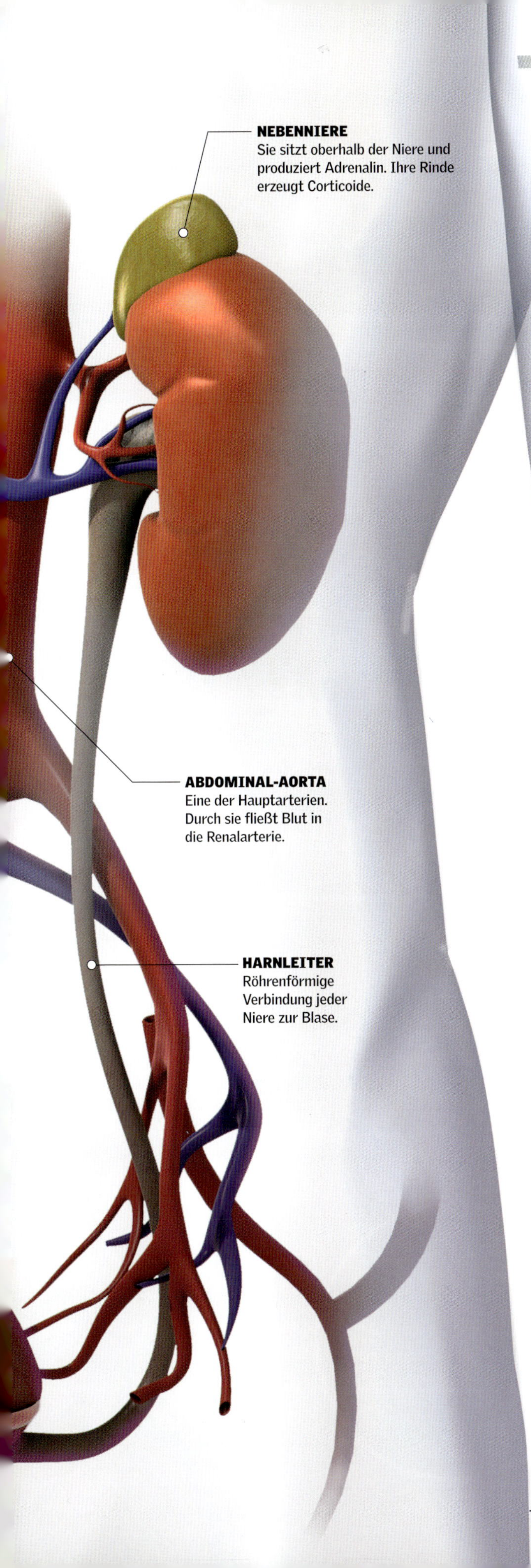

Geschlechtsunterschiede

Das Harnsystem teilt sich mit den Fortpflanzungsorganen den unteren Bauchraum, aber die beiden Systeme stehen auch funktionell in Beziehung. Durch die Harnleiter werden beispielsweise Sekrete transportiert, die von den Drüsen beider Systeme erzeugt werden. Das Harnsystem von Männern und Frauen unterscheidet sich. Männer haben eine größere Blase, und die Harnröhre hat bis zu ihrem Austritt an der Spitze des Penis eine Länge von etwa 15 cm. Bei der Frau liegt die Blase vor dem Uterus, die Harnröhre hat eine Länge von etwa 4 cm.

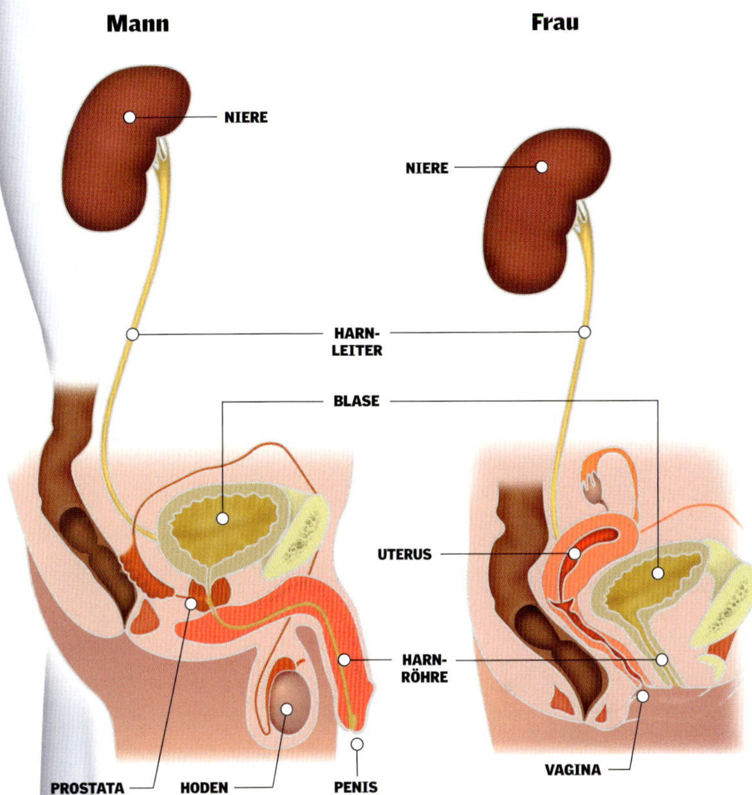

Flüssigkeitsaustausch

Die Urinmenge, die ein Mensch täglich ausscheidet, hängt von der aufgenommenen Flüssigkeitsmenge ab. 2,5 Liter ist recht viel, aber eine auffällige Abnahme der Urinproduktion kann auf ein Problem hindeuten. Die Tabelle zeigt die Beziehung zwischen der Flüssigkeitsaufnahme und der Ausscheidung durch verschiedene Drüsen des menschlichen Körpers.

AUFNAHME VON WASSER	
Getränke	60 % 1500 Milliliter
Feste Nahrung	30 % 750 Milliliter
Stoffwechselwasser	10 % 250 Milliliter
Summe	2500 Milliliter

AUSSCHEIDUNG VON WASSER	
Urin	60 % 1500 Milliliter
Abgabe durch Lunge und Haut	28 % 700 Milliliter
Schweiß	8 % 200 Milliliter
Exkremente	4 % 100 Milliliter
Summe	2500 Milliliter

Die Nieren

Die Nieren befinden sich rechts und links der Wirbelsäule. Sie sind die wichtigsten Organe des Harnsystems. Sie regulieren den Wasser- und Mineralstoffhaushalt des Blutes und erzeugen Urin, mit dem die ausgefilterten Abfallstoffe ausgeschieden werden. Sie sorgen dafür, dass die Zusammensetzung der Körperflüssigkeiten konstant bleibt, regulieren den Druck der Arterien und erzeugen wichtige Stoffe wie eine Vorstufe von Vitamin D und Erythropoietin. Pro Tag filtern sie durchschnittlich 1750 Liter Blut und produzieren circa 1,5 Liter Urin. Die Nieren sind etwa 12 cm lang und 6 cm breit. Ihr Gewicht macht nur etwa 1 Prozent des Körpergewichts aus, aber sie verbrauchen 25 Prozent der Körperenergie. Stellt eine Niere die Funktion ein, kann der Körper mit nur einer funktionsfähigen Niere weiterleben.

Der Nierenkreislauf

In jeder Niere befinden sich etwa 1 Million Nephronen. Sie produzieren Urin. Er fließt von den Nephronen zu einer Stelle (Proximales Konvolut), wo Nährstoffe wie Glukose, Aminosäuren, Salze und das meiste Wasser wieder ins Blut aufgenommen werden. Nach dem Durchlaufen des Nephrons ist das Blut gefiltert und gelangt zum Sammelrohr, in dem nur die Reststoffe und das überschüssige Wasser zurückbleiben.

1. EINTRITT DES BLUTES
Das Blut gelangt durch die Renalarterie zur Niere.

2. FILTERUNG
Das Blut wird von den Nephronen, den Funktionseinheiten der Niere, gefiltert.

3. PRODUKTION VON URIN
Durch die Filterung entsteht eine gewisse Menge Urin, die ins Nierenbecken transportiert wird. Das gefilterte, giftstofffreie Blut gelangt über die Renalvene wieder in den Kreislauf.

4. AUSSCHEIDUNG
Der Urin fließt vom Nierenbecken durch die Harnleiter in die Blase. Dort sammelt er sich, bis er durch die Harnröhre ausgeschieden wird.

5. SAUBERES BLUT
Das gefilterte Blut verlässt die Niere durch die Renalvene, die in die Hohlvene fließt. Diese befördert es zum Herzen.

1 Million

NEPHRONEN BEFINDEN SICH SCHÄTZUNGSWEISE IN EINER NIERE.

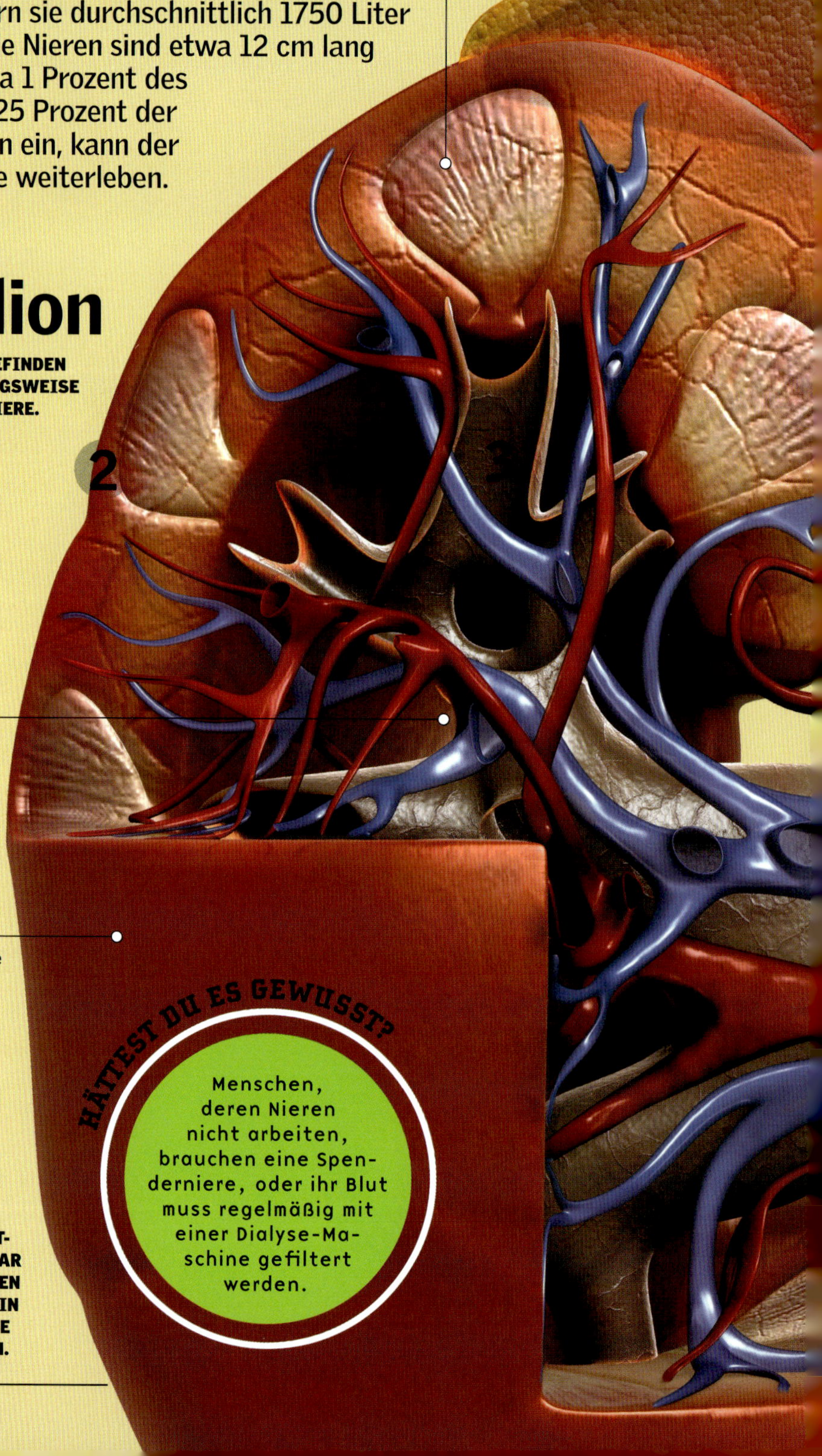

HÄTTEST DU ES GEWUSST?

Menschen, deren Nieren nicht arbeiten, brauchen eine Spenderniere, oder ihr Blut muss regelmäßig mit einer Dialyse-Maschine gefiltert werden.

45 Minuten

DER FRANZÖSISCHE ARZT CLAUDE BERNARD (1813–1878) ENTDECKTE ALS ERSTER DIE BEDEUTUNG DER NIEREN. DAMALS WAR NOCH NICHT BEKANNT, DASS DIE NIEREN ALLE 45 MINUTEN DEN GESAMTEN WASSERANTEIL DES BLUTES FILTERN UND DASS EIN MENSCH DENNOCH MIT EINER EINZIGEN NIERE (MIT DIALYSE AUCH OHNE FUNKTIONSTÜCHTIGE NIEREN) ÜBERLEBEN KANN.

1200 bis 1500 cm³

DURCHSCHNITTLICH AUSGESCHIEDENE URINMENGE EINES ERWACHSENEN PRO TAG.

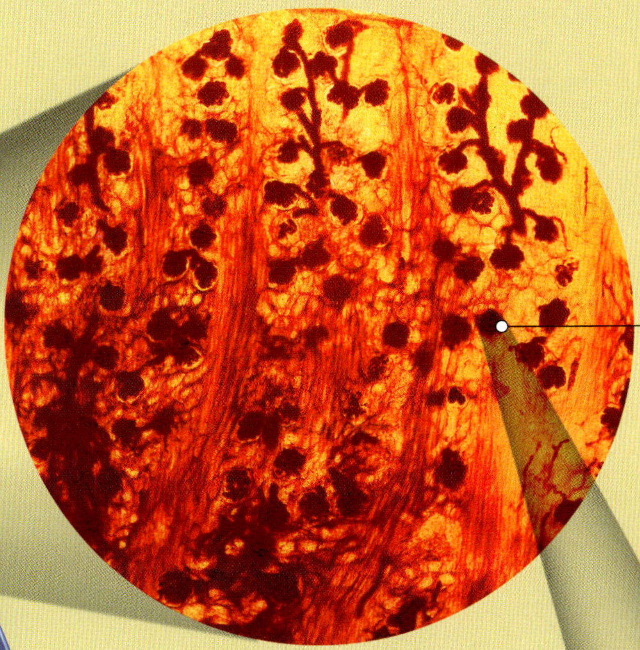

Glomerulus

Eine Ansammlung von Gefäßen und Kapillaren in der Nierenrinde. Hier findet hauptsächlich die Filterung statt, die von den Nephronen ausgeführt wird. Die größeren, zuführenden Arteriolen bringen das Blut zum Glomerulus. Durch engere, abführende Arteriolen wird es aus dem Glomerulus hinaustransportiert. Im Inneren des Glomerulus entsteht so viel Druck, dass Substanzen im Blut durch die porösen Kapillarwände dringen.

Nephronen

Die Funktionseinheiten der Niere, die das Blut filtern und Urin produzieren. Die Grundstruktur eines Nephrons besteht aus zwei Elementen: (1) dem Nierenkörperchen oder Malpighi-Körperchen, in dem die Filterung stattfindet, einschließlich des Glomerulus und der umgebenden Bowman-Kapsel, und (2) dem Nierenkanälchen, das die gefilterte Flüssigkeit (Urin) sammelt, sodass sie ausgeschieden werden kann.

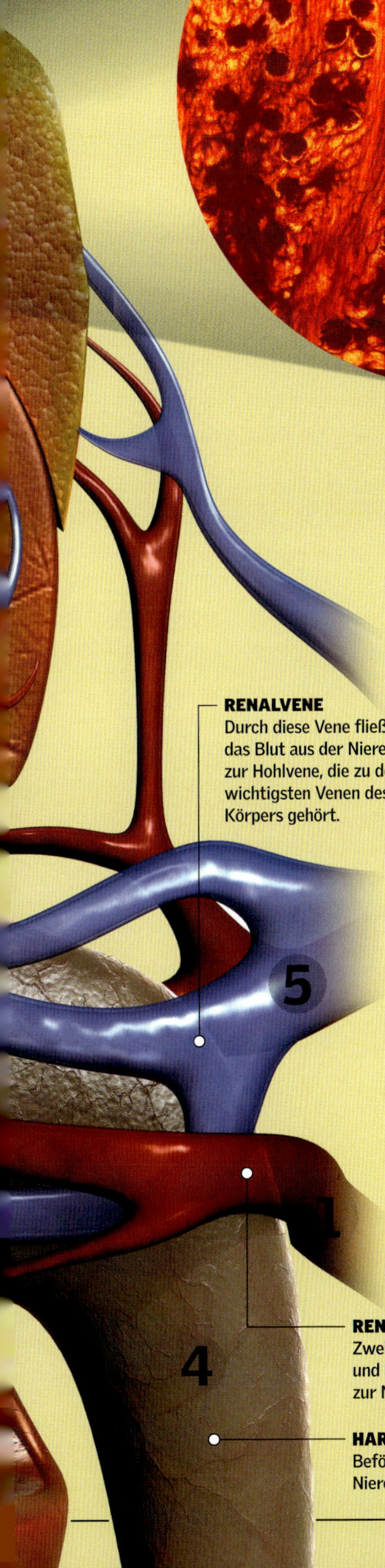

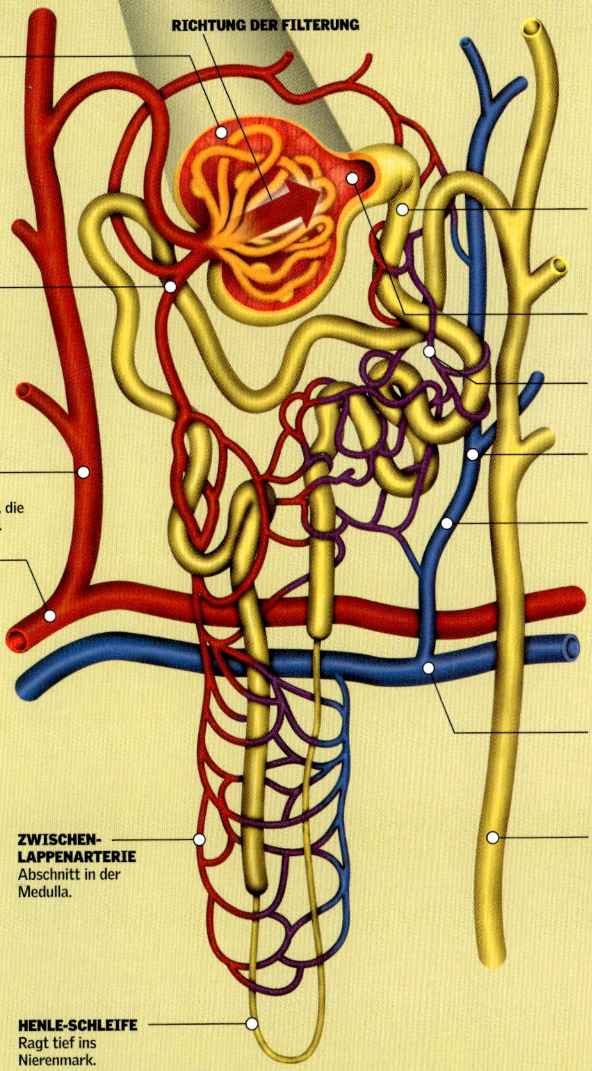

Das Hormonsystem

Die Drüsen des Körpers produzieren etwa 50 verschiedene Hormone und schütten sie ins Blut aus. Die Hormone regen verschiedene Organe an. Sie regulieren die Fortpflanzung, die Entwicklung und den Stoffwechsel. Diese Chemikalien steuern viele Abläufe im Körper und mischen sich auch in unser Liebesleben ein.

HÄTTEST DU ES GEWUSST?

Rückstände von Pestiziden in der Nahrung können das chemische Gleichgewicht des Körpers stören, Krebs und angeborene Schäden hervorrufen.

Hormonbotschaften

Das System der Drüsen wird von der Hirnanhangdrüse gesteuert. Es umfasst Schilddrüse, Nebenschilddrüse, Bauchspeicheldrüse, Hoden und Eierstöcke, Nebennierendrüsen, Zirbeldrüse und den Hypothalamus. Diese Drüsen produzieren Hormone, die für verschiedene Körperfunktionen nötig sind. Der Begriff Hormon leitet sich von dem griechischen Wort „hormon" für „aufregen" oder „anregen" ab. Er wurde 1905 von dem britischen Arzt Ernest Starling eingeführt, der 1902 an der Isolierung des ersten Hormons mitgewirkt hatte: Sekretin, das die Darmtätigkeit anregt. Hormone steuern auch Funktionen wie die Fortpflanzung, den Stoffwechsel (Verdauung und Ausscheidung) sowie Wachstum und Entwicklung des Körpers. Indem sie den Energie- und Nährstoffstatus eines Organismus steuern, beeinflussen sie auch seine Reaktionen auf die Umwelt.

Die Haupt-Drüse

Die Hirnanhangdrüse oder Hypophyse kann als Haupt-Drüse bezeichnet werden, weil sie alle anderen Drüsen steuert. Sie besteht aus zwei Teilen, einem vorderen und einem hinteren Lappen. Die Hormone der Hirnanhangdrüse veranlassen die anderen Drüsen, spezielle Hormone auszuschütten, die der Organismus braucht.

Ein Kuss

KÜSSEN GILT ALS GESUND, WEIL ES UNTER ANDEREM DIE PRODUKTION VERSCHIEDENER HORMONE UND ANDERER KÖRPERCHEMIKALIEN ANREGT.

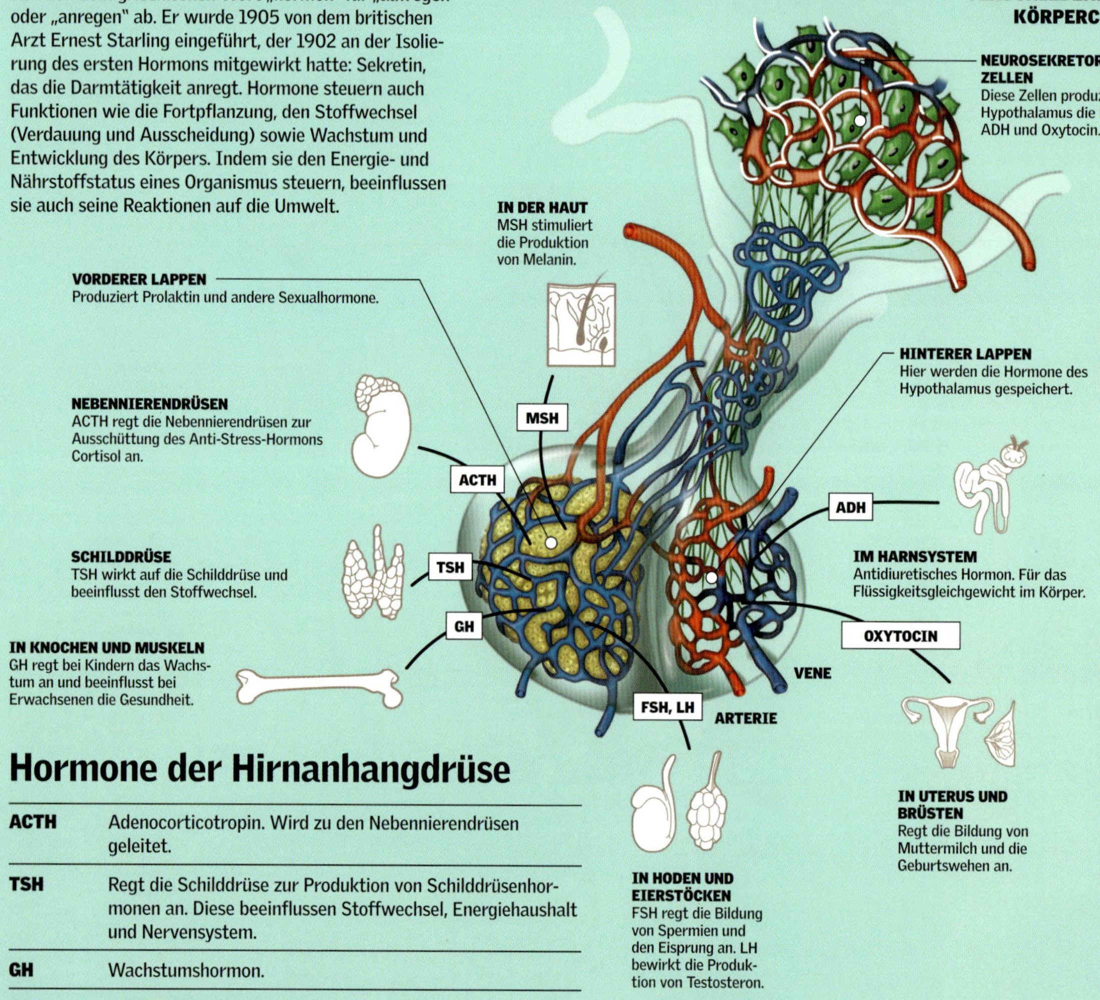

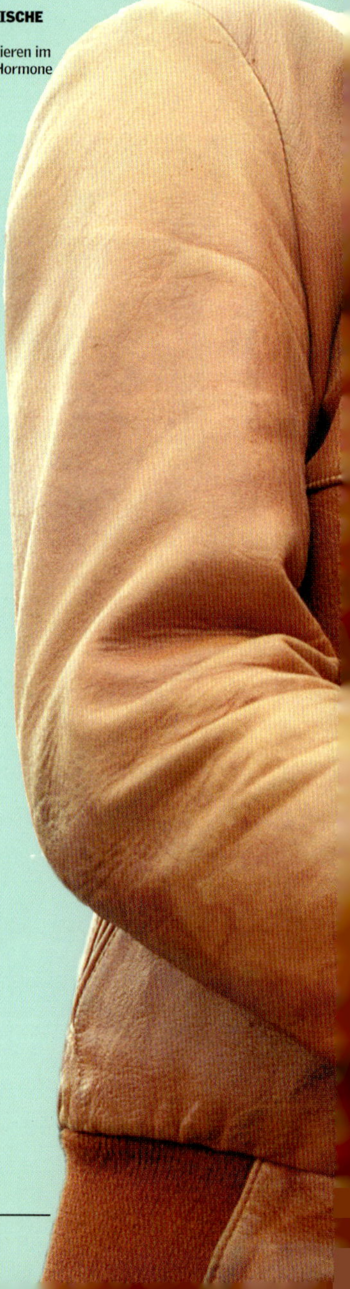

Hormone der Hirnanhangdrüse

ACTH	Adenocorticotropin. Wird zu den Nebennierendrüsen geleitet.
TSH	Regt die Schilddrüse zur Produktion von Schilddrüsenhormonen an. Diese beeinflussen Stoffwechsel, Energiehaushalt und Nervensystem.
GH	Wachstumshormon.
FSH	Follikelstimulierendes Hormon.
LH	Luteinisierendes Hormon; Östrogen und Testosteron.
MSH	Hormon, das die Melanozyten der Haut anregt.
ADH	Antidiuretisches Hormon.
PRL	Prolaktin. Regt die Bildung von Muttermilch an.
Oxytocin	Regt die Bildung von Muttermilch und die Geburtswehen an.

Das Wohlfühl-Hormon

Das Hormon Oxytocin beeinflusst elementare Körperfunktionen bei der Geburt und beim Stillen, fördert emotionale Bindungen sowie die soziale und sexuelle Zugänglichkeit; es wirkt bei Männern und Frauen luststeigernd.

PHEROMONE
Diese Stoffe werden von Drüsen auf der Haut produziert und mit sexueller Anziehung in Verbindung gebracht. Sie wirken wie Hormone (ob es sich wirklich um Hormone handelt, ist aber noch umstritten) und fördern Gefühle wie Anziehung, Erregung oder Zurückweisung.

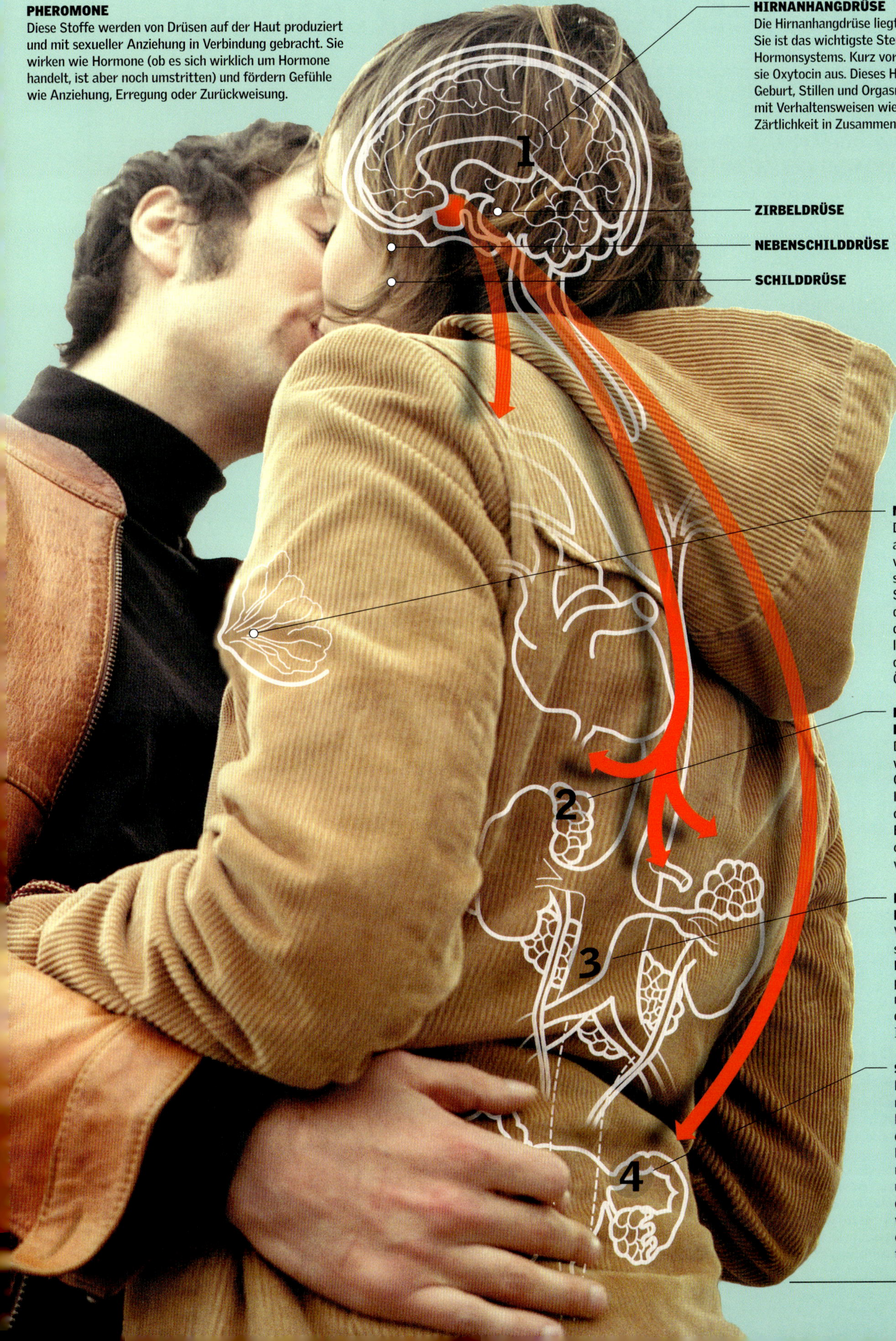

HIRNANHANGDRÜSE
Die Hirnanhangdrüse liegt unterhalb des Gehirns. Sie ist das wichtigste Steuerungszentrum des Hormonsystems. Kurz vor einem Kuss schüttet sie Oxytocin aus. Dieses Hormon beeinflusst Geburt, Stillen und Orgasmus, wird aber auch mit Verhaltensweisen wie Zuwendung und Zärtlichkeit in Zusammenhang gebracht.

MILCHDRÜSEN
Das Hormon LH veranlasst die Produktion von Östrogenen. Diese steuern die weibliche Sexualität, die Tätigkeit der Milchdrüsen und den Menstruationszyklus. Die Pubertät setzt durch einen Anstieg der Östrogenproduktion ein.

NEBENNIEREN-DRÜSEN
Das Hormon Adrenalin weckt den Körper bei Gefahr – und bei einem Kuss. Es beschleunigt den Puls und erhöht den Blutdruck, den Blutzuckerspiegel und die Blutversorgung der Muskeln.

BAUCHSPEICHEL-DRÜSE
Vor einem Kuss erhöht sie den Blutzuckerspiegel. Die Bauchspeicheldrüse produziert zwei Hormone, die den Glukosegehalt des Blutes regulieren: Insulin und Glykogen.

SEXUALDRÜSEN
Die Fortpflanzungsorgane von Männern und Frauen reagieren auf dieselben Hormone der Hirnanhangdrüse: Luteinisierendes Hormon (LH) und Follikelstimulierendes Hormon (FSH). Beide werden in Erwartung eines Kusses ausgeschüttet und aktiviert.

Männliches Fortpflanzungssystem

Das männliche Fortpflanzungssystem ist ein Komplex von Organen, der dafür sorgt, dass Männer einen der beiden Zelltypen produzieren können, die zur Entstehung eines neuen Menschen nötig sind. Die wichtigsten Organe sind die beiden Hoden (Gonaden) und der Penis. In den Hoden werden Millionen winziger Zellen – Spermien oder Spermatozoen – produziert, die bei der Befruchtung einer Eizelle eine Hälfte der genetischen Information des neuen Lebewesens beisteuern. Der Penis steht mit dem Harnsystem in Verbindung, dient bei der Fortpflanzung aber dafür, dass das Ejakulat aus Spermien und anderen Sekreten sein Ziel erreicht.

Hoden und Spermien

Die Samenkanälchen in den Hoden sind mit spermatogenen Zellen besetzt. Durch fortwährende Zellteilung (Meiose) werden diese spermatogenen Zellen in Spermien verwandelt. Dies sind die männlichen Fortpflanzungszellen (Gameten), die eine Hälfte der genetischen Informationen für ein neues Lebewesen in sich tragen. Ein Spermium befruchtet eine Eizelle. Diese weibliche Fortpflanzungszelle enthält die andere Hälfte der genetischen Information. Der dabei entstehende Mensch hat in seinen Zellen ebenso viele Chromosomen wie die Eltern, weil Spermien und Eizellen haploid sind, d. h. nur die halbe Chromosomenzahl enthalten. Bei der Befruchtung der Eizelle verschmelzen zwei haploide Zellen, und es entsteht eine Zygote mit der vollen Chromosomenzahl (46 beim Menschen).

Die Hoden

In diesen Sexualorganen werden Spermien produziert.

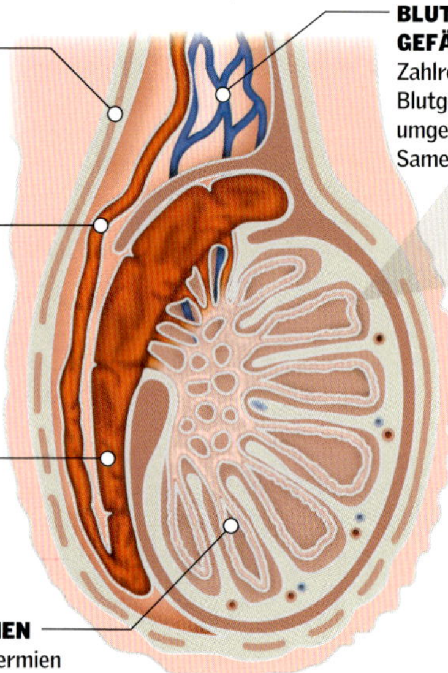

Samenkanälchen

Hier werden die Spermien produziert.

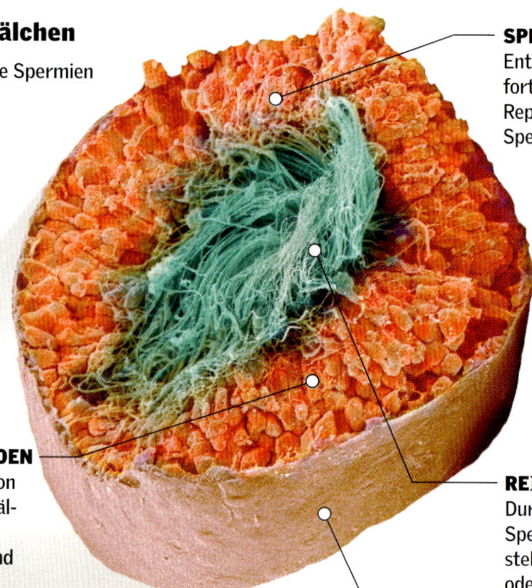

Spermium

Männliche Fortpflanzungszelle.

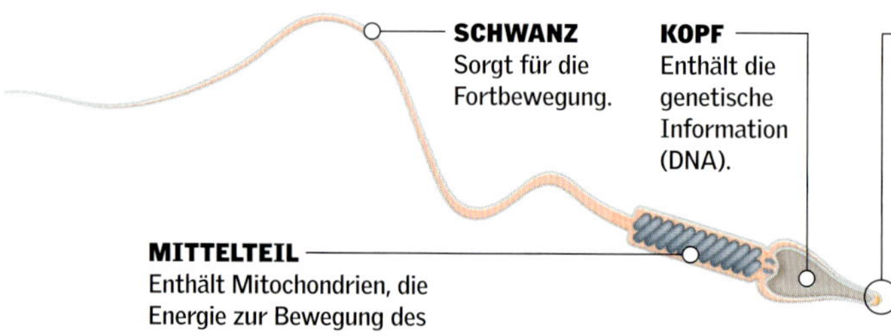

Der Penis

Transportiert die Spermien in den weiblichen Körper.

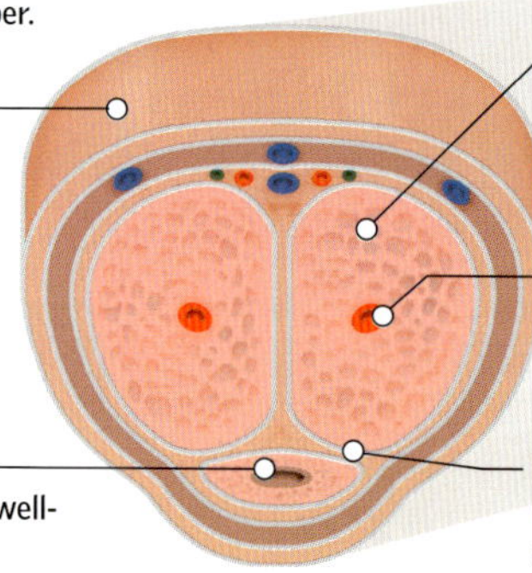

Aufbau des Penis

Der Penis ist das auffälligste männliche Fortpflanzungsorgan. Er hat eine zylindrische Form und eine Doppelfunktion für das Harn- und das Fortpflanzungssystem. Im normalen, entspannten Zustand dient der Penis der Ausscheidung von Urin durch die Harnröhre. In erigiertem Zustand lässt er sich in die weibliche Vagina einführen und gibt dort bei der Ejakulation Spermien frei. Der Penis besteht aus schwammartig aufgebautem Schwellkörpergewebe mit Blutgefäßen. Bei sexueller Erregung nimmt seine Durchblutung zu, und er versteift sich infolge der gefüllten Blutgefäße. Der Penis befindet sich oberhalb des Hodensacks und unterhalb des Schambeins, in seinem Inneren verläuft die Harnröhre. Sein Kopf (Eichel) ist von der beweglichen Vorhaut bedeckt.

HÄTTEST DU ES GEWUSST?

Die Hoden befinden sich außerhalb des Körpers, weil eine Temperatur von 34 °C (niedriger als Körpertemperatur) für die Produktion von Spermien günstiger ist.

Prostata und Nebenhoden

Die Prostata ist eine Drüse, die sich vor dem Enddarm und unterhalb der Blase befindet. Sie hat die Größe einer Walnuss und umgibt die Harnröhre, durch die Urin aus der Blase abgeleitet wird. Die Prostata produziert die Samenflüssigkeit zum Transport der Spermien. Beim Orgasmus löst das Nervensystem Muskelkontraktionen aus. Sie befördern die Flüssigkeit durch die Prostata aus dem Körper. Die Nebenhoden bestehen aus einem Geflecht, das ausgebreitet eine Länge von 5 m hätte. Sie liegen dicht aufgerollt auf der hinteren Oberfläche der Hoden. Der Samenleiter dient zur Speicherung der Spermien und zur Beförderung aus dem Körper. Die Bläschendrüsen produzieren ebenfalls ein Sekret und münden mit ihrem Ausführungsgang in den Samenleiter.

Die Drüsen

HIRN

FSH → Sertoli-Zellen → Produktion von Spermatozoen

LH → Interstitialzellen → TESTOSTERON

HODEN

TESTOSTERON → Sertoli-Zellen

TESTOSTERON → Zur Ausbildung der männlichen Fortpflanzungsorgane und der sekundären Geschlechtsmerkmale.

150 Millionen

MÖGLICHE ANZAHL DER SPERMATOZOEN IN EINEM MILLILITER EJAKULAT.

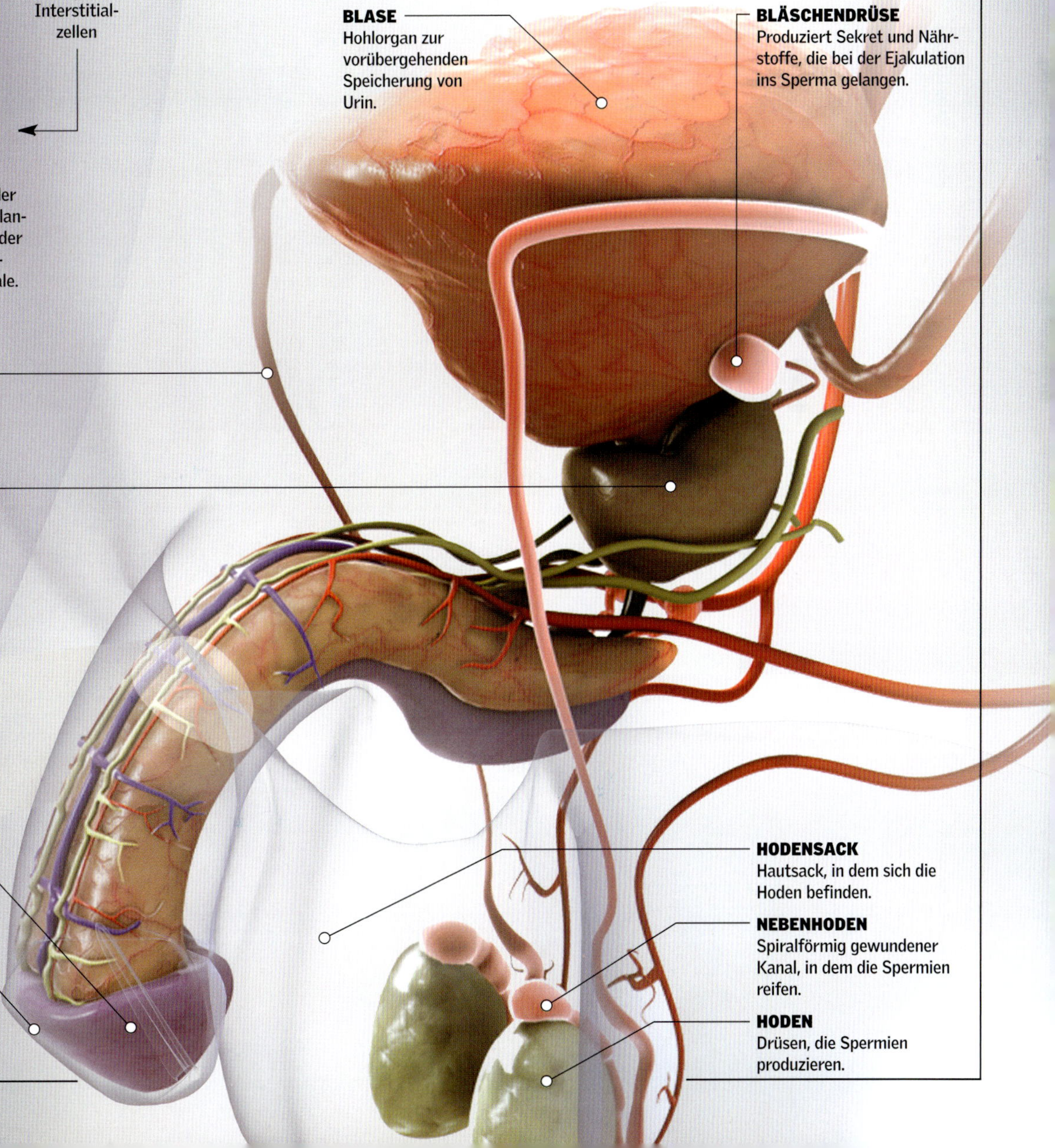

Weibliches Fortpflanzungssystem

Seine Hauptfunktion ist die Produktion von Eizellen. Die Organe sind so angeordnet, dass sie die Befruchtung einer Eizelle durch ein Spermium aus dem männlichen Fortpflanzungssystem ermöglichen. Daran schließen sich verschiedene Vorgänge an, die zur Entstehung eines neuen Lebewesens führen – eine Schwangerschaft. Zu den inneren Fortpflanzungsorganen gehören die Vagina, der Uterus, die Eierstöcke und die Eileiter. Die äußeren Genitalien werden zusammenfassend als Vulva bezeichnet. Sie bestehen aus großen und kleinen Schamlippen, Klitoris, Harnröhrenausgang, Bartholindrüse und Eingang der Vagina. Die Funktion des Fortpflanzungssystems wird durch den Menstruationszyklus gesteuert.

Die 28 Tage des Menstruationszyklus

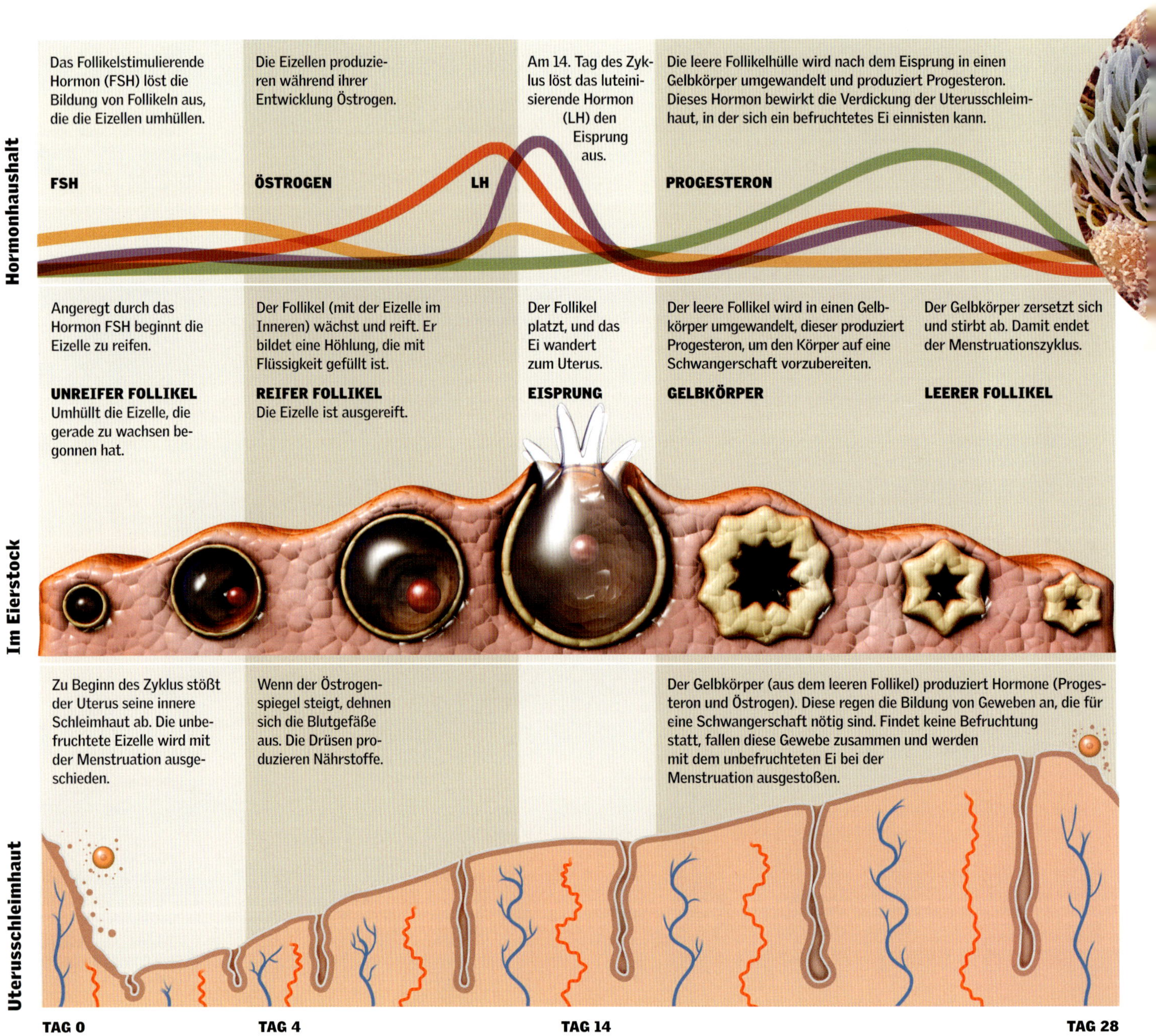

HÄTTEST DU ES GEWUSST?

Im Körper eines Mädchens befinden sich bei der Geburt ca. 2 Millionen Eizellen. Nur 400 davon reifen während des Lebens heran.

Menstruation: der Schlüssel zum weiblichen Fortpflanzungssystem

Die weiblichen Fortpflanzungsorgane sind besser geschützt als die männlichen, weil sie innerhalb des Beckens aus Knochen liegen. Ihre Ausreifung beginnt im Alter von etwa 10 Jahren. Dann setzen weibliche Hormone einen drei- bis vierjährigen Prozess in Bewegung, in dem sich die Genitalien, Brüste und die gesamte Körperform verändern. Im Alter von etwa 13 Jahren (manchmal früher) findet die erste Menstruation (Menarche) statt. Von nun an kann die junge Frau schwanger werden. Die Fruchtbarkeit dauert normalerweise mehrere Jahrzehnte an und endet mit der Menopause, die jedoch normalerweise keinen Einfluss auf das weibliche Sexualleben hat.

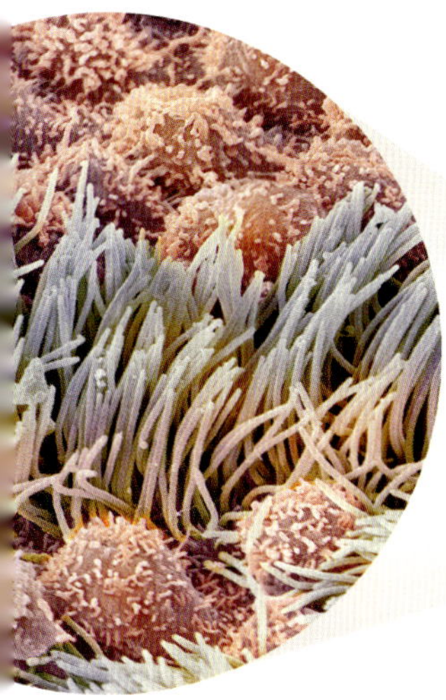

Wimpernhärchen (Cilien) befördern die Eizellen behutsam vorwärts.

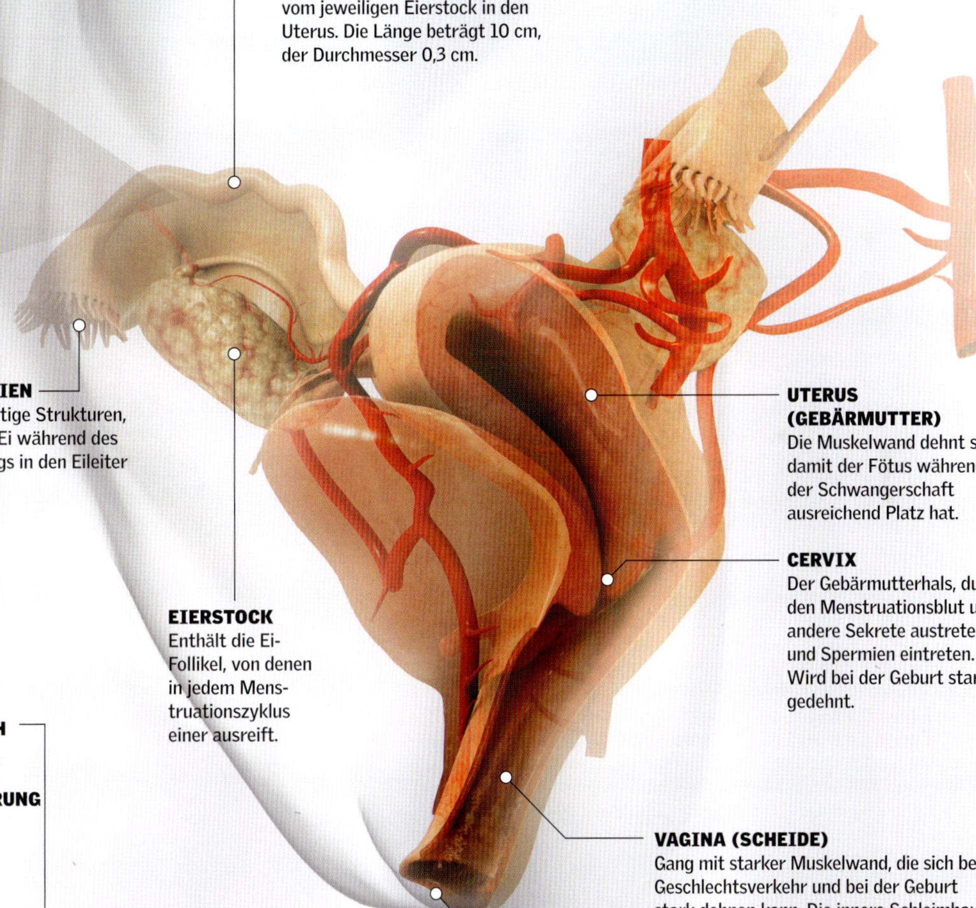

EILEITER
Jeder der beiden Eileiter führt vom jeweiligen Eierstock in den Uterus. Die Länge beträgt 10 cm, der Durchmesser 0,3 cm.

FIMBRIEN
Fadenartige Strukturen, die das Ei während des Eisprungs in den Eileiter führen.

EIERSTOCK
Enthält die Ei-Follikel, von denen in jedem Menstruationszyklus einer ausreift.

UTERUS (GEBÄRMUTTER)
Die Muskelwand dehnt sich, damit der Fötus während der Schwangerschaft ausreichend Platz hat.

CERVIX
Der Gebärmutterhals, durch den Menstruationsblut und andere Sekrete austreten und Spermien eintreten. Wird bei der Geburt stark gedehnt.

VAGINA (SCHEIDE)
Gang mit starker Muskelwand, die sich beim Geschlechtsverkehr und bei der Geburt stark dehnen kann. Die innere Schleimhaut sorgt für die Befeuchtung. Der pH-Wert liegt zum Schutz vor Infektionen im sauren Bereich. Dient als Geburtskanal.

KLITORIS
Eine empfindliche Gewebe-Vorwölbung, die auf sexuelle Stimulation anspricht.

Die Drüsen

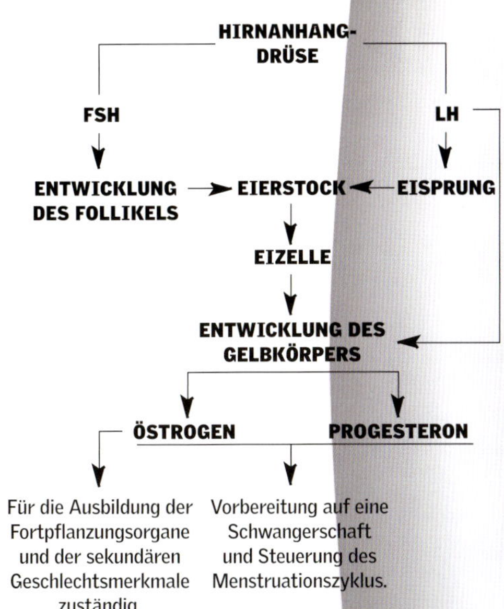

Geruch und Geschmack

Diese beiden Sinne unterstützen das Verdauungssystem. Der Geschmackssinn unterscheidet mit der Nahrung aufgenommene Inhaltsstoffe. Er ist hauptsächlich auf der Oberfläche der Zunge angesiedelt. Der Speichel ist notwendig, um Stoffe in der Nahrung aufzulösen, sodass ihre Aromen vom Geschmackssinn wahrgenommen werden können. Der Geruchssinn nimmt diese Stoffe wahr, wenn sie in flüchtiger Form vorhanden sind. Er hat eine größere Reichweite als der Geschmackssinn und kann auch Gerüche aus der Umgebung auffangen. Es wird angenommen, dass der Geruchssinn etwa 10 000-mal empfindlicher ist als jeder andere Sinn.

Riechzellen

Sie befinden sich tief in der Nasenhöhle und sind auf dem olfaktorischen Epithel verteilt. Ihre Zahl wird auf 25 Millionen Zellen geschätzt. Die Lebensdauer jeder Zelle beträgt etwa 30 Tage, dann wird sie durch eine neue ersetzt. Die Riechzellen haben zwei Funktionen. Ein Ende jedes Geruchsrezeptors ist mit dem Riechkolben verbunden und übermittelt seine Wahrnehmungen dorthin. Der Riechkolben sendet dann Nervenimpulse mit den entsprechenden Informationen ans Gehirn. Das andere Ende mündet in eine Gruppe von mikroskopisch kleinen Flimmerhärchen (Cilien) auf der Schleimhaut, die eine Schutzfunktion haben.

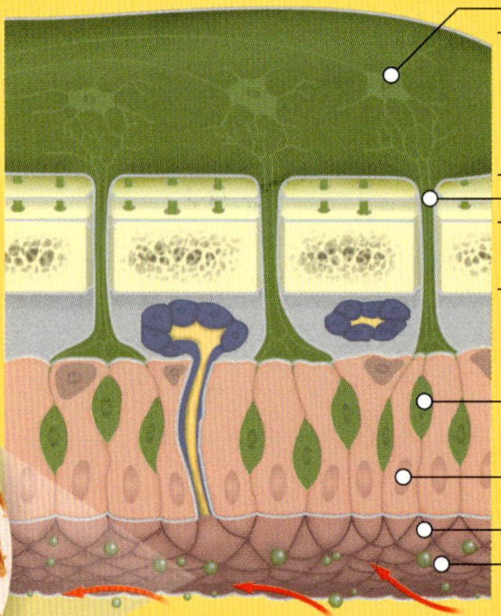

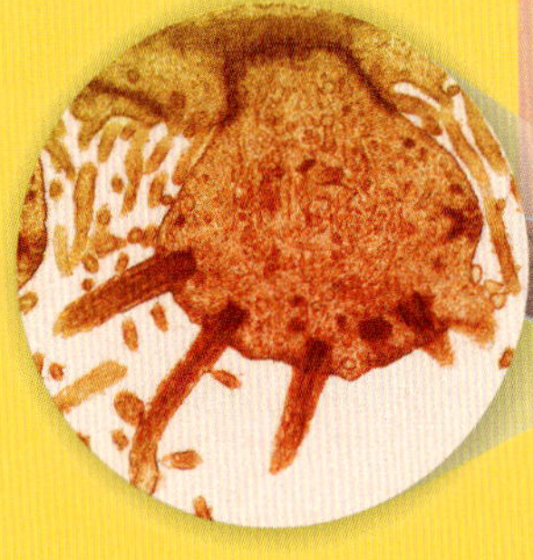

10 000

ANZAHL DER GERÜCHE, DIE DER GERUCHSSINN UNTERSCHEIDEN KANN.

4 Geschmacksrichtungen

KANN DIE ZUNGE UNTERSCHEIDEN: SÜSS, SAUER, SALZIG UND BITTER.

Geschmackspapillen

Die Zunge ist der Hauptsitz des Geschmackssinns. Sie liegt im unteren Mund, ist sehr beweglich und mit 5000 bis 12 000 Geschmackspapillen besetzt. In jeder Papille befinden sich etwa 50 sensorische Zellen, die eine durchschnittliche Lebensdauer von 10 Tagen haben. Beim Essen oder kurz vorher werden die Speicheldrüsen angeregt. Sie erzeugen eine alkalische Flüssigkeit, den Speichel, der als chemisches Lösungsmittel wirkt. Zusammen mit der Zunge bewirkt er die Aufspaltung der Nahrung in ihre Inhaltsstoffe und sorgt dafür, dass der Geschmackssinn sie unterscheiden kann. Für die Geschmackswahrnehmung sind die zwiebelförmigen Geschmacksknospen oder Papillen auf der Zunge zuständig, die dieser ihr raues Aussehen geben.

Geschmackspapille

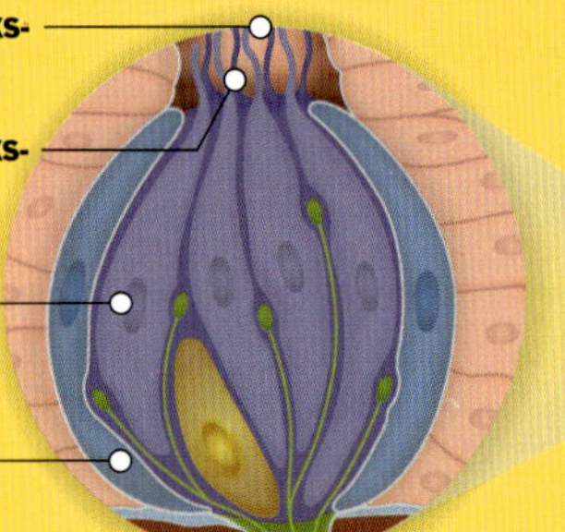

Oberfläche der Zunge

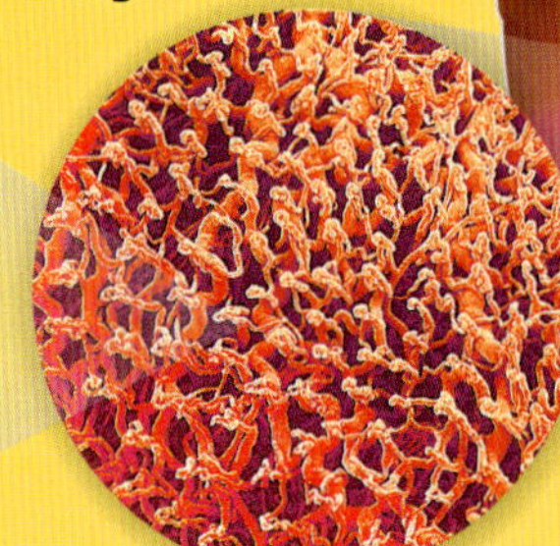

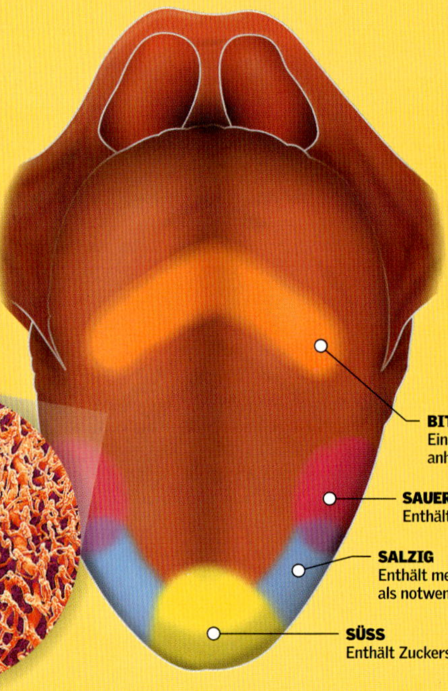

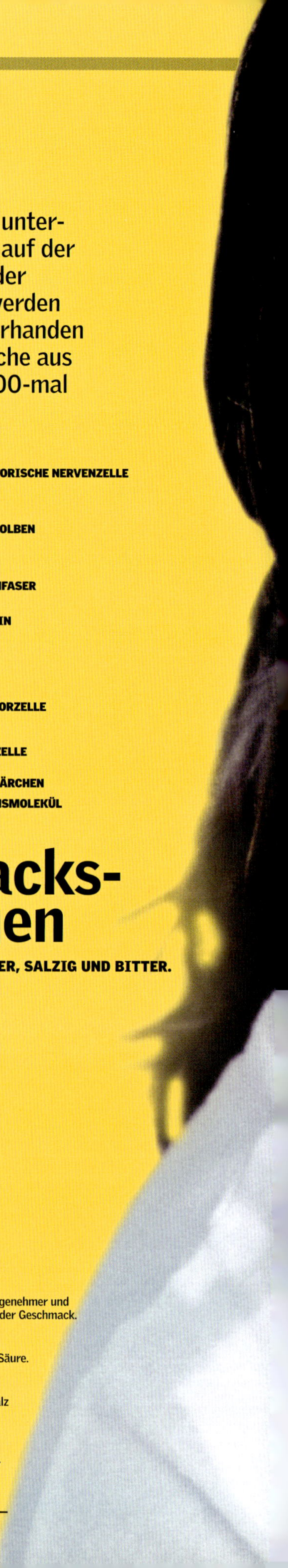

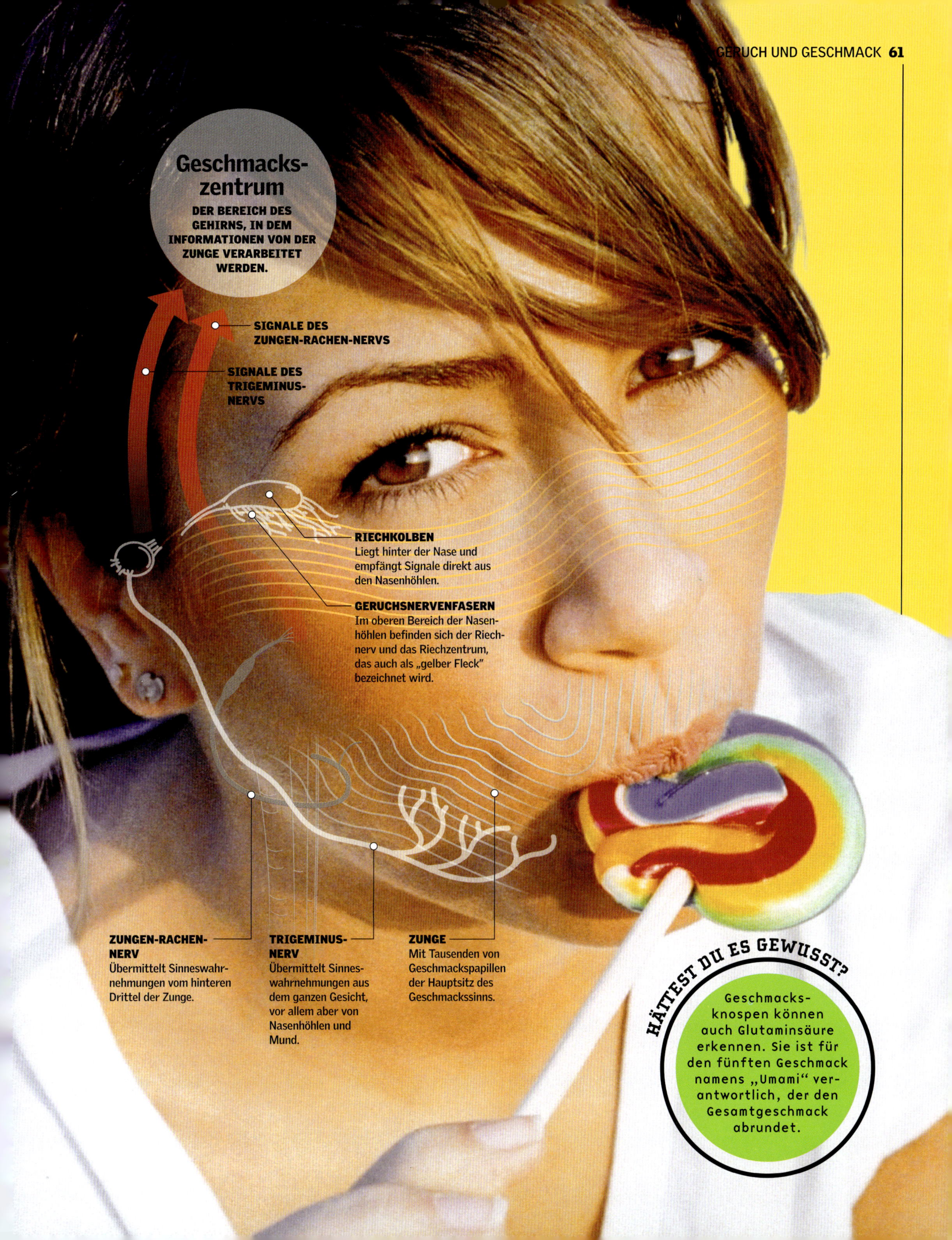
Geschmacks-zentrum
DER BEREICH DES GEHIRNS, IN DEM INFORMATIONEN VON DER ZUNGE VERARBEITET WERDEN.
SIGNALE DES ZUNGEN-RACHEN-NERVS
SIGNALE DES TRIGEMINUS-NERVS
RIECHKOLBEN
Liegt hinter der Nase und empfängt Signale direkt aus den Nasenhöhlen.
GERUCHSNERVENFASERN
Im oberen Bereich der Nasenhöhlen befinden sich der Riechnerv und das Riechzentrum, das auch als „gelber Fleck" bezeichnet wird.
ZUNGEN-RACHEN-NERV
Übermittelt Sinneswahrnehmungen vom hinteren Drittel der Zunge.
TRIGEMINUS-NERV
Übermittelt Sinneswahrnehmungen aus dem ganzen Gesicht, vor allem aber von Nasenhöhlen und Mund.
ZUNGE
Mit Tausenden von Geschmackspapillen der Hauptsitz des Geschmackssinns.
HÄTTEST DU ES GEWUSST?
Geschmacksknospen können auch Glutaminsäure erkennen. Sie ist für den fünften Geschmack namens „Umami" verantwortlich, der den Gesamtgeschmack abrundet.

Haut und Tastsinn

Zu den fünf Sinnen gehört auch der Tastsinn. Er registriert Empfindungen wie Berührung, Druck oder Temperatur und sendet sie ans Gehirn. Sein Sitz ist die Haut, die als größtes Organ den ganzen Körper bedeckt und schützt. Die Zellen der Haut werden fortwährend erneuert. Wenn äußere Veränderungen wahrgenommen werden (z. B. Temperatur), aktiviert die Haut einen Mechanismus zum Öffnen oder Schließen der Poren, um die Körpertemperatur konstant zu halten. Auch Schweiß dient zur Kühlung. Die Absonderungen der Schweiß- und Talgdrüsen dienen aber auch der Befeuchtung und Selbstreinigung der Körperzonen, in denen sie sich befinden.

Dünne Haut, dicke Haut

Die dünnste Haut des Körpers befindet sich auf den Augenlidern, die dickste unter den Fußsohlen. Beide haben, wie auch die übrige Haut des Körpers, eine Schutzfunktion für Muskeln, Knochen, Nerven, Blutgefäße und innere Organe. Es wird angenommen, dass Haare und Fingernägel modifizierte Formen von Haut sind. Haare wachsen am ganzen Körper mit Ausnahme der Handflächen, der Fußsohlen, der Augenlider und der Lippen.

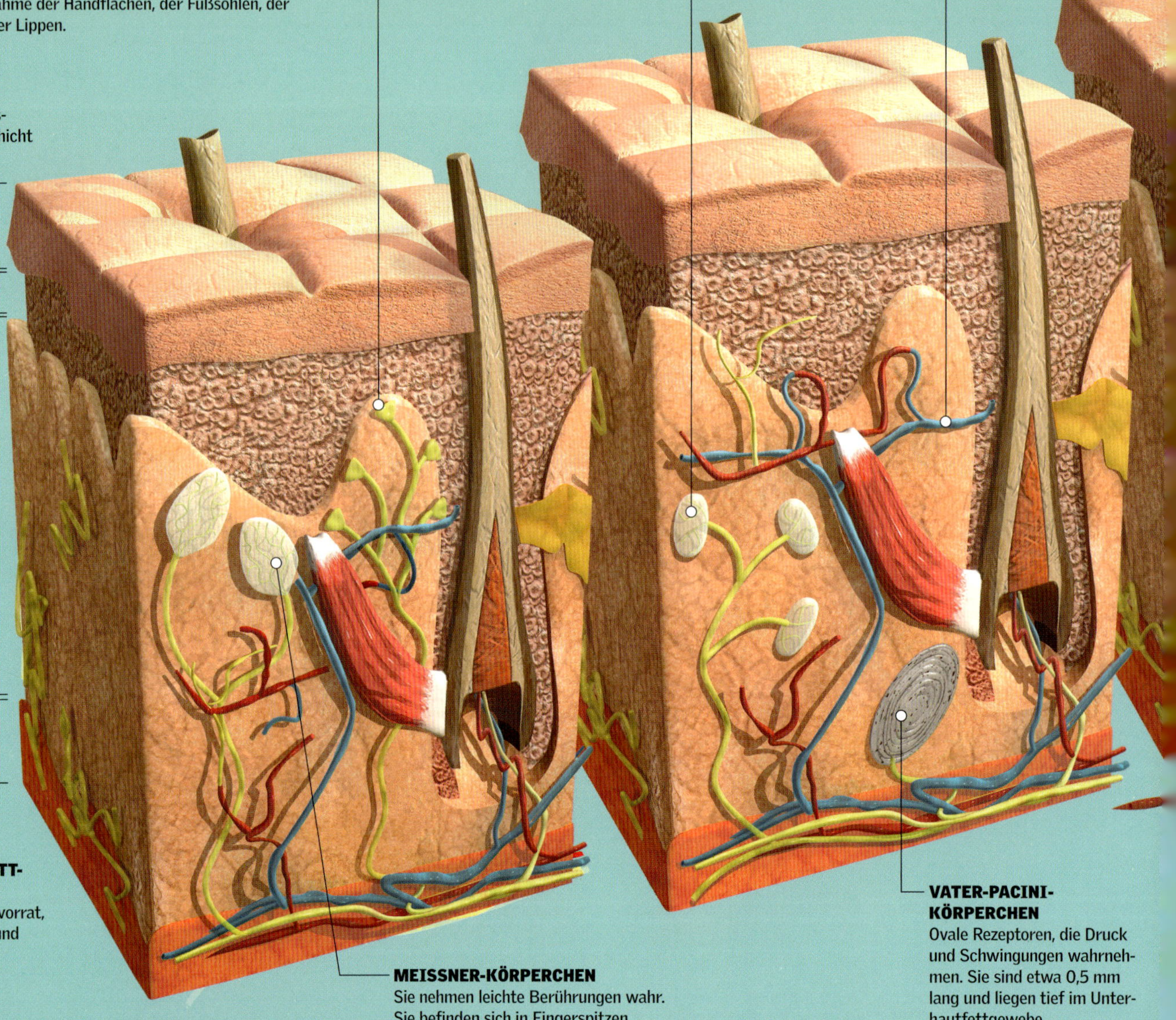

MERKEL-ZELLE
Sie ist auf die Wahrnehmung von Druck spezialisiert. Diese Zellen befinden sich beispielsweise in den Handflächen und unter den Fußsohlen.

RUFFINI-KÖRPERCHEN
Dehnungsrezeptoren tief in der Haut und in den Bändern.

VENOLEN
Kleine Blutgefäße. Wenn sie durch einen Stoß beschädigt werden, entsteht ein Hämatom („blauer Fleck").

HORNSCHICHT
Die körnige, transparente Außenschicht der Epidermis.

EPIDERMIS
Oberhaut. Wasserundurchlässig und strapazierfähig. Die äußerste und dünnste Hautschicht.

DERMIS
Dickere Hautschicht unter der Epidermis.

UNTERHAUTFETT-GEWEBE
Dient als Energievorrat, wirkt isolierend und stoßdämpfend.

MEISSNER-KÖRPERCHEN
Sie nehmen leichte Berührungen wahr. Sie befinden sich in Fingerspitzen, Brüsten, Genitalien und Lippen.

VATER-PACINI-KÖRPERCHEN
Ovale Rezeptoren, die Druck und Schwingungen wahrnehmen. Sie sind etwa 0,5 mm lang und liegen tief im Unterhautfettgewebe.

HÄTTEST DU ES GEWUSST?

Die Haut von Männern ist dicker als die Haut von Frauen, und sie produziert mehr natürliches Hautfett.

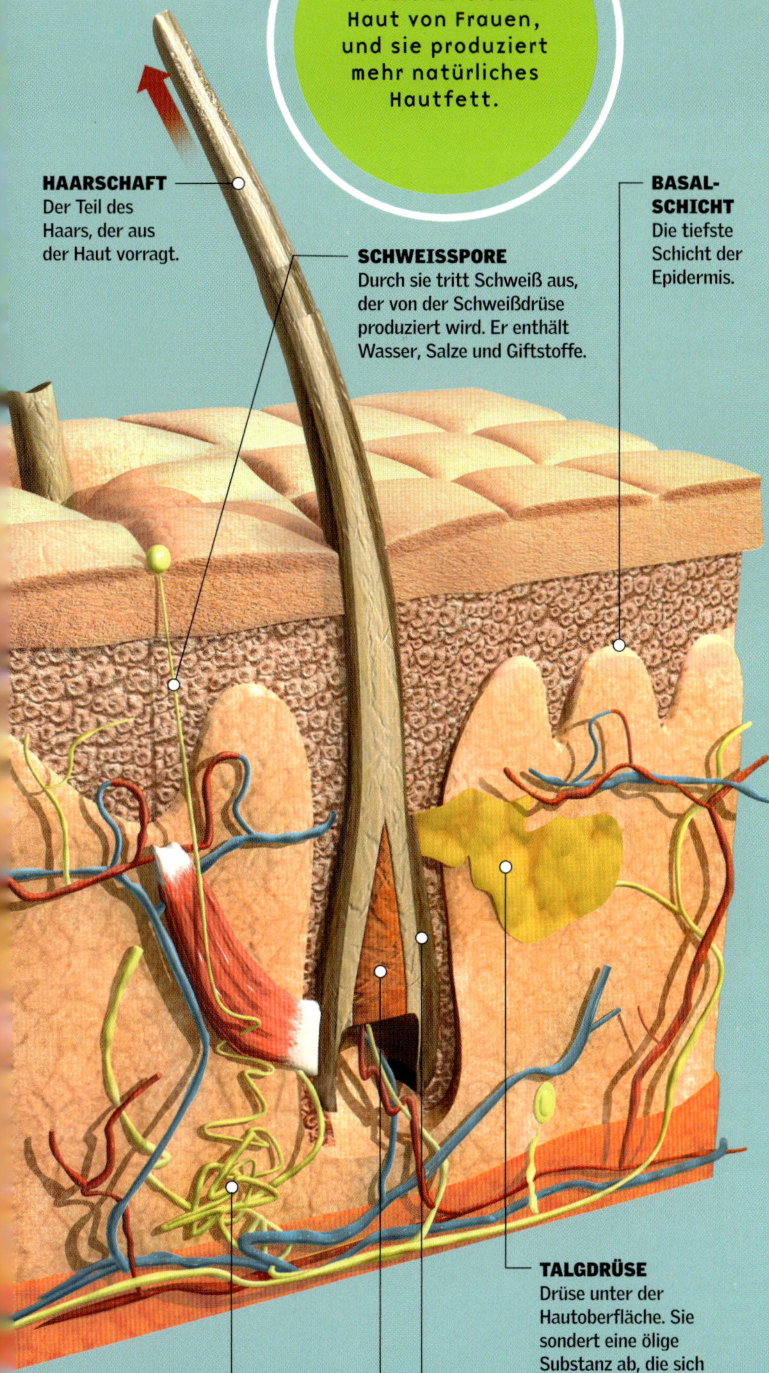

Reaktionen auf Temperatur

Wenn die Haut Kälte wahrnimmt, ziehen sich die Blutgefäße und Muskeln zusammen, um Wärmeverlust zu vermeiden. Dadurch richten sich die Härchen auf der Haut auf – es bildet sich eine „Gänsehaut". Bei Wärme erfolgt die gegenteilige Reaktion. Die Blutgefäße erweitern sich, weil die Haut vom Gehirn den Befehl erhält, Wärme nach außen abzugeben. Die Blutgefäße wirken dann wie Heizschlangen. Die Schweißdrüsen sondern Schweiß ab, der sich auf der Haut verteilt und durch die Verdunstung kühlt.

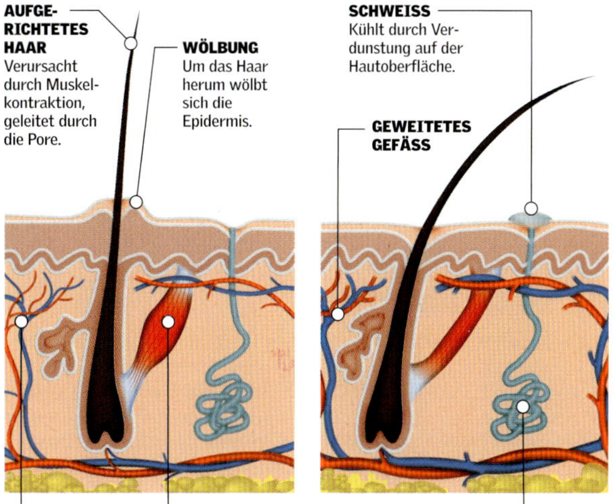

A KÄLTE
Bei Kälte (und bei Angst) richten sich die Haare eines Menschen auf. Das wird dadurch verursacht, dass sich die Muskeln und die Blutgefäße zusammenziehen.

B WÄRME
Verursacht die Absonderung von Schweiß, die mit steigender Temperatur zunimmt. Durch die Verdunstung des Schweißes auf der Hautoberfläche wird diese gekühlt.

Nägel

Sie bestehen aus harter Hornsubstanz. Ihr Hauptbestandteil ist Keratin, ein Protein, das auch in Haut und Haaren vertreten ist. Nägel bilden eine schützende Abdeckung auf der Oberseite von Finger- und Zehenspitzen. Ihre Zellen entspringen in der Nagelmatrix und rücken von dort langsam vor. Wenn sie sich außerhalb des Körpers befinden, sterben sie ab. Darum ist das Nägelschneiden nicht schmerzhaft.

Schutz für Finger und Zehen

Den Fingernagel kann man mit bloßem Auge sehen. Nagelmatrix und Knochen liegen versteckt, dienen aber ebenfalls dem Schutz der Finger und Zehen.

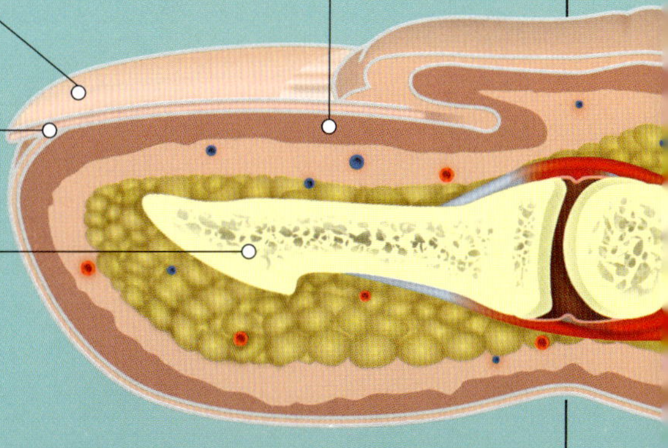

Aufbau des Auges

Die Augen liefern den Großteil der Informationen, die das Gehirn über die Welt erhält. Das Auge ist eins der komplexesten Organe des Körpers. Es ermöglicht uns, Größe und Beschaffenheit eines Gegenstandes zu erkennen, ohne ihn zu berühren, und seine Entfernung abzuschätzen. Durch Licht werden mehr als 100 Millionen Zellen aktiviert. Sie verwandeln ein Bild, das wir sehen, in Nervensignale, die ans Gehirn übermittelt werden. Aus diesem Grund befinden sich 70 Prozent aller Sinnesrezeptoren in den Augen. Es ist wichtig, dass das Gehirn die Informationen in korrekter Form erhält, sonst würden die Dinge verzerrt erscheinen.

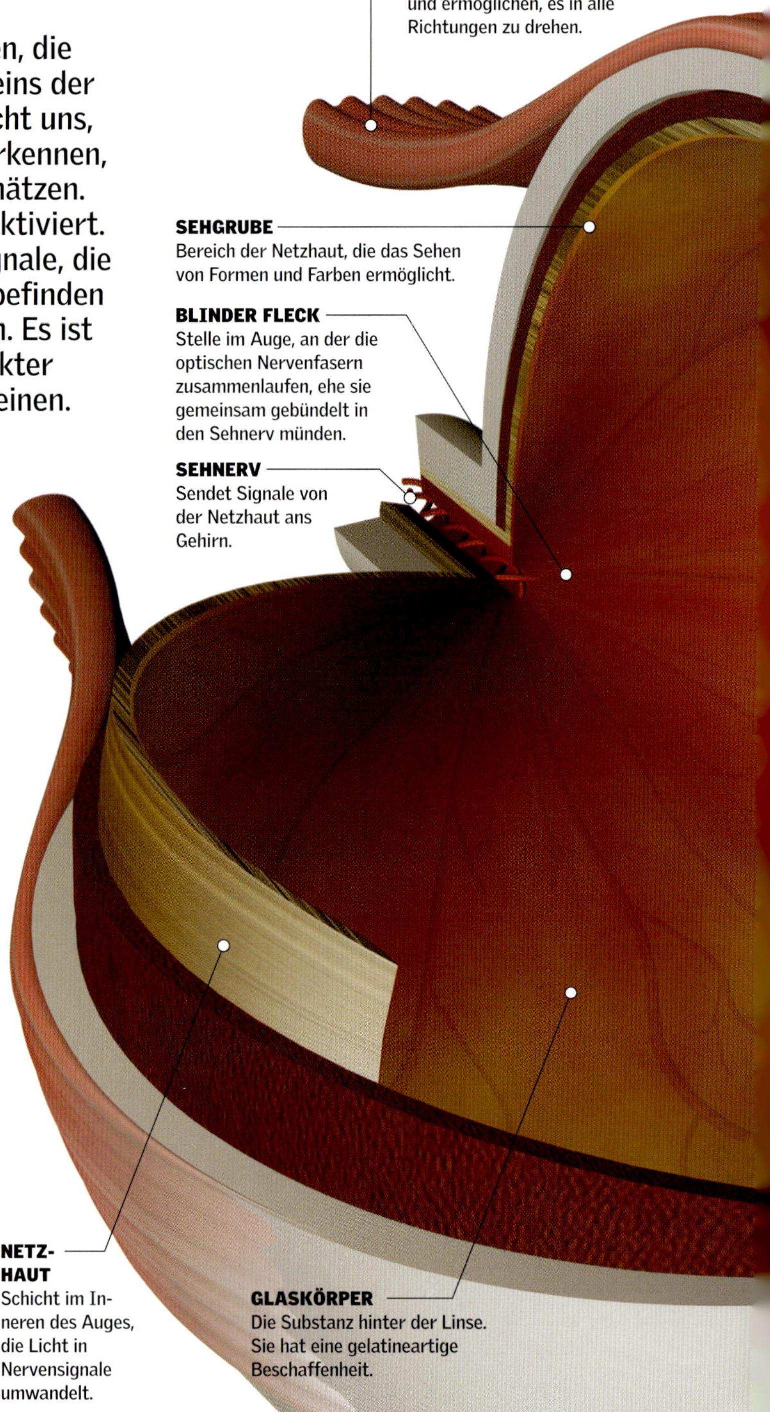

Wie sieht das Auge?

Ein Gegenstand reflektiert Licht in alle Richtungen. Dieses Licht wird von der Hornhaut, die die einfallenden Lichtstrahlen bricht, teilweise gebündelt. Die Linse bündelt die Lichtstrahlen so, dass Objekte in unterschiedlichen Entfernungen scharf gesehen werden können. Die Strahlen dringen weiter ins Auge vor und treffen als seitenverkehrte Abbildung des Gegenstandes auf die Netzhaut. Die Netzhaut sendet diese Information ans Gehirn, wo sie verarbeitet und in ein korrektes Bild des Gegenstandes umgewandelt wird. Die Sehgrube (Fovea) ermöglicht uns, Form und Farbe von Objekten zu sehen.

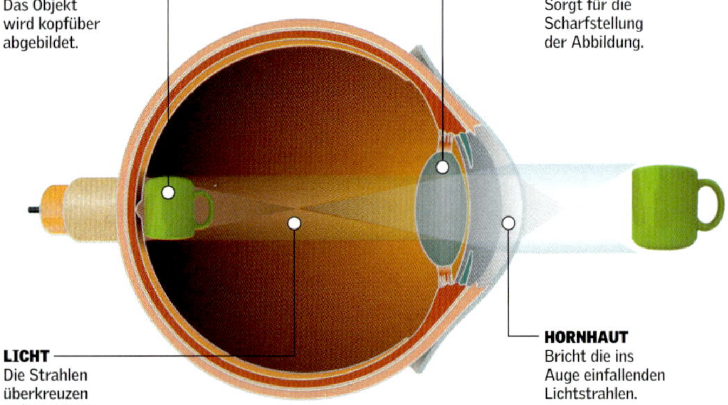

Dreidimensional sehen

Schauen die Augen geradeaus, ist das Gesichtsfeld binokular, denn jedes Auge nimmt das Objekt aus einer leicht versetzten Perspektive wahr. Diese beiden Bilder desselben Objekts aus verschiedenen Blickwinkeln werden in einem Winkel von ungefähr 120° überlagert. Das Gehirn konstruiert aus den Signalen der beiden Augen ein dreidimensionales Bild des Objekts.

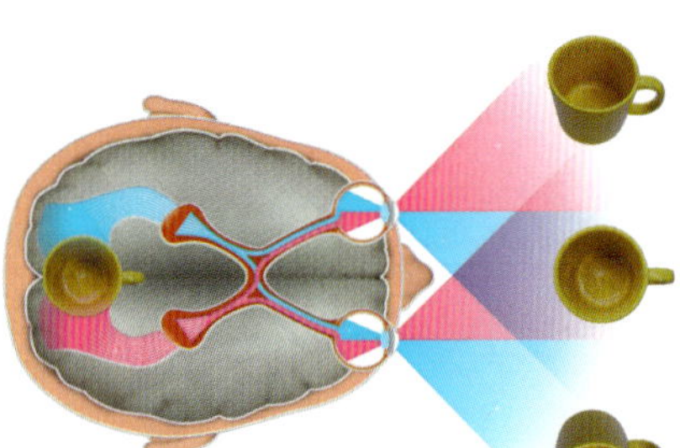

Die Iris

Eine farbige, scheibenförmige Membran, in deren Mitte sich die Pupille befindet. Sie enthält sowohl radiale als auch zirkuläre Muskelfasern. Bei hellem Licht ziehen sich die zirkulären Fasern zusammen und die radialen entspannen sich. Dadurch verengt sich die Pupille, damit weniger Licht ins Auge eintritt. Bei schwachem Licht entspannen sich die zirkulären Muskeln und die radialen kontrahieren. Dann weitet sich die Pupille und lässt mehr Licht ins Auge fallen.

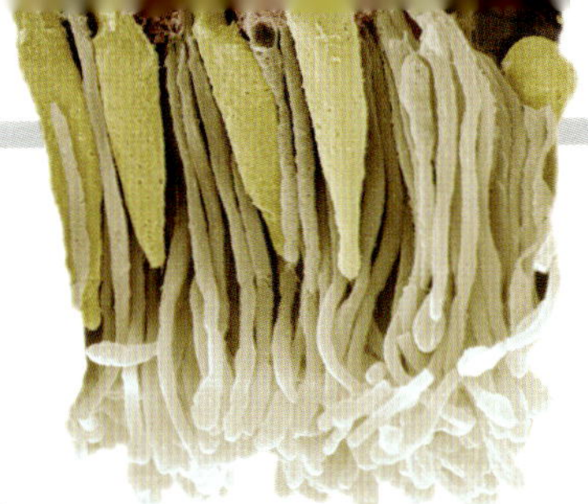

Stäbchen und Zapfen

Zwei Arten von fotosensitiven Zellen wandeln das Licht in elektrische Impulse um. Stäbchen sehen nur in Schwarz-Weiß. Zapfen befinden sich in der Sehgrube. Dies ist der Bereich der Netzhaut, auf der das Licht besonders präzise gebündelt wird. Sie ermöglichen das Sehen in Farbe. Die Signale beider Zelltypen werden durch Konnektoren der Nervenzellen weitergeleitet und erreichen so den Sehnerv.

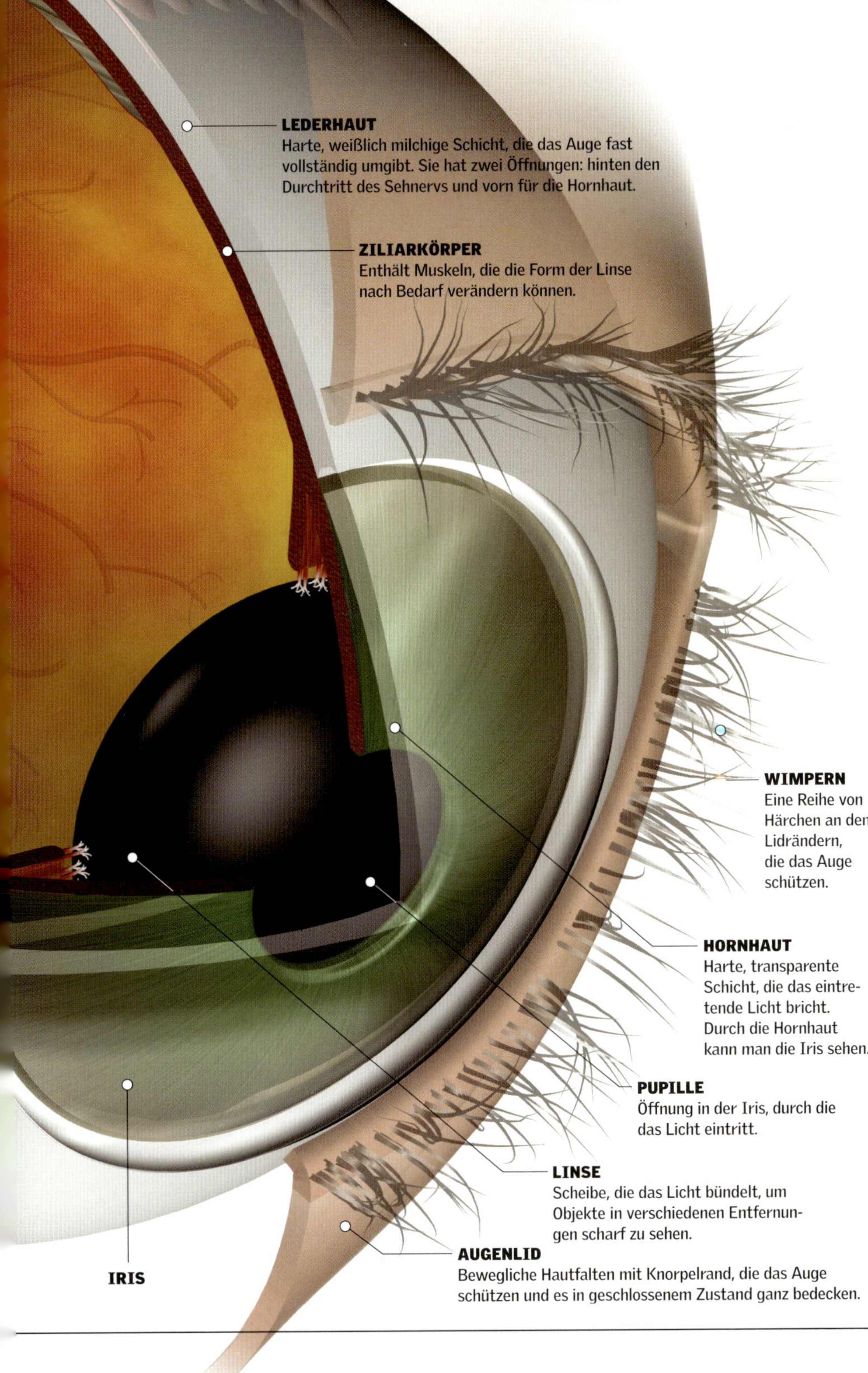

Sehschwächen

Von einer Sehschwäche spricht man, wenn durch Kurzsichtigkeit (Myopie) oder Weitsichtigkeit (Hyperopie) das Scharfsehen beeinträchtigt ist. Beide Sehschwächen lassen sich mit einer Brille oder Kontaktlinsen korrigieren.

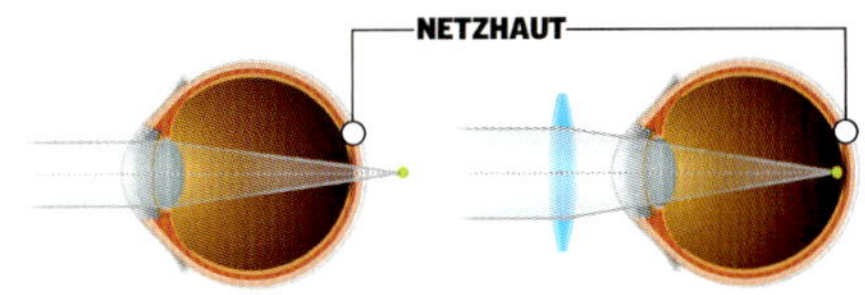

A Hyperopie (Weitsichtigkeit)

Weitsichtige können Objekte in geringer Entfernung nicht scharf sehen, weil die Abbildung im Auge hinter der Netzhaut erfolgt. Korrigierende Linsen müssen konvex ein, damit die Lichtstrahlen richtig auf die Netzhaut treffen.

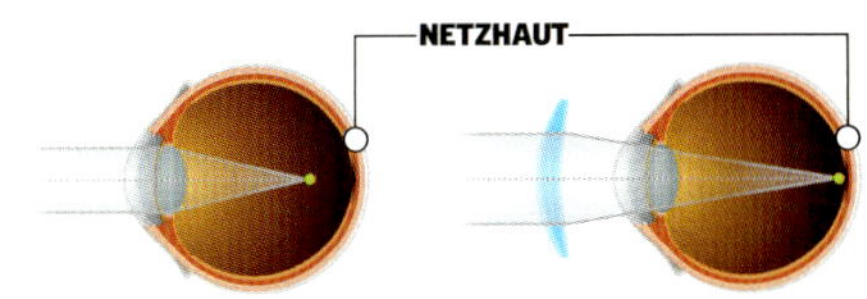

B Myopie (Kurzsichtigkeit)

Hier entsteht das Bild vor der Netzhaut, meist weil die Längsausdehnung des Auges größer als normal ist. Kurzsichtige können Objekte in größerer Distanz nicht scharf sehen. Zur Korrektur werden konkave Linsen eingesetzt. Auch Laser-Operationen sind möglich.

C Farbenblindheit

Farbenblinde Menschen können bestimmte Farben nur schwer unterscheiden. Die Schwäche ist erblich und wird durch das Fehlen bestimmter Zapfenzellen verursacht, die auf Rot, Gelb, Grün oder Blau reagieren.

Schutz

DIE AUGENLIDER SCHÜTZEN DIE AUGEN VOR HELLEM LICHT UND STAUB. DIE WIMPERN DÄMPFEN STARKES LICHT. DIE AUGENBRAUEN VERHINDERN, DASS SCHWEISS IN DIE AUGEN FLIESST. DURCH DEN TRÄNEN-NASEN-GANG FLIESST TRÄNENFLÜSSIGKEIT VON DER NASENHÖHLE IN DIE TRÄNENKANÄLE, DEREN ÖFFNUNGEN SICH IN DEN INNEREN AUGENWINKELN BEFINDEN.

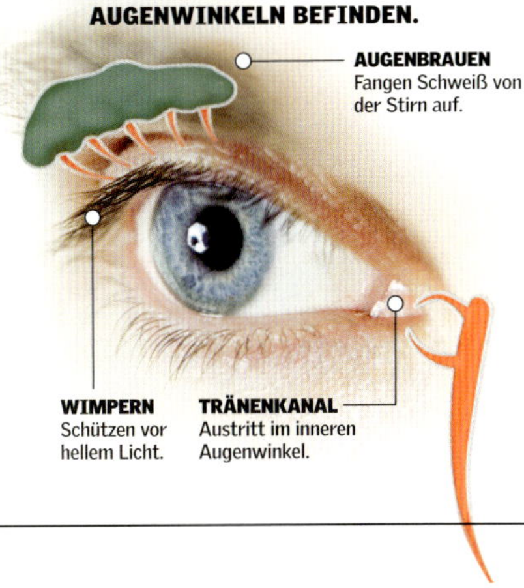

Das Gehör

Die Ohren dienen nicht nur zum Hören, sondern im Innenohr ist auch das Gleichgewichtsorgan eingebettet. Wenn sie Geräusche auffangen, registrieren sie deren Merkmale – Lautstärke, Klang und Tonhöhe – sowie die Richtung, aus der sie kommen. Verschiedene Nervenenden empfangen Informationen über die Bewegungen des Körpers und übermitteln diese ans Gehirn, um im Stand und in Bewegung das Gleichgewicht zu halten. Die Ohren werden zur Kommunikation benötigt – durch Sprache und andere Mittel wie Musik. Sie können ein breites Lautstärkenspektrum wahrnehmen, vom Sirren einer Mücke bis zum Dröhnen eines Flugzeugs. In den Ohren befinden sich die kleinsten Knochen des Körpers.

Frequenzen

Die Frequenz eines Geräusches ist die Geschwindigkeit der Luftschwingungen, die es erzeugt. Die Maßeinheit für diese Schwingungen heißt Hertz (Hz). 1 Hertz entspricht einer Schwingung pro Sekunde. Hohe Töne haben hohe Frequenzen (also viele Schwingungen), niedrige Töne haben geringe Frequenzen. Das menschliche Ohr kann Frequenzen zwischen 20 und 20000 Hertz wahrnehmen.

HÖRBARE FREQUENZEN FÜR MENSCHEN UND TIERE

Hörer	Minimum	Maximum
Mensch, 10 Jahre alt	20 Hz	20000 Hz
Mensch, 60 Jahre alt	20 Hz	12000 Hz
Hund	60 Hz	45000 Hz
Frosch	100 Hz	3000 Hz
Fledermaus	1000 Hz	120000 Hz
Katze	60 Hz	65000 Hz

Corti-Organ

Enthält Zellen mit feinen Haarfortsätzen, die mechanische Energie in Nervensignale umwandeln. Diese Impulse werden über den Hörnerv ans Gehirn übermittelt. Die Nervenzellen können sich nicht regenerieren. Werden sie zerstört, geht mit ihnen ein Teil des Hörvermögens verloren.

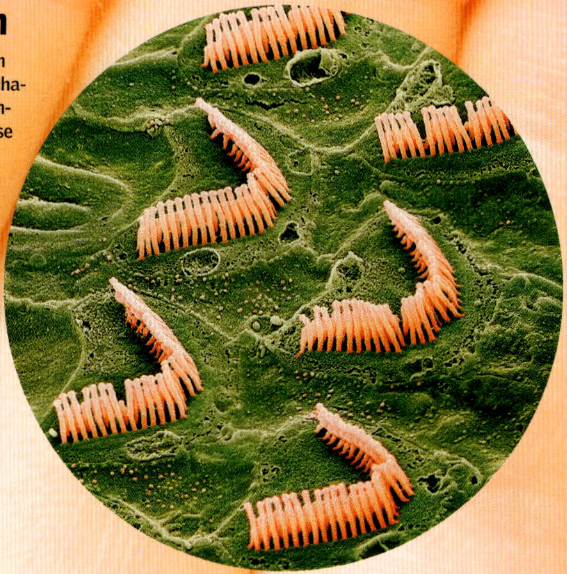

Verarbeitung von Geräuschen

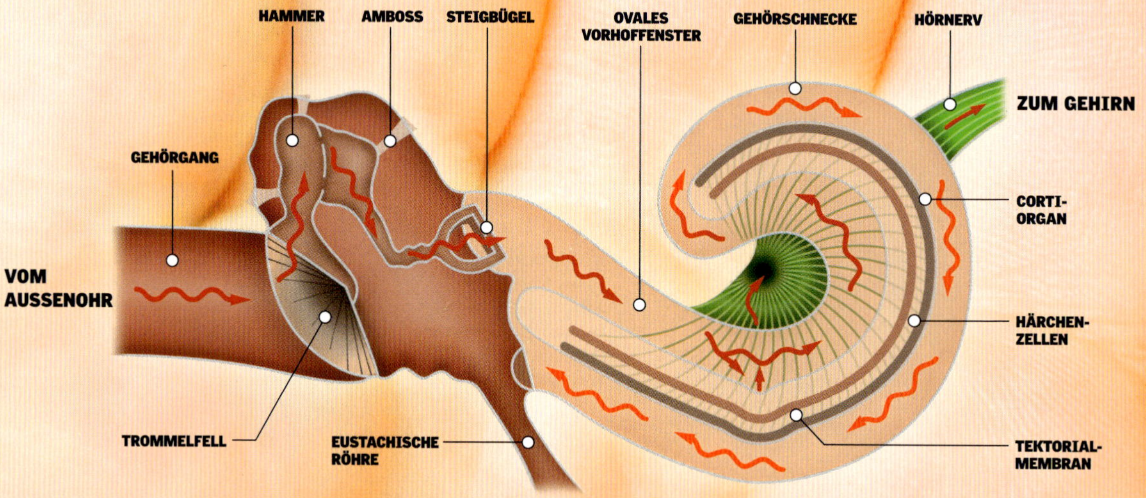

1 EINTRITT
Schallwellen werden von den Ohrmuscheln aufgefangen und in den Gehörgang geleitet.

2 SCHWINGUNG
Das Trommelfell registriert die Stärke der Schwingungen.

3 ÜBERMITTLUNG
Die Schwingungen des Trommelfells werden an den Hammer, von dort zum Amboss und von diesem zum Steigbügel geleitet, dann weiter zum ovalen Vorhoffenster, zur Gehörschnecke und von dort zum Gehörnerv, der die elektrischen Impulse an das Gehirn übermittelt.

HÄTTEST DU ES GEWUSST?

Weil ein Geräusch beide Ohren gleichzeitig erreicht, ist es manchmal schwierig, zu erkennen, ob es von vorn oder von hinten kommt.

Gleichgewicht

Die Organe, die in Ruhe und Bewegung für das Gleichgewicht sorgen, befinden sich im Innenohr. Oberhalb der Gehörschnecke liegen die drei Bogengänge jeweils senkrecht zueinander. In ihrem Inneren befinden sich eine Gallertschicht (Cupula) und Tausende von Haarzellen, die mit einem Schädelnerv in Verbindung stehen. Wird der Kopf bewegt, verschiebt sich die Gallertschicht, und die Haarzellen senden Informationen über Richtung und Geschwindigkeit der Verschiebung an das Gehirn. Auf dieser Grundlage kann das Gehirn Befehle für Bewegungen geben, die das Gleichgewicht aufrechterhalten.

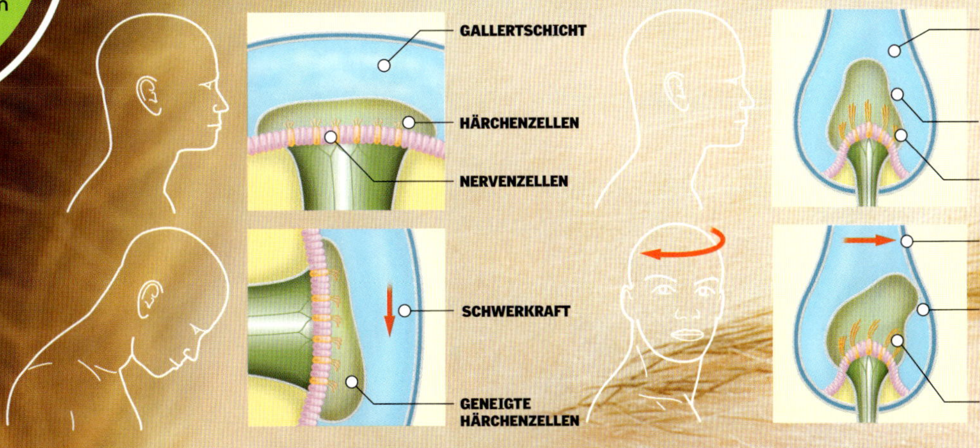

LINEARE BEWEGUNG
Verschiebt sich die Gallertschicht durch eine Höhenveränderung, verändert sich die Anordnung der Härchenzellen.

DREHBEWEGUNG
Die Gallertschicht nimmt eine Kuppelform an, sodass auch seitliche Bewegungen das Gleichgewicht beeinflussen.

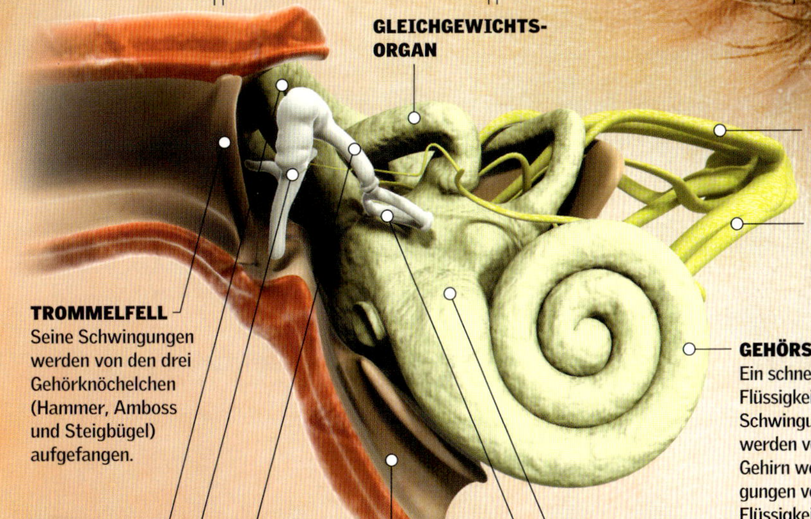

OHRMUSCHEL
Der einzige sichtbare Teil des Ohrs, besteht aus Knorpel und Haut. Fängt Schallwellen ein, leitet sie in den Gehörgang und verhindert Echobildung.

ÄUSSERER GEHÖRGANG
Hat eine Länge von ca. 2,5 cm.

TROMMELFELL
Seine Schwingungen werden von den drei Gehörknöchelchen (Hammer, Amboss und Steigbügel) aufgefangen.

BAND
Hält den Hammer in dieser Position.

HAMMER
Übermittelt die Schwingungen des Trommelfells. Er ist ca. 8 mm lang.

AMBOSS
Empfängt die Schwingungen des Hammers.

EUSTACHISCHE RÖHRE
Verbindet das Mittelohr mit dem hinteren Nasenraum und dem Rachen. Reguliert den Luftdruck im Inneren des Ohrs, manchmal durch Gähnen.

VESTIBULARNERV

HÖRNERV
Übermittelt die Nervenimpulse aus dem Innenohr ans Gehirn.

GEHÖRSCHNECKE
Ein schneckenförmiges, mit Flüssigkeit gefülltes Gebilde, das Schwingungen auffängt. Diese werden vom Corti-Organ an das Gehirn weitergeleitet. Die Schwingungen verursachen Wellen in der Flüssigkeit, durch die die Cilien im Corti-Organ in Bewegung geraten. Die Gehörschnecke ermöglicht die Wahrnehmung von Lautstärkeunterschieden.

OVALES FENSTER
Liegt im Schläfenknochen und hat Verbindungen zur Gehörschnecke (zum Hören) und zu den Bogengängen (für das Gleichgewicht).

STEIGBÜGEL
Übermittelt Schwingungen zum ovalen Fenster. Er ist 4 mm lang.

Sprache und nichtsprachliche Kommunikation

Sprache ist die Kommunikation mit Worten. Zum Sprechen müssen verschiedene Laute, aus denen Wörter bestehen, artikuliert werden. Es ist aber auch möglich, sich ohne Worte verständlich zu machen. Diese nichtsprachliche Verständigung erfolgt z. B. durch Zeichen, Gesten und Mimik. Selbst durch Schweigen lässt sich etwas ausdrücken.

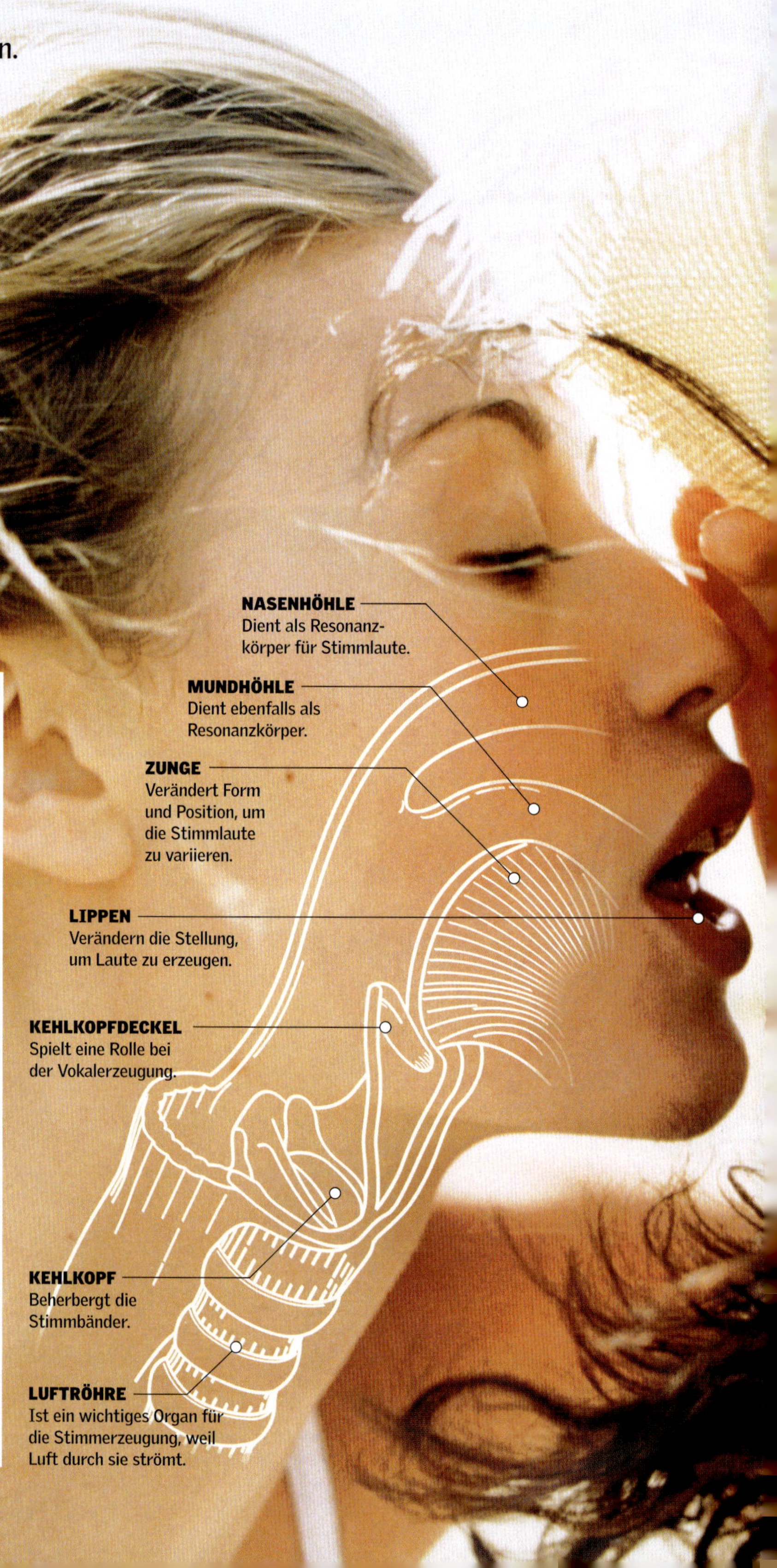

Sprache und Sprechvermögen

Die Sprechorgane sind zum Artikulieren der Laute notwendig, aus denen alle Sprachen bestehen. Linguisten zufolge ist die Sprechfähigkeit aber ebenso unabhängig von der Sprache wie ein Morsegerät von dem Code, den es sendet. Die Sprachwissenschaftler beschreiben Sprache als ein Verständigungssystem aus Wörtern, die fast immer geschrieben werden können, und vergleichen sie mit einer Sinfonie, deren Partitur unabhängig von den Musikern existiert. Die Stimmbänder stellen die Musikinstrumente dar. Ihre Muskelfalten öffnen und schließen sich, um Stimmlaute zu erzeugen. Wenn sie keine Stimmlaute produzieren, findet normale Atmung statt. Gesteuert vom Gehirn erzeugen die Stimmbänder einen Grundton, der durch unterschiedliche Stellungen der Zunge und der Lippen zu Lauten wird, die man als Sprache versteht.

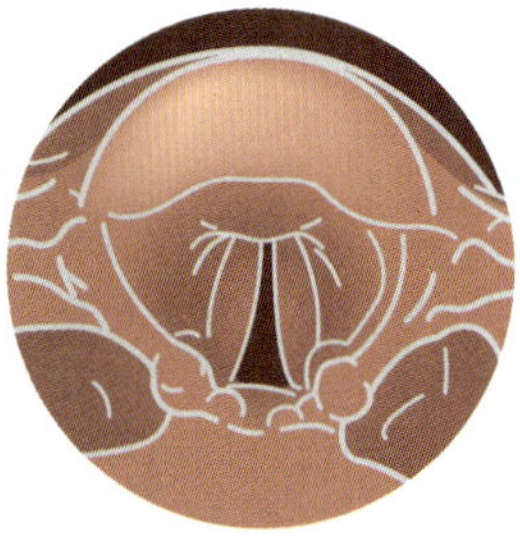

A LUFTSTROM Die Stimmbänder entspannen und öffnen sich, um Luft zur Lunge und zurück durchzulassen. Weil sie dabei nicht schwingen, entstehen keine Stimmlaute.

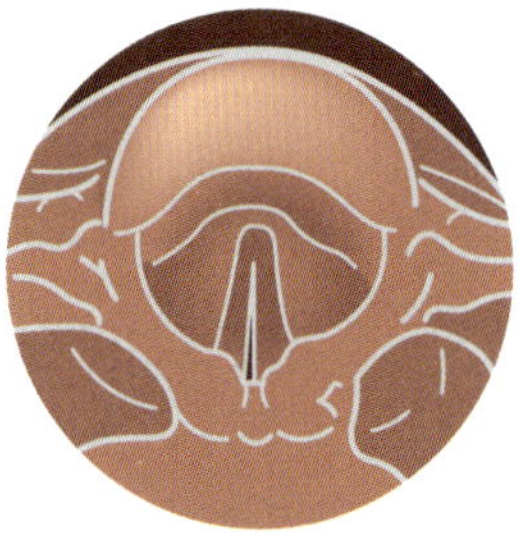

B STIMMERZEUGUNG Die Stimmbänder liegen waagerecht über dem Kehlkopf. Sie spannen sich, wenn Luft über sie strömt. Durch ihre Schwingungen entstehen Stimmlaute.

HÄTTEST DU ES GEWUSST?

Zur nichtsprachlichen Kommunikation gehört die Körpersprache, z.B. eine angriffslustige Haltung, vor der Brust verschränkte Arme oder nervöses Fummeln.

Ohne Worte

Die Ausdrucksfähigkeit des menschlichen Gesichts beruht auf mehr als 30 Muskeln. Wenn sie kontrahieren, spannen sie kleine Bereiche der Haut. Die meisten Gesichtsmuskeln arbeiten paarweise zusammen. Häufig werden sie unbewusst eingesetzt, denn mimische Bewegungen begleiten oft gesprochene Worte oder sind in bestimmten Situationen stummer Ausdruck des Befindens. Manchmal können sie aber auch bewusst eingesetzt werden – Schauspieler müssen dies sogar üben. Besonders eindrucksvoll ist ihr Einsatz in der Pantomime. Meister dieses Fachs können ganze Geschichten ohne Einsatz der Stimme durch die Mimik darstellen.

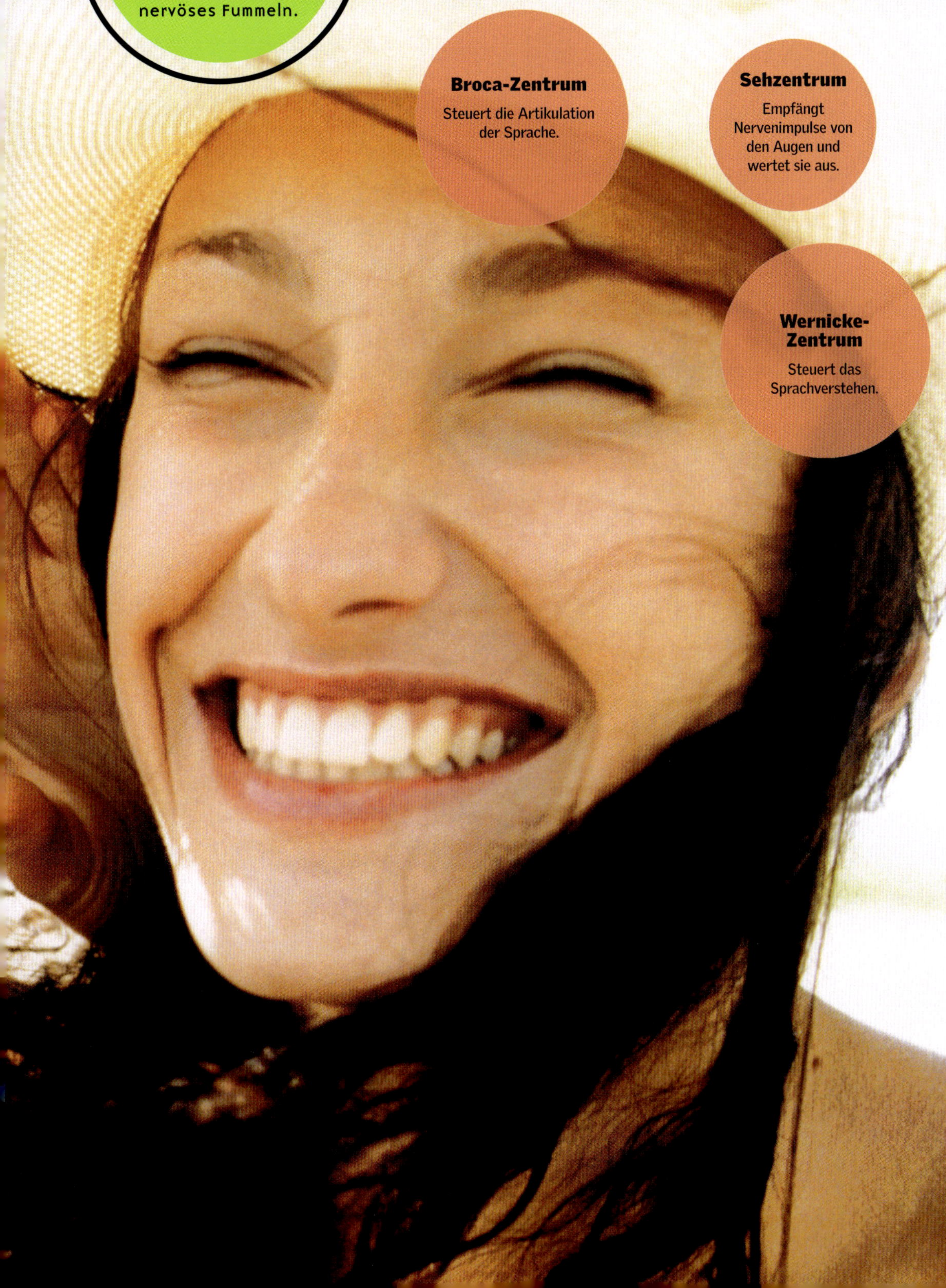

Broca-Zentrum
Steuert die Artikulation der Sprache.
Sehzentrum
Empfängt Nervenimpulse von den Augen und wertet sie aus.
Wernicke-Zentrum
Steuert das Sprachverstehen.

GESICHTSAUSDRÜCKE
Die Gesichtsmuskeln bringen Emotionen zum Ausdruck.

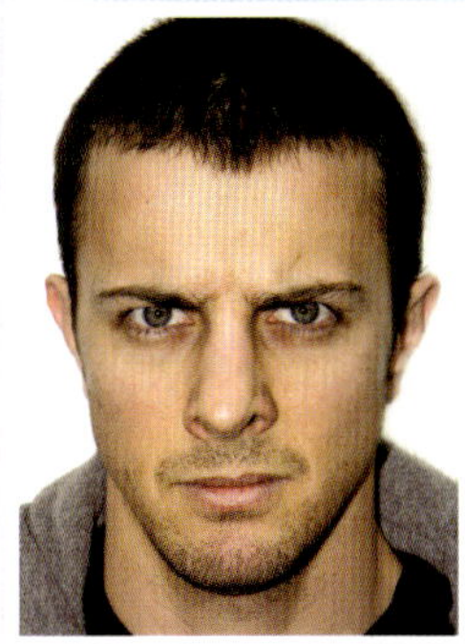

STIRNRUNZELN
Der Augenbrauensenker über den Augenbrauen ist aktiv.

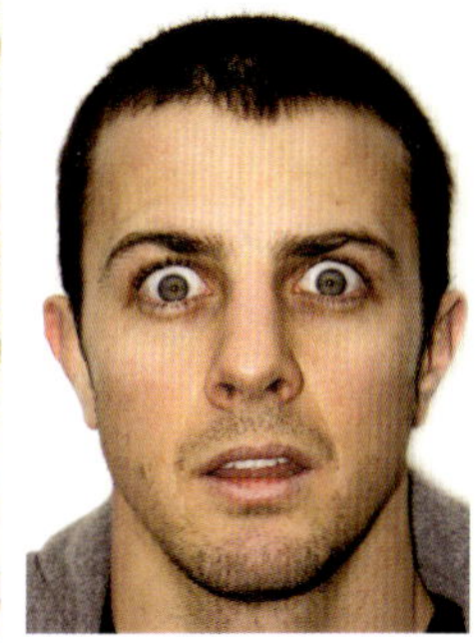

ÜBERRASCHUNG
Die Muskeln der Stirn sind kontrahiert.

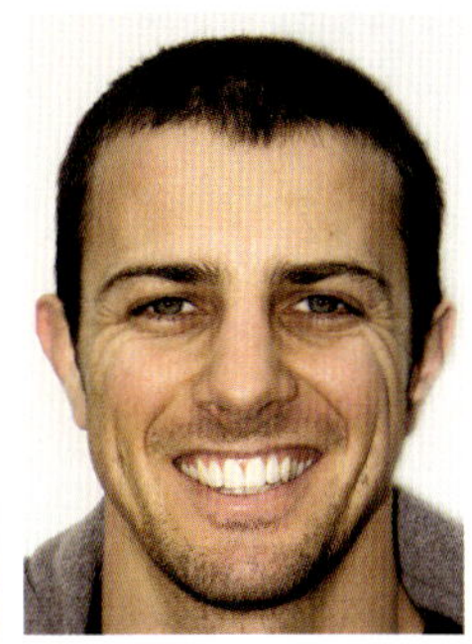

LÄCHELN
Der große Jochbeinmuskel und die Lachmuskeln sind aktiv.

Das Nervensystem

Dies ist das komplexeste System des Körpers. Zusammen mit dem Hormonsystem steuert das Gehirn den ganzen Organismus. Außerdem ist es der Sitz geistiger Funktionen wie Gedächtnis, Emotionen und Willen. Das Nervensystem besteht aus dem zentralen Nervensystem (Gehirn und Rückenmark) und dem peripheren Nervensystem, zu dem die zahlreichen Nerven des Körpers sowie das vegetative (autonom und unbewusst funktionierende) Nervensystem gehören.

Die große Schaltstelle

Das Nervensystem koordiniert die Funktionen aller Organe und Körperteile. In einfachen Organismen wie einzelligen Lebewesen empfängt die Zelle Reize und reagiert auf sie, ohne dass Übermittlungs- oder Koordinationshilfen notwendig sind. In komplexeren Organismen wie dem menschlichen Körper unterscheiden sich aber die Funktionen der Zellen in den einzelnen Körperteilen ebenso wie die der Organe, die von diesen Zellen gebildet werden. Demgemäß unterscheidet man zwischen Rezeptorzellen, die Reize empfangen (z. B. die Zellen des Auges und anderer Sinnesorgane), und Effektorzellen (z. B. in den Muskeln oder Drüsen), die bestimmte Reaktionen des Organismus umsetzen. Das Nervensystem stellt mit seinen drei Hauptteilen – dem Gehirn, dem Rückenmark und dem Nervennetzwerk – die Verbindungen zwischen diesen Funktionen her. Die Nerven bestehen aus zahlreichen Axonen und Dendriten, die von Bindegewebe umhüllt sind. Gruppen solcher Neuronen nennt man innerhalb von Gehirn und Rückenmark Nuklei, außerhalb davon bezeichnet man sie als Ganglien.

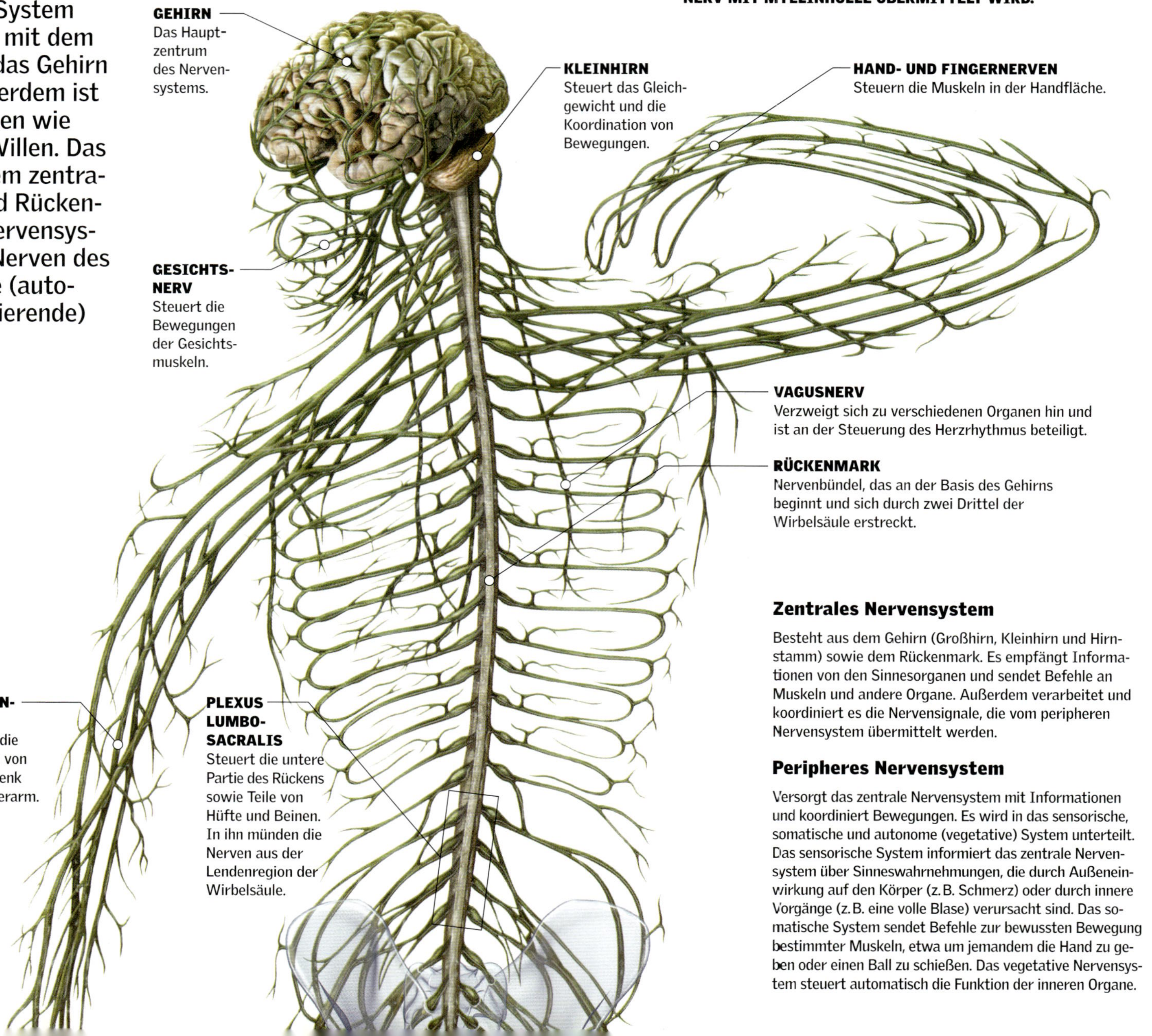

90 m pro Sekunde

GESCHWINDIGKEIT, MIT DER EIN NERVENIMPULS IN EINEM NERV MIT MYELINHÜLLE ÜBERMITTELT WIRD.

Zentrales Nervensystem

Besteht aus dem Gehirn (Großhirn, Kleinhirn und Hirnstamm) sowie dem Rückenmark. Es empfängt Informationen von den Sinnesorganen und sendet Befehle an Muskeln und andere Organe. Außerdem verarbeitet und koordiniert es die Nervensignale, die vom peripheren Nervensystem übermittelt werden.

Peripheres Nervensystem

Versorgt das zentrale Nervensystem mit Informationen und koordiniert Bewegungen. Es wird in das sensorische, somatische und autonome (vegetative) System unterteilt. Das sensorische System informiert das zentrale Nervensystem über Sinneswahrnehmungen, die durch Außeneinwirkung auf den Körper (z. B. Schmerz) oder durch innere Vorgänge (z. B. eine volle Blase) verursacht sind. Das somatische System sendet Befehle zur bewussten Bewegung bestimmter Muskeln, etwa um jemandem die Hand zu geben oder einen Ball zu schießen. Das vegetative Nervensystem steuert automatisch die Funktion der inneren Organe.

Hättest du es gewusst?

Die Rückenmarksflüssigkeit umgibt das Gehirn und das Rückenmark. Sie schützt vor Verletzungen, transportiert Abfallstoffe weg und reguliert die Blutversorgung.

Aufbau eines Nervs

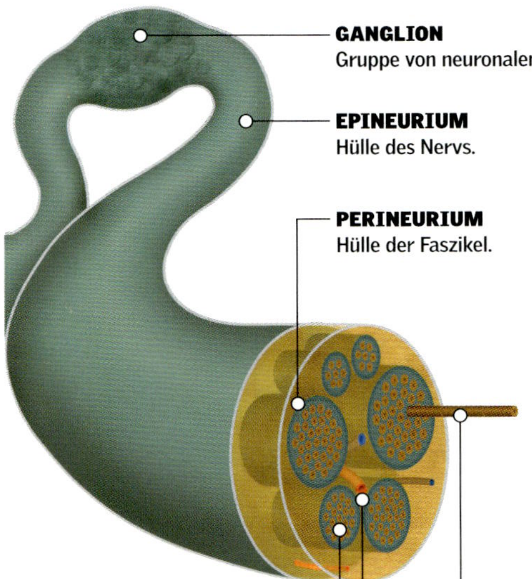

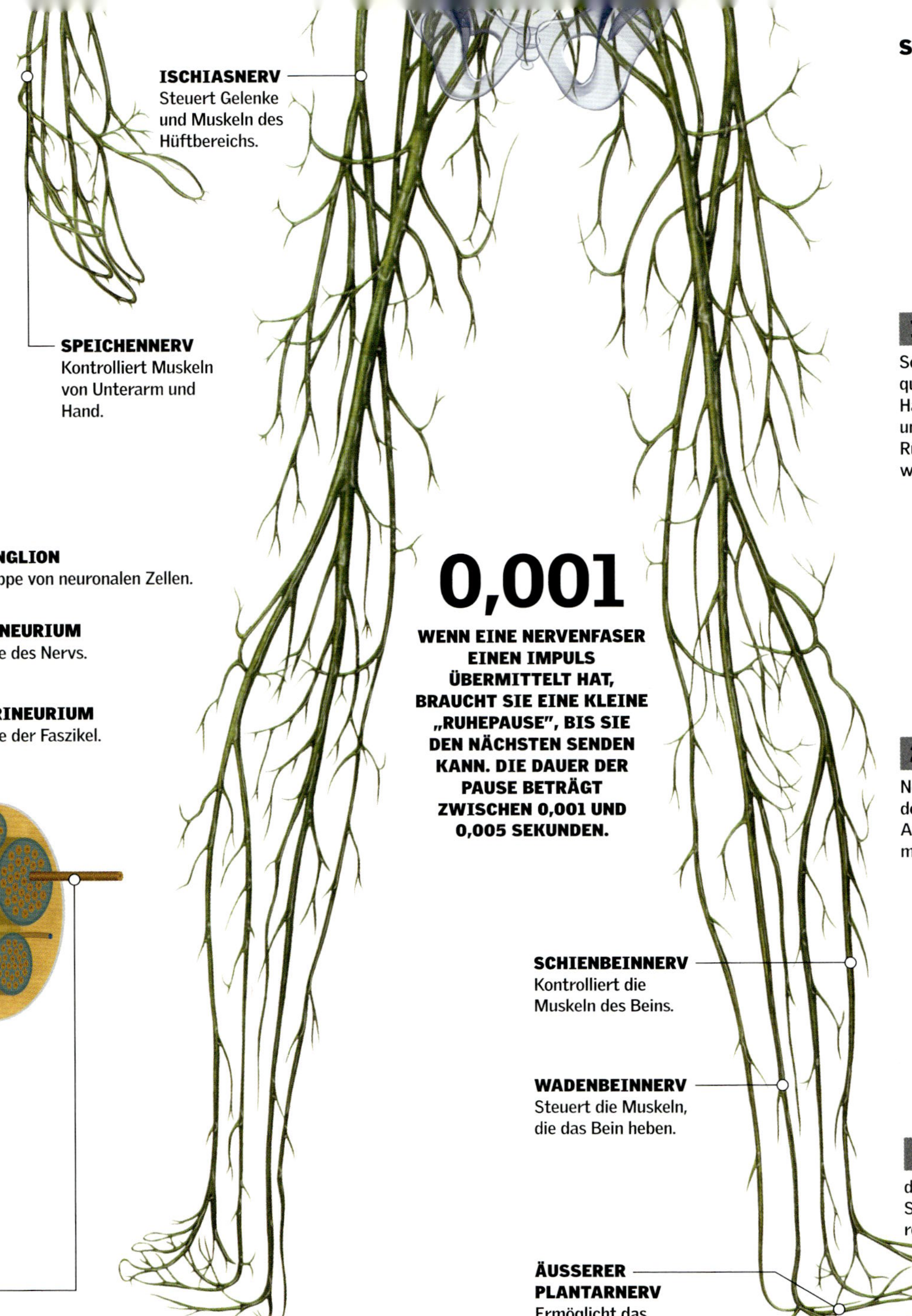

0,001

WENN EINE NERVENFASER EINEN IMPULS ÜBERMITTELT HAT, BRAUCHT SIE EINE KLEINE „RUHEPAUSE", BIS SIE DEN NÄCHSTEN SENDEN KANN. DIE DAUER DER PAUSE BETRÄGT ZWISCHEN 0,001 UND 0,005 SEKUNDEN.

Schmerz und Nervenreaktion

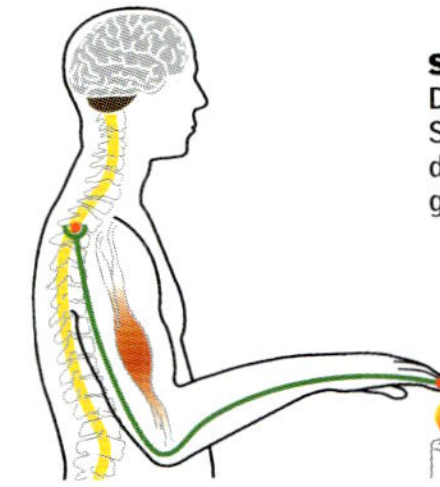

SIGNALE
Die Nervenenden empfangen Schmerzsignale, die durch das Rückenmark zum Gehirn gelangen.

1 Das reflexmäßige Zurückziehen der Hand oder eines anderen Körperteils von dem Gegenstand, der Schmerz verursacht (z.B. eine scharfe Spitze oder Hitzequelle), erfolgt automatisch. Die Schmerzrezeptoren in der Haut der Finger registrieren den Hitzereiz einer Flamme und senden über die sensorischen Nerven Signale ans Rückenmark. Dort werden sie mit hoher Geschwindigkeit weitergeleitet.

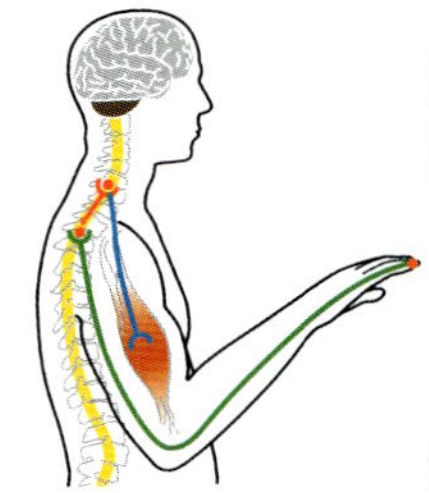

REFLEX
Die Rückübermittlung von Nervensignalen löst den Reflex zum Zurückziehen der Hand aus.

2 Sekundenbruchteile nach Empfang des Schmerzreizes erreichen die Nervensignale die motorischen Neuronen. Diese senden Impulse an die Beugemuskeln des Oberarms, die sich daraufhin zusammenziehen. Der Arm beugt sich, die Finger entfernen sich von der Flamme, bevor der Schmerz bewusst wahrgenommen wird.

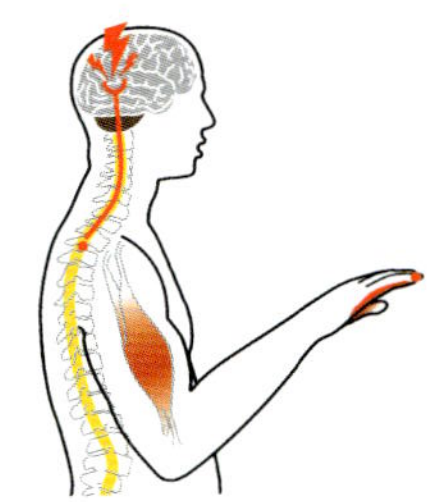

SCHMERZ
Das Signal kommt im Gehirn an. Die Person nimmt den Schmerz wahr.

3 Der Schmerz wird wahrgenommen, wenn die Fasern des Rückenmarks die Nervenimpulse an die sensorischen Zentren des Gehirns weiterleiten. Das Schmerzgefühl setzt erst ein, wenn die Hand bereits reflexmäßig von der Hitzequelle zurückgezogen wurde.

Neuronen

Neuronen sind die Zellen, aus denen das Nervensystem besteht. Sie übermitteln Informationen in Form von elektrischen Impulsen ans Gehirn und von dort zurück zu allen Teilen des Körpers. Das komplexe Kommunikationsnetzwerk der Neuronen bildet die Grundlage für alle Vorgänge im Körper. Sie sind umgeben und geschützt von anderen Nervenzellen, die nicht reizbar sind. Diese Gliazellen machen mehr als die Hälfte aller Nervenzellen des Körpers aus.

Regeneration

Jedes Neuron besteht aus einem Körper, einem Axon und vielen Dendriten. Die Kommunikation zwischen den Neuronen lässt sich mit einem Gespräch vergleichen – einem fortwährenden Austausch von Informationen. Bis vor kurzer Zeit ging man davon aus, dass verloren gegangene Neuronen sich im Gegensatz zu anderem Gewebe nicht regenerieren können. Inzwischen weiß man, dass diese Annahme falsch war. Außerdem ist bekannt, dass die Fähigkeiten von Gehirn und Nervensystem mehr von der Funktion der Verbindungen zwischen den Neuronen abhängt als von der Anzahl der Neuronen. Diese Verbindungen werden durch verschiedene Faktoren aktiviert, deaktiviert und verändert (z. B. durch Lernen, Ernährung, Gewohnheiten, Training, Einflüsse von Drogen oder Unfälle). Manche Neuronen können sich nach einer Schädigung regenerieren.

HÄTTEST DU ES GEWUSST?

In 1 mm³ Nervengewebe des Gehirns können 500 Millionen Synapsen gebildet werden. Insgesamt gibt es im Gehirn 1 Billiarde Synapsen.

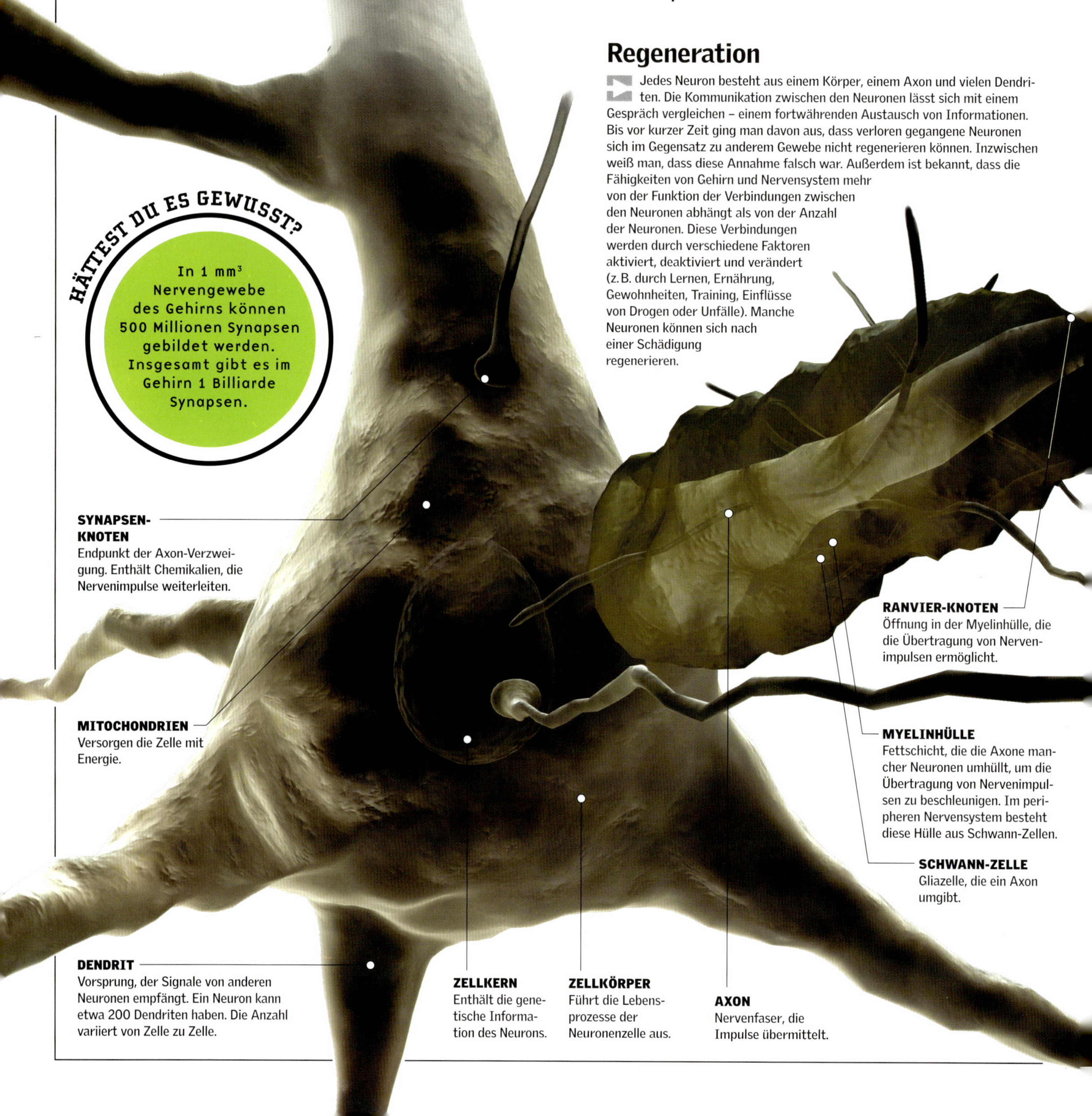

Übertragung und Synapsen

Die Synapse ist eine Kommunikationsschnittstelle zwischen Neuronen. Sie besteht aus einem Synapsenspalt, einem Synapsenkopf und einem Rezeptor, zu dem das Nervensignal geleitet wird. Damit ein Neuron aktiviert wird, muss ein Reiz erfolgen, der die elektrische Ladung innerhalb der Zellmembran von negativ auf positiv umpolt. Der Nervenimpuls gelangt durch das Axon zum Synapsenkopf und bewirkt dort die Ausschüttung von chemischen Stoffen, die als Neurotransmitter bezeichnet werden. Diese wiederum können beim Rezeptor, zu dem das Signal geleitet werden soll, einen Reizimpuls verursachen.

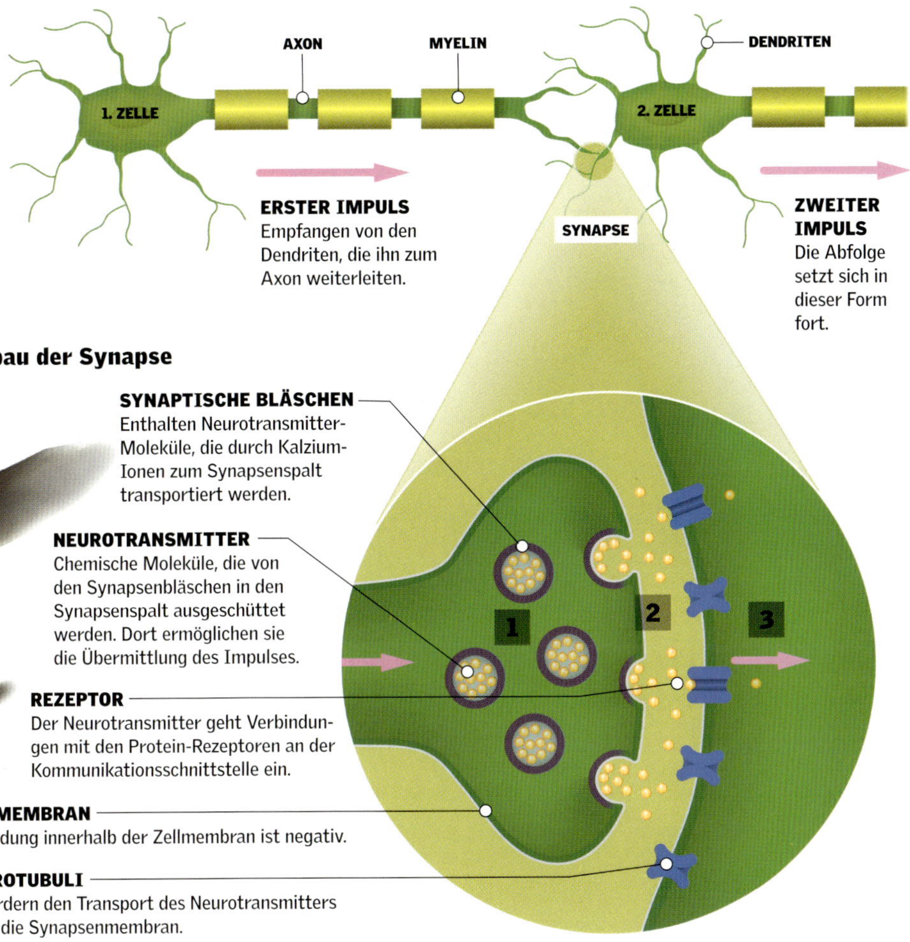

ERSTER IMPULS
Empfangen von den Dendriten, die ihn zum Axon weiterleiten.

ZWEITER IMPULS
Die Abfolge setzt sich in dieser Form fort.

Aufbau der Synapse

SYNAPTISCHE BLÄSCHEN
Enthalten Neurotransmitter-Moleküle, die durch Kalzium-Ionen zum Synapsenspalt transportiert werden.

NEUROTRANSMITTER
Chemische Moleküle, die von den Synapsenbläschen in den Synapsenspalt ausgeschüttet werden. Dort ermöglichen sie die Übermittlung des Impulses.

REZEPTOR
Der Neurotransmitter geht Verbindungen mit den Protein-Rezeptoren an der Kommunikationsschnittstelle ein.

ZELLMEMBRAN
Die Ladung innerhalb der Zellmembran ist negativ.

MIKROTUBULI
Sie fördern den Transport des Neurotransmitters durch die Synapsenmembran.

Übermittlung von Nervenimpulsen

1 OHNE INFORMATION
Wenn ein Neuron ruht, sind die in ihm enthaltenen Natrium-Ionen gleichmäßig verteilt. Dadurch entsteht innerhalb der Zellmembran eine konstante, negative Ladung.

2 DER IMPULS KOMMT AN
Durch Eintreffen von Neurotransmittern an den Dendriten erfolgt eine Umkehrung der Ladung. Sie wird in diesem Bereich positiv. Diese Ladung strebt danach, sich in Richtung des negativ geladenen Zellbereichs zu bewegen.

3 ÜBERMITTLUNG DER INFORMATION
Die positive Ladung wandert zum negativ geladenen Axon, bis sie die Synapse erreicht – also die andere Zelle. Die Bereiche, die sie verlässt, kehren wieder zu ihrem ursprünglichen Zustand zurück.

Neuronen verschiedener Komplexität

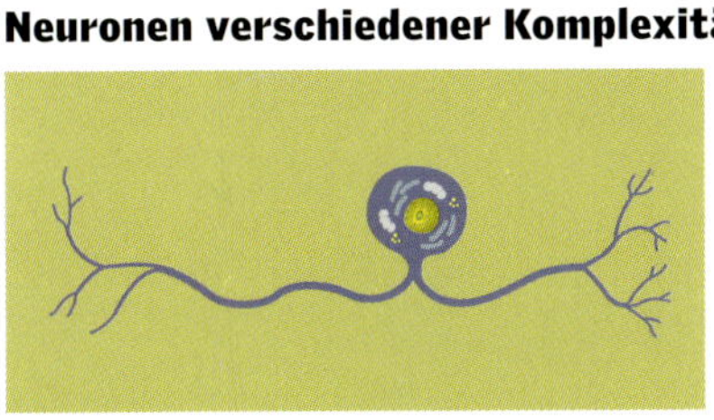

UNIPOLAR. Ein Axon mit zwei Armen entspringt aus einem Zellkörper.

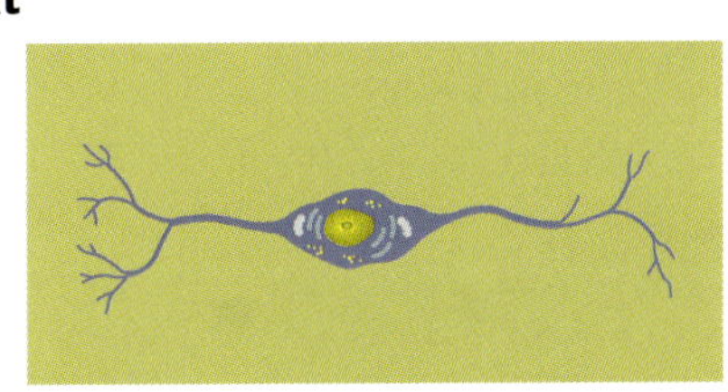

BIPOLAR. Zwei separate Axone entspringen aus entgegengesetzten Enden des Zellkörpers.

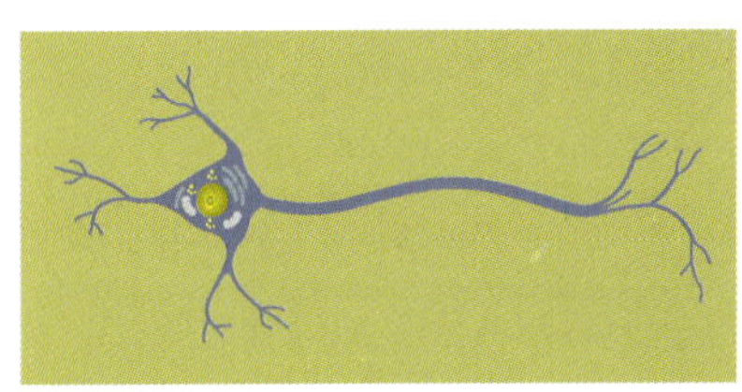

MULTIPOLAR. Ein Axon und mehrere Dendriten entspringen aus einem Zellkörper.

Motorische Endplatte

Dies ist eine Sonderform von Synapsen zwischen Neuronen und Skelettmuskelfasern, die willensgesteuerte Muskelkontraktionen veranlassen.

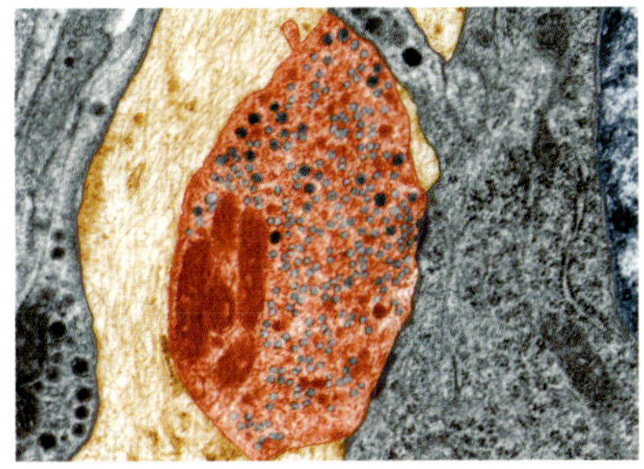

Das Axon eines Neurons dockt an einer Muskelfaser an. An der Berührungsstelle entsteht zwischen dem Neuron und einem Effektor (einem Muskel mit elektrisch stimulierbarem Gewebe) eine chemische Synapse, die die Bewegung veranlasst.

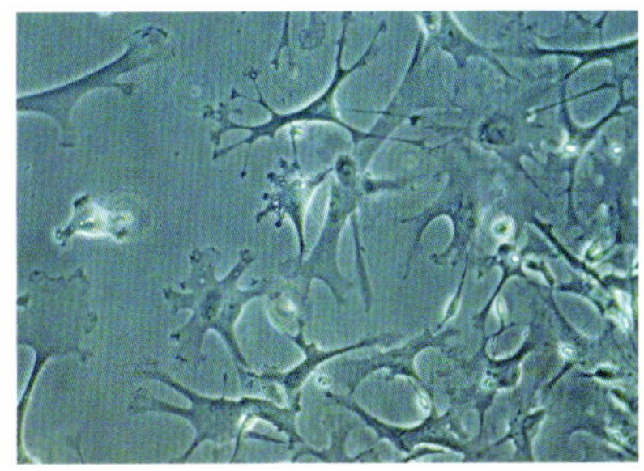

ASTROZYTEN Diese Zellen befinden sich im Gehirngewebe. Ihre Anzahl übersteigt die der Neuronen. Astrozyten haben feine Vorsprünge, die mit den Blutgefäßen verbunden sind und den Fluss von Nährstoffen und Abfallstoffen zwischen Neuronen und Blut regulieren.

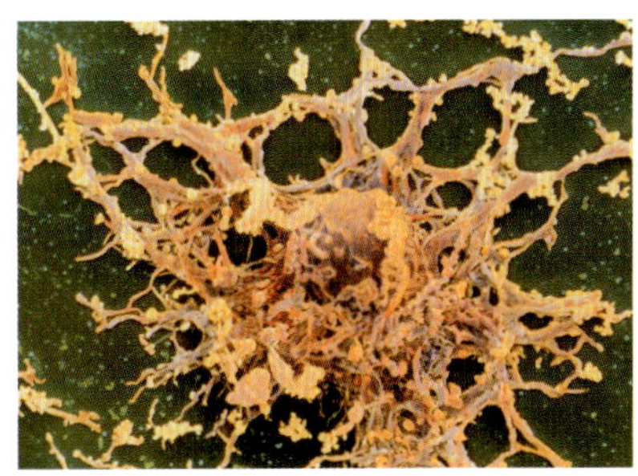

OLIGODENDROZYTEN Diese Zellen bilden die Myelinhülle um die Nervenfasern des Gehirns und des Rückenmarks. Ihre Funktion ähnelt der der Schwann-Zellen im peripheren Nervensystem.

Das Gehirn

Das Gehirn ist die Haupt-Steuerungszentrale des Körpers. Hier sind über 100 Milliarden Neuronen damit beschäftigt, eintreffende Informationen zu ordnen, zu analysieren und aus ihnen Befehle für den Organismus abzuleiten. Obwohl das Gehirn nur 2 Prozent des Gesamtgewichts des Körpers ausmacht, verbraucht es ein Fünftel des eingeatmeten Sauerstoffs. Als einer der empfindlichsten Körperteile ist es besonders gut geschützt. Zusammen mit dem Rückenmark bildet es das zentrale Nervensystem, das Befehle an das periphere Nervensystem sendet.

1,4 kg

DURCHSCHNITTLICHES GEWICHT DES GEHIRNS EINES ERWACHSENEN. BEI DER GEBURT WIEGT ES ZWISCHEN 350 UND 400 GRAMM.

Hirnhäute

Schützende Membranen, die das Gehirn bedecken.

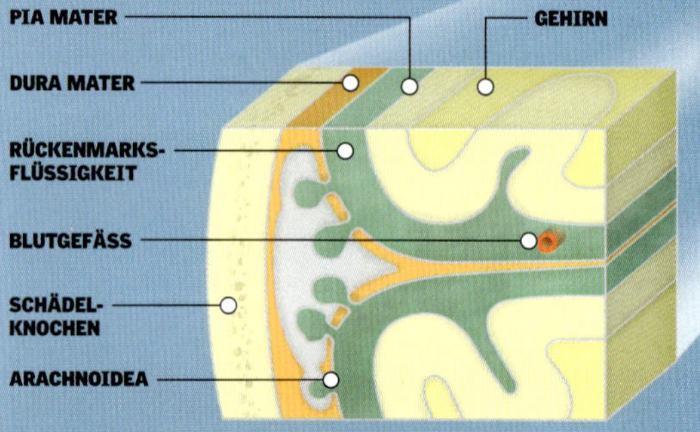

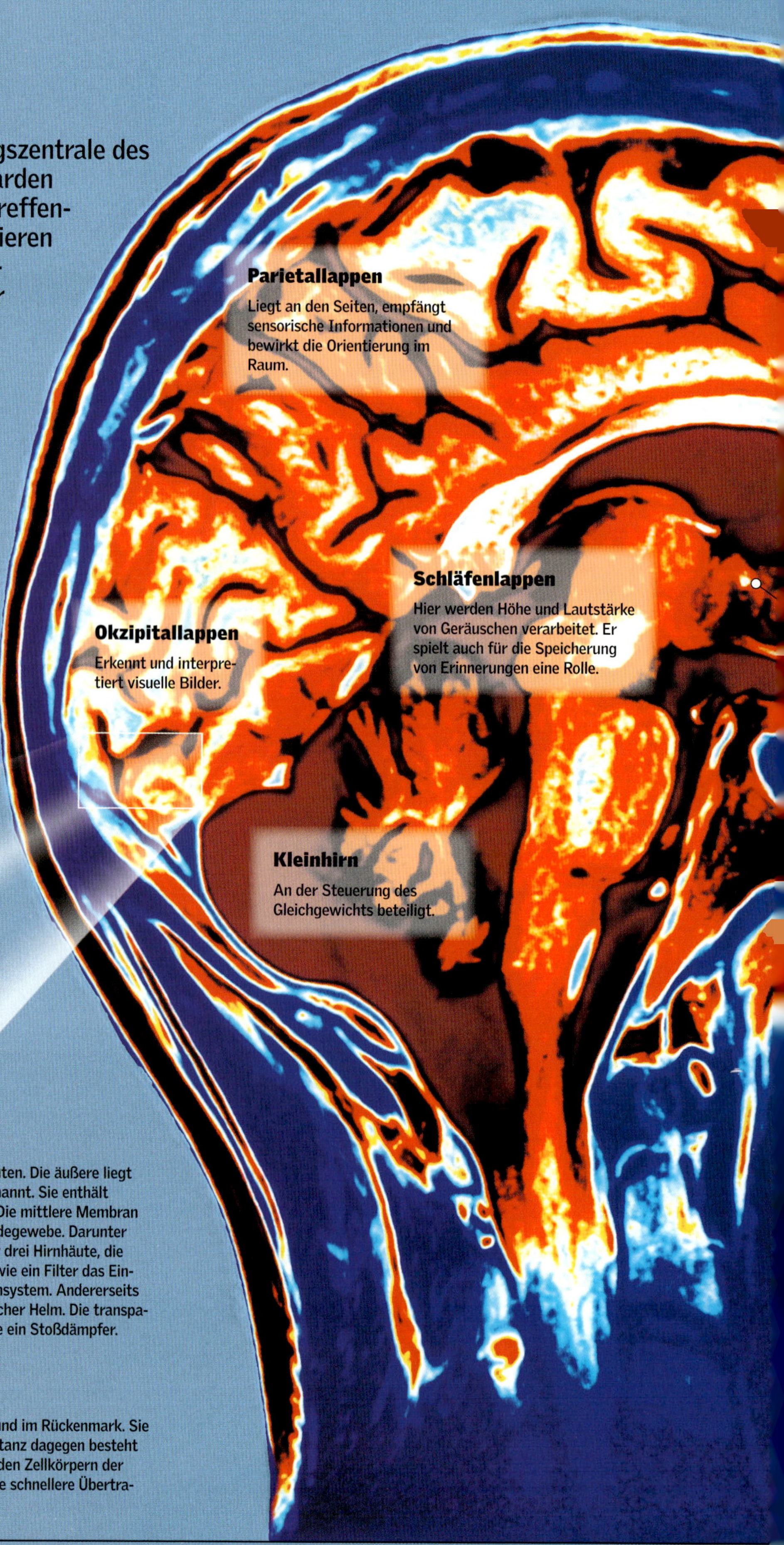

Hirnhäute

Das Gehirn ist von drei Membranen bedeckt, den Gehirnhäuten. Die äußere liegt direkt unter dem Schädelknochen und wird Dura mater genannt. Sie enthält Arterien und Venen für die Blutversorgung der Schädelknochen. Die mittlere Membran heißt Arachnoidea und besteht aus netzartigem, elastischem Bindegewebe. Darunter liegt direkt über der Großhirnrinde die Pia mater, die dünnste der drei Hirnhäute, die hauptsächlich eine Schutzfunktion hat. Einerseits verhindert sie wie ein Filter das Eindringen von schädlichen Stoffen und Mikroorganismen ins Nervensystem. Andererseits bedeckt sie das empfindlichste Organ des Körpers wie ein elastischer Helm. Die transparente Rückenmarksflüssigkeit wirkt zwischen den Hirnhäuten wie ein Stoßdämpfer.

Graue und weiße Substanz

Die graue Hirnsubstanz befindet sich in der Großhirnrinde und im Rückenmark. Sie besteht aus Gruppen neuronaler Zellen. Die weiße Hirnsubstanz dagegen besteht hauptsächlich aus Axonen mit Myelinhüllen oder Nerven, die aus den Zellkörpern der Neuronen vorspringen. Die fetthaltige Myelinschicht sorgt für eine schnellere Übertragung der Nervenimpulse.

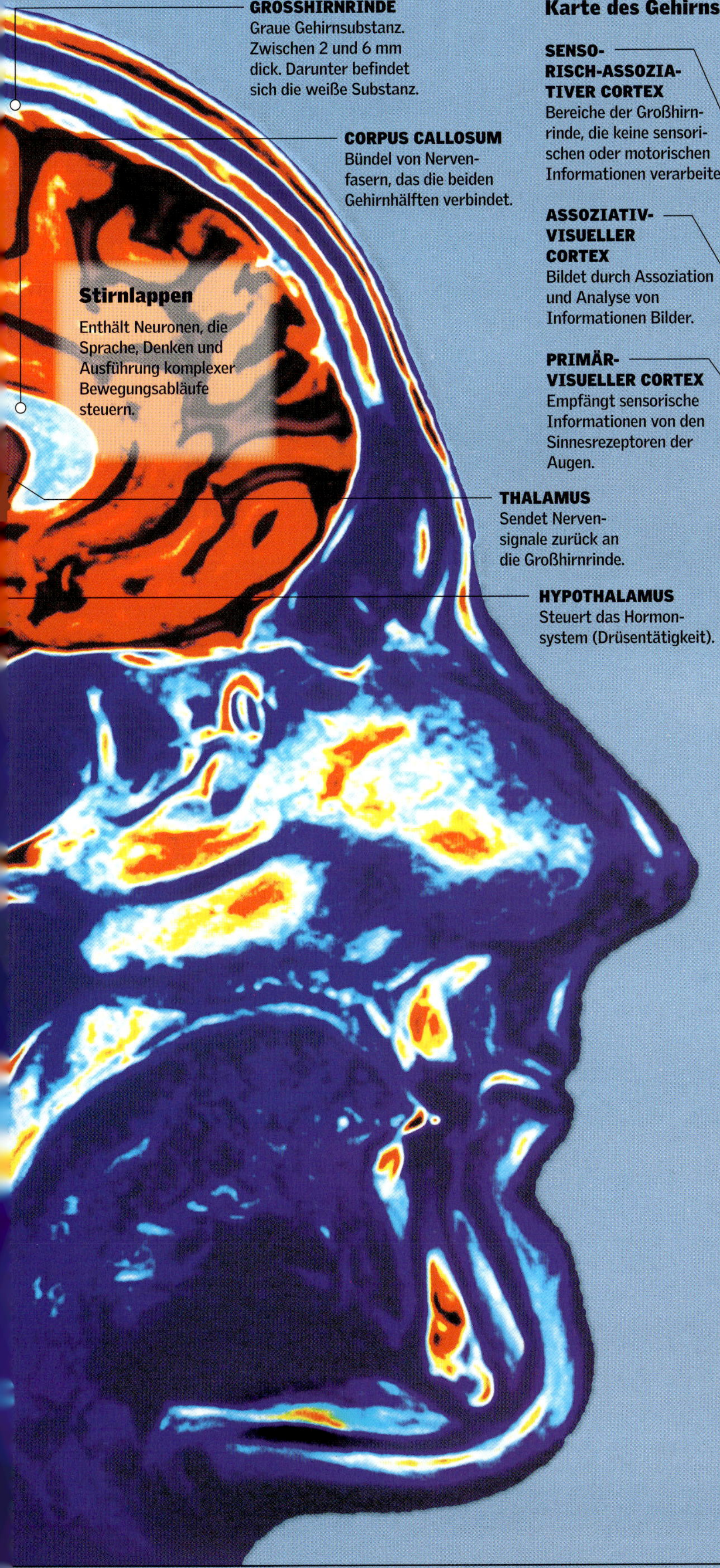

Karte des Gehirns

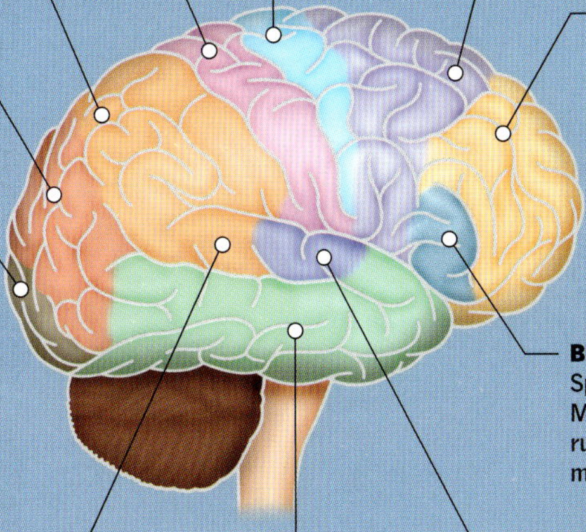

Rückenmark

Das Rückenmark erstreckt sich vom Hirnstamm bis in die Lendenregion. Es kann eine Länge von 45 cm erreichen und bildet zusammen mit dem Gehirn das zentrale Nervensystem. Es besteht aus grauer und weißer Substanz. Die graue Substanz bildet den inneren Kern und besteht hauptsächlich aus Neuronen. Umgeben ist es von der weißen Substanz, deren Nervenfasern Signale zum Gehirn senden und von diesem empfangen. Die Spinalnerven zweigen vom Rückenmark ab und führen in den Körper und seine Extremitäten. Eine Schädigung des Rückenmarks kann zur vollständigen oder teilweisen Lähmung des Körpers führen.

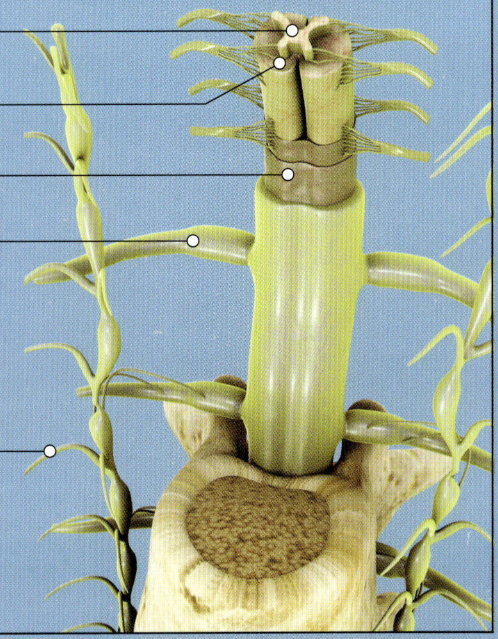

Das periphere Nervensystem

Die Aufgabe der peripheren Nerven besteht darin, Signale an Gehirn und Rückenmark zu übermitteln und von dort zu empfangen. Je nach ihrer Lage bezeichnet man sie als Cranial oder Spinalnerven. Die sensorischen Fasern in den peripheren Nerven nehmen Informationen von der Außenwelt, von der Haut und den inneren Organen auf und übermitteln diese ans zentrale Nervensystem. Die motorischen Fasern beginnen, die Skelettmuskeln zu kontrahieren, und übertragen Signale in entgegengesetzter Richtung von den Sensoren. Die meisten dieser Nerven liegen tief im Körper.

Hirnnerven

Die 12 Paare von Schädelnerven entspringen im unteren Teil des Gehirns, wie in der großen Abbildung zu sehen ist. Mit Ausnahme des Vagusnervs steuern sie die Muskeln in Kopf und Nackenbereich oder übermitteln Nervensignale von den Augen und anderen Sinnesorganen ans Gehirn. Wahrnehmungen der Netzhaut im Auge werden von den beiden Sehnerven übertragen, Geruchswahrnehmungen der Nase von den Riechnerven.

Spinalnerven

31 Paare von Spinalnerven beginnen am Rückenmark und verlaufen durch die Zwischenräume zwischen den Wirbeln in den Körper. Jeder dieser Nerven verzweigt sich vielfach. Sie steuern die meisten Skelettmuskeln, die glatten Muskeln und die Drüsen. Die zervikalen Nerven steuern die Muskeln in Brust und Schultern. Die lumbalen Nerven sind für den Bauch und einen Teil der Beine zuständig, die sakralen Nerven steuern den restlichen Teil der Beine und die Füße.

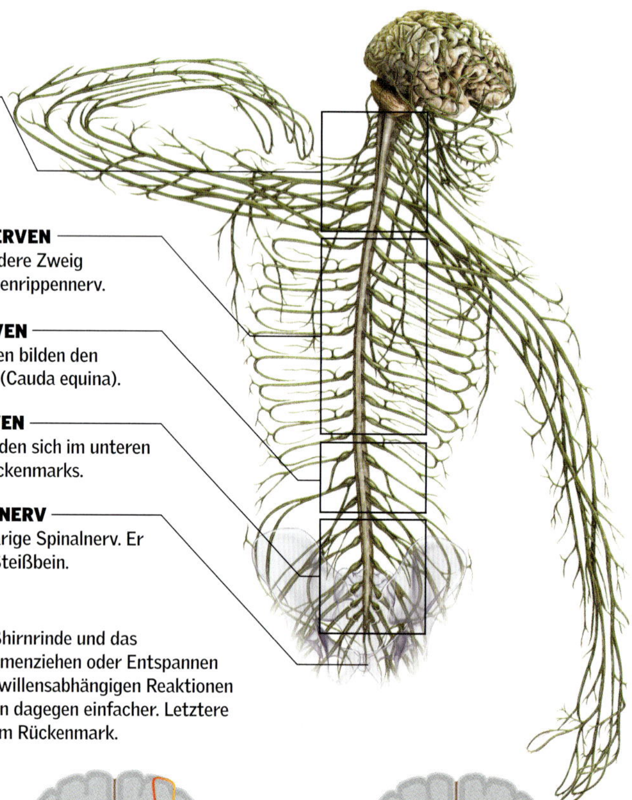

ZERVIKALE NERVEN
8 Paare. Innervieren Brust und Schultern.

THORAKALE NERVEN
12 Paare. Der vordere Zweig bildet den Zwischenrippennerv.

LUMBALE NERVEN
5 Paare. Die letzten bilden den „Pferdeschwanz" (Cauda equina).

SAKRALE NERVEN
5 Paare. Sie befinden sich im unteren Abschnitt des Rückenmarks.

COCCYGEALER NERV
Der einzige unpaarige Spinalnerv. Er befindet sich im Steißbein.

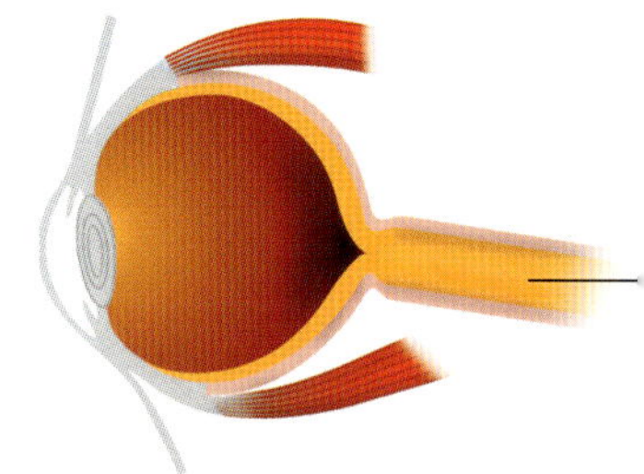

PAAR II
Sehnerv. Versorgt die Netzhaut. Überträgt Signale von den Fotorezeptoren der Augen.

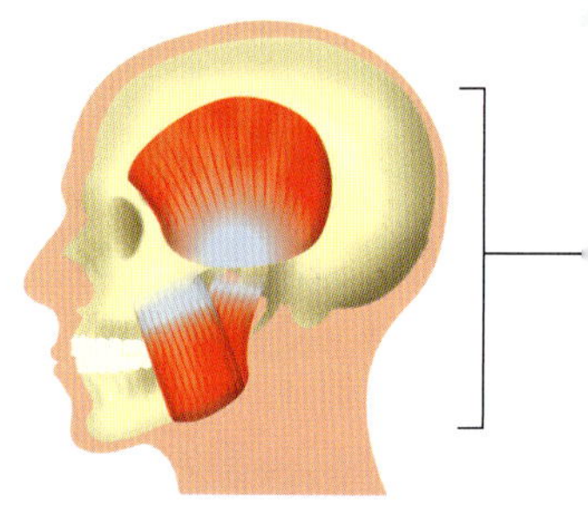

PAAR V
Trigeminusnerv. Steuert die Kaumuskulatur. Übermittelt sensorische Informationen von Augen, Zähnen und Seiten des Gesichts.

Drei Reaktionen

Die Nervenrezeptoren übermitteln Signale an die Großhirnrinde und das Rückenmark. Die Reaktion, die das reflexartige Zusammenziehen oder Entspannen von Muskeln bewirkt, kann automatisch erfolgen. Bei willensabhängigen Reaktionen ist der Weg der Nervenimpulse komplexer, bei Reflexen dagegen einfacher. Letztere werden manchmal im Gehirn ausgelöst, meist jedoch im Rückenmark.

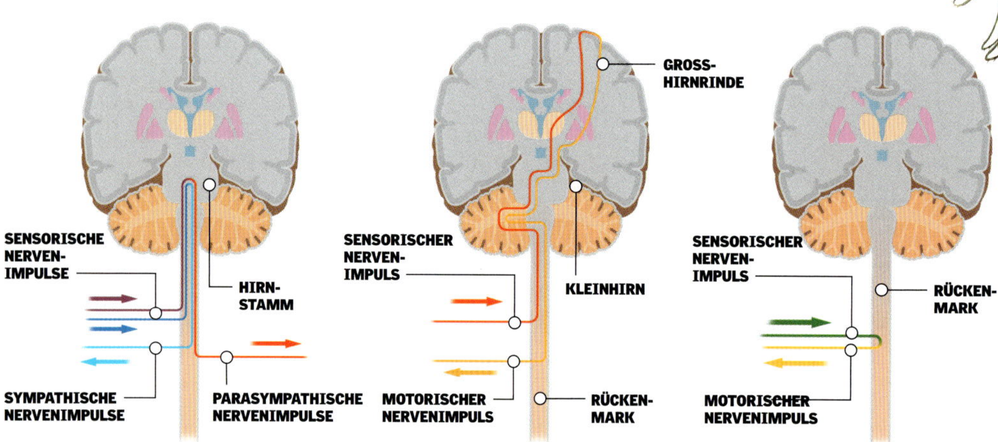

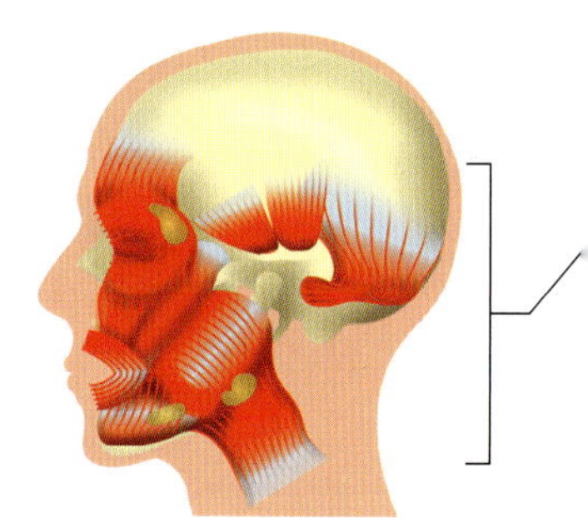

A AUTOMATISCHE REAKTION
Die Signale für sympathische und parasympathische Reaktionen (Muskelentspannung bzw. -kontraktion) werden auf separaten Bahnen übermittelt.

B WILLENSGESTEUERTE REAKTION
Sensorische Impulse, die willensgesteuerte Reaktionen auslösen, sprechen verschiedene Gehirnbereiche an. Der Weg der Nervenimpulse ist komplex.

C REFLEXE
Die Verarbeitung von Impulsen und das Senden des Reaktionsbefehls findet manchmal im Gehirn statt, meist jedoch im Rückenmark.

PAAR VII
Gesichtsnerv. Steuert Gesichtsmuskulatur, Speichel- und Tränendrüsen. Übermittelt sensorische Informationen von den Geschmackspapillen.

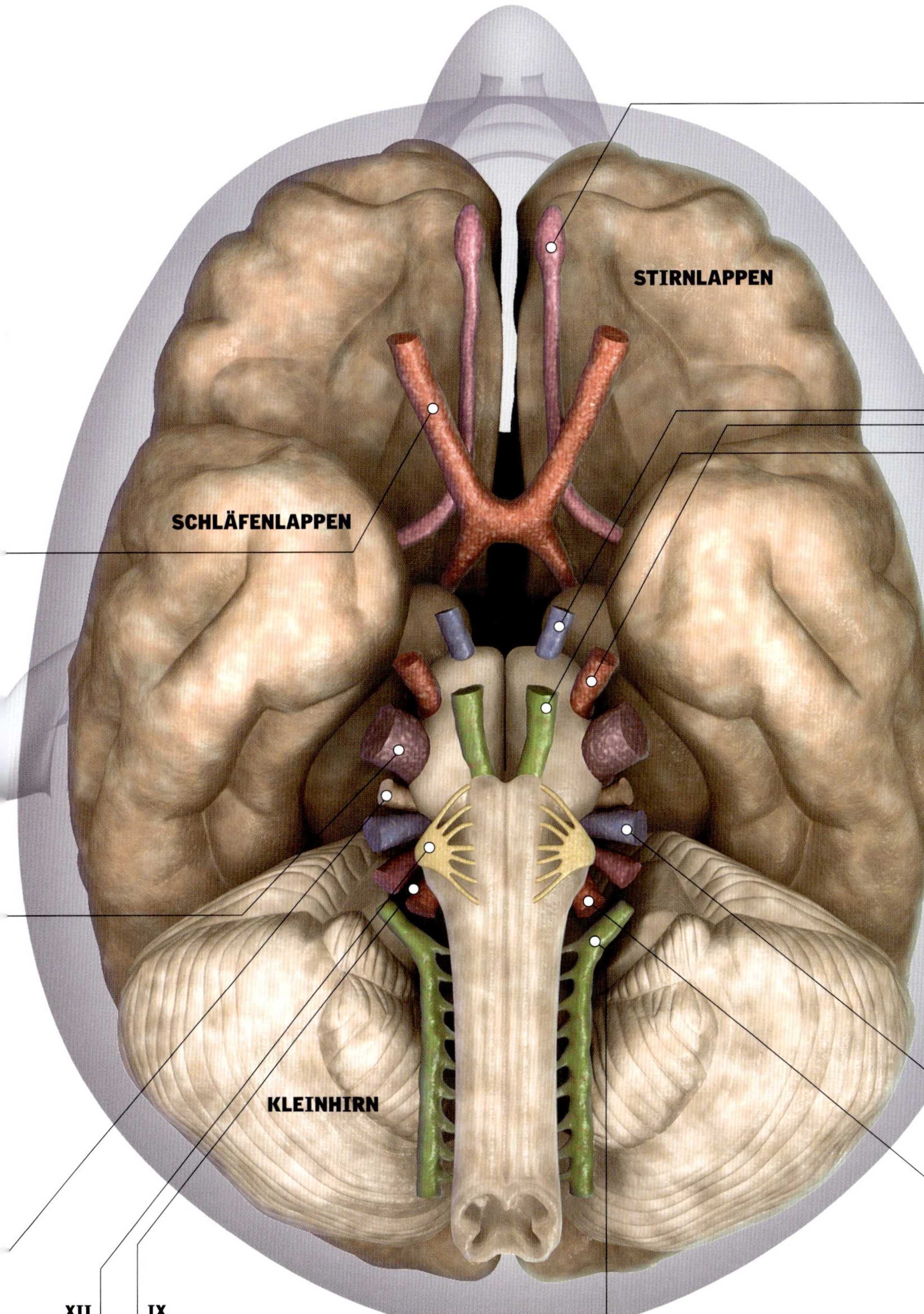

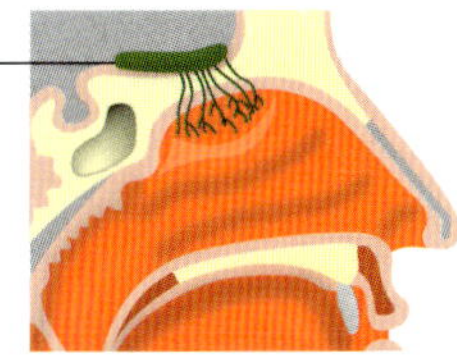

PAAR I
Riechnerv. Innerviert den inneren und oberen Bereich der Nase und übermittelt Signale von den Riechzellen.

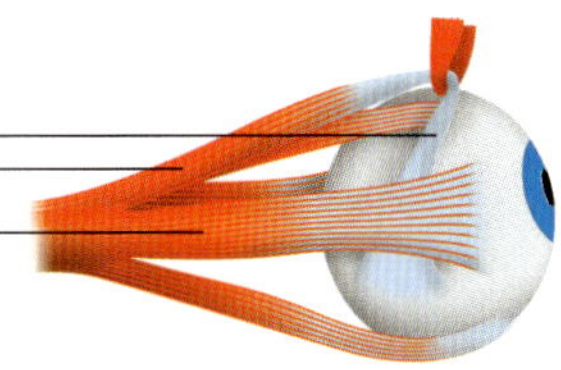

PAAR III
Augenmuskelnerv. Steuert die Bewegungen von Auge und Augenlid. Verändert die Form von Pupille und Linse.

PAAR IV
Augenrollnerv. Steuert die schrägen Muskeln über dem Auge.

PAAR VI
Augenabziehnerv. Steuert den seitlichen Augenmuskel.

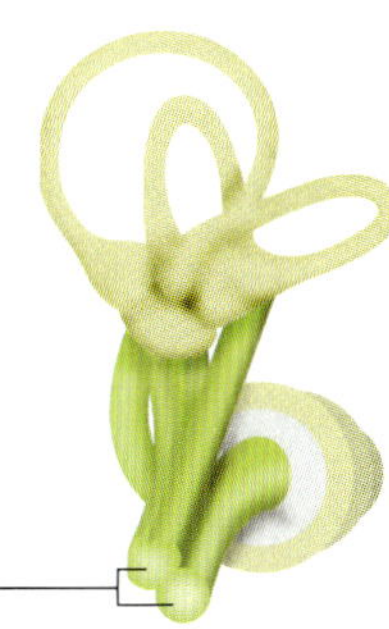

PAAR VIII
Hör- und Gleichgewichtsnerv. Übermittelt sensorische Signale aus dem Ohr (Geräusche) und sorgt für das Gleichgewicht.

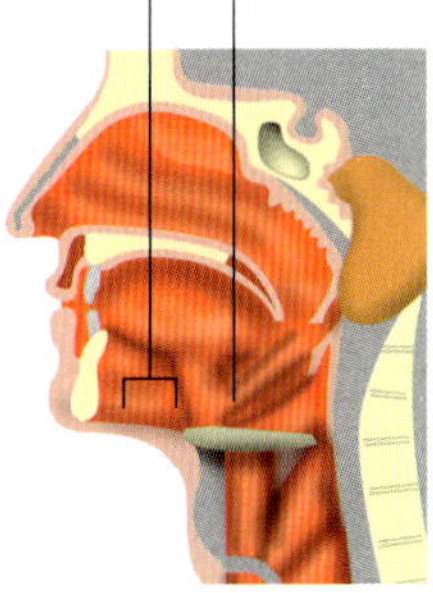

PAAR IX
Zungen-Rachen-Nerv. Steuert die Speicheldrüsen und übermittelt sensorische Signale von der Zunge und aus dem Rachen.

PAAR XII
Unterzungennerv. Steuert die Bewegungen der Zunge.

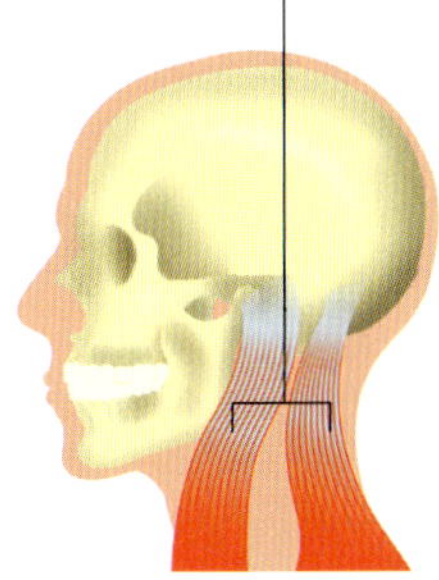

PAAR XI
Accessoriusnerv. Steuert Muskeln, die für Schluck- und Kopfbewegungen benutzt werden.

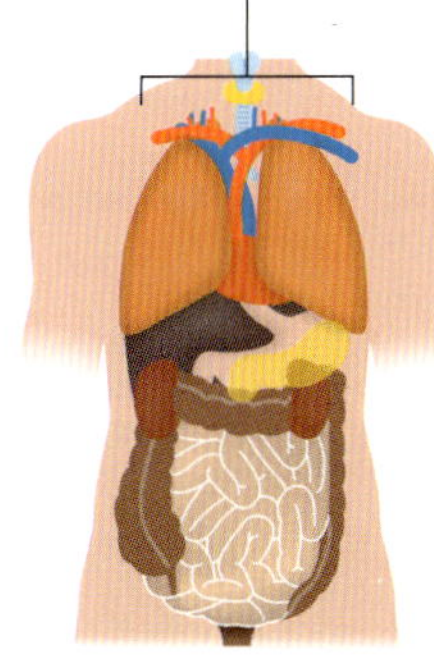

PAAR X
Vagusnerv. Hat zahlreiche Funktionen, darunter die Steuerung von Muskeln und Drüsen verschiedener innerer Organe wie Herz, Lunge und Magen.

GLOSSAR

Agonist
Chemisches Produkt, das an einen Rezeptor (z. B. einen Antagonisten) andocken und diesen stimulieren kann, sodass eine beobachtbare Wirkung entsteht. Der Begriff Agonist wird auch für einen Muskel verwendet, der eine bestimmte Bewegung ausführt.

Aminosäure
Organische Verbindung, deren Molekulargruppe eine Aminogruppe und eine Carboxylgruppe (Radikal, das organische Säuren kennzeichnet) enthält. Eine der 20 chemischen Verbindungen, die Lebewesen zur Erzeugung von Proteinen verwenden.

Antigen
Stoff, der nach seinem Eindringen in den Organismus eine Reaktion des Immunsystems auslöst, z. B. die Produktion von Antikörpern.

Aorta
Die größte Arterie des Körpers. Sie beginnt in der linken Herzkammer und wird bis zur Höhe des Zwerchfells als Thoraxaorta bezeichnet. Darunter trägt sie den Namen Bauchaorta, später verzweigt sie sich in die Arteria iliaca communis (gemeinsame Darmbeinarterie).

Aortenbogen
Krümmung der Aorta nahe ihrem Ursprung am Herzen. Der Bogen hat die Form eines Hirtenstabs.

Apparat
auch System. Gruppe von Organen, die gemeinsam eine Funktion erfüllen, z. B. Verdauungsapparat, Bewegungsapparat.

Arterie
Blutgefäß, durch das Blut vom Herzen weg transportiert wird, um den ganzen Körper zu versorgen.

Atrium
Vorhof. Bezeichnung für eine der beiden Herzkammern, die das Blut aus den Venen aufnehmen.

Bauchspeicheldrüse
Organ unterhalb des Magens, das u. a. Insulin produziert.

Befruchtung
Verschmelzung einer männlichen Keimzelle (Spermium) mit einer weiblichen (Eizelle). Dabei entsteht eine Zygote, aus der sich ein neues Individuum entwickeln kann.

Blutgerinnung
Umwandlung von flüssigem Blut in eine feste Kruste, normalerweise, um eine Blutung zum Stillstand zu bringen.

Blutplättchen
Zellbestandteil des Blutes, das an der Blutgerinnung beteiligt ist.

Cholesterin
Ungesättigtes Fettmolekül (Lipid), das in den Körpergeweben und im Blutplasma zu finden ist. In erhöhter Konzentration auch in der Leber, im Rückenmark, in der Bauchspeicheldrüse und im Gehirn. Wird mit Nahrungsmitteln aufgenommen, von der Leber verarbeitet und ans Blut weitergegeben. HDL-Cholesterin gilt als schützend. Zu viel LDL-Cholesterin führt zu Arteriosklerose.

Chromatin
Komplexe Substanz im Zellkern, die aus Kernsäure (Nukleinsäure) und Proteinen besteht.

Corticoide
Hormonelle Steroide, die von der Nebennierenrinde produziert werden. Corticoide können ebenso künstlich hergestellt werden. Sie finden Verwendung für entzündungshemmende Medikamente.

Diploid
Eine Zelle mit zwei kompletten Chromosomensätzen. Sie wird mit dem Symbol 2n bezeichnet.

DNA
Desoxyribonukleinsäure. Molekül mit der Form einer Doppelhelix, das in codierter Form die genetische Information eines Individuums enthält.

Drüse
Organ, das Sekrete produziert, die durch die Haut oder durch Schleimhäute ausgeschieden werden (z. B. Schweißdrüsen, Speicheldrüsen), oder auch Hormone, die in den Blutstrom ausgeschüttet werden (z. B. Schilddrüse).

Eisprung
Ovulation. Übergang einer reifen Eizelle aus dem Eierstock in den Eileiter.

Eizelle
Weibliche Fortpflanzungszelle (Gamet).

Ejakulation
Stoßartige Ausschüttung von Sperma.

Endokard
Membran der Herzwände. Sie besteht aus zwei Schichten: einer inneren aus Bindegewebe und einer äußeren aus Endothelgewebe.

Endometrium
Schleimhaut auf der Innenwand des Uterus.

Endoplasmatisches Retikulum
Gruppe von feinen Kanälchen, durch die verschiedene Arten von Stoffen und Molekülen innerhalb einer Zelle transportiert werden.

Enzym
Protein, das bei der Steuerung chemischer Prozesse in einer Zelle mitwirkt, meist indem es eine Reaktion auslöst oder beschleunigt.

Erythrozyten
Rote Blutkörperchen. Sie transportieren Sauerstoff.

Follikel
Sackförmige Drüse in einer Schleimhaut im Körper oder z. B. in der Haut, wo es die Basis eines Haars umgibt.

Fötus
In der Entwicklung befindlicher menschlicher Organismus ab dem dritten Schwangerschaftsmonat bis zur Geburt.

FSH
Follikelstimulierendes Hormon. Weibliches Hormon, das an der Reifung der Eizelle beteiligt ist.

Gamet
Keimzelle oder Fortpflanzungszelle, z. B. Spermium und Eizelle.

Gelenk
Bewegliche Verbindung zwischen zwei Knochen des Skeletts.

Gestreifte Muskeln
Muskeln, die für willensgesteuerte Bewegungen benutzt werden. Ihre Muskelfasern zeigen Rillen oder Streifen.

Großhirnrinde
Cerebraler Cortex. Die graue Substanz auf der Oberfläche des Gehirns. Sie bildet den größten Teil des zentralen Nervensystems. Viele komplexe Körperfunktionen werden hier gesteuert.

Hämoglobin
Protein, das den chemisch-organischen Stoff Porphyrin und Eisen enthält. Es kommt in den roten Blutkörperchen vor und ist für den Transport von Sauerstoff im Körper zuständig.

Handwurzelknochen
Aufbau des Handgelenks aus acht miteinander verbundenen, in zwei Reihen angeordneten Knochen. Zum Arm hin schließen sich Elle und Speiche an, zur Hand hin die Mittelhandknochen.

Haploid
Von dem griechischen Wort haplous = eins. Eine Zelle mit einem einfachen Chromosomensatz. Keimzellen (Gameten) sind haploid, sonstige Körperzellen sind diploid.

Holokrin
Drüse, die ihr Sekret unter dem vollständigen Zerfall der sekretorischen Zellen abgeben. Die absterbenden Zellen werden von nachrückenden Zellen aus der Basalschicht ersetzt, z. B. Schweißdrüsen.

Homöostase
Mechanismus der Selbstregulierung, der dafür sorgt, dass stets ein Gleichgewichtszustand erhalten bleibt. Homöostase ist erreicht bei optimaler Konzentration von Gasen, Nährstoffen, Ionen und Wasser im Körper, wenn der Körper die richtige Temperatur hat und das Flüssigkeitsvolumen für das Leben der Zellen optimal ist.

Hormon
Biochemischer Botenstoff, dessen Funktion darin besteht, die Tätigkeit anderer Drüsen, Systeme oder Organe des Körpers anzuregen, zu hemmen oder zu regulieren.

Immunsystem
Komplex von Abläufen, die vor allem im Blut und Lymphsystem stattfinden und aktiviert werden, um den Körper gegen Krankheiten zu verteidigen.

Insulin
Hormon der Bauchspeicheldrüse, das für den Glukosestoffwechsel verantwortlich ist.

Keratin
Protein, das in Haut, Haaren und Nägeln vorkommt.

Knochen
Starre Elemente mit hohem Kalziumgehalt, aus denen das Skelett des Menschen besteht.

Knorpel
Flexibles Skelettgewebe, das aus isolierten Zellgruppen in einer Collagenmatrix besteht.

Lappen
Rundliche Vorsprünge von Organen, z. B. in Leber, Lunge oder Gehirn.

Leukozyt
Weißes Blutkörperchen. Seine Hauptfunktion besteht darin, den Körper gegen Erreger von Infektionen zu schützen.

Lymphe
Flüssigkeit, die im Lymphsystem zirkuliert.

Lymphozyt
Gehört zur Gruppe der weißen Blutkörperchen und ist sowohl im Blut als auch im Lymphsystem vorhanden.

Lymphsystem
System aus Lymphgefäßen und Lymphknoten, das unabhängig vom Blutkreislauf existiert. Reguliert das osmotische Gleichgewicht im Körper und aktiviert das Immunsystem.

Lysosom
Teil der Zelle, der für Abbau und Wiederverwertung verbrauchter Proteine zuständig ist. Besitzt antibakterielle Wirkung.

Mitochondriale DNA
Kleine Mengen DNA, die in den Mitochondrien enthalten sind.

Mitochondrien
Zellorganellen, die aus Nährstoffen und Sauerstoff Energie für die Zelle produzieren.

Mitose
Form der Zellteilung, bei der aus einer Mutterzelle zwei identische Tochterzellen entstehen.

Molekül
Kleinste Einheit, in die sich eine Substanz aufspalten lässt, ohne dass sie ihre chemischen Eigenschaften verliert.

Muskeln
Organe aus Fasern, die in der Lage sind, sich zusammenzuziehen.

Myokard
Herzmuskelgewebe zwischen dem Perikard und dem Endokard.

Neurotransmitter
Chemische Stoffe, die für die Übermittlung von Nervenimpulsen durch die Synapsen verantwortlich sind.

Nukleus
Zellkern. Der Teil der Zelle, in dem sich die DNA mit der genetischen Information befindet.

Organ
Ein Teil des Körpers, der eine bestimmte Funktion ausübt.

Organelle
Organ einer Zelle, das eine bestimmte Funktion ausübt (z. B. Mitochondrien, Ribosomen, Lysosomen).

Östrogene
Weibliche Hormone, die von den Eierstöcken und Nebennieren ausgeschüttet werden. Sie regen das Wachstum der Endometrium-Zellen, der Eierstöcke und Brüste an.

Oxytocin
Ein Hormon, das vom Hypothalamus produziert wird. Es wird zur Hypophyse (Hirnanhangdrüse) transportiert und später in den Blutstrom ausgeschüttet.

Papillen
Konische oder knospenförmige Vorsprünge mit Verzweigungen von Nerven und Blutgefäßen. Dienen meist der Sinneswahrnehmung und befinden sich auf Haut oder Schleimhäuten (z. B. Geschmackspapillen auf der Zunge).

Perikard
Paar von Membranen, die das Herz umgeben.

Phalangen
Knochen der Finger und Zehen. Sie schließen sich an die Mittelhand- bzw. Mittelfußknochen an und bestehen aus jeweils drei Gliedern.

Progesteron
Weibliches Hormon, das für Eisprung und Schwangerschaft eine Rolle spielt.

Protein
Bestandteil der Zellsubstanz. Besteht aus einer oder mehreren Aminosäureketten und wird für die Bildung von Enzymen, Hormonen, Antikörpern und anderen wichtigen Substanzen benötigt.

Protozoen
Mikroskopisch kleine, einzellige, heterotrophe Organismen, die in einem wässrigen Medium leben und sich durch Teilung vermehren.

Reflex
Automatische, nicht willensgesteuerte Reaktion des Nervensystems, die auf einen Reiz erfolgt.

Reproduktion
Fortpflanzung. Erzeugung neuer Organismen derselben Art. Kann auf sexuelle Weise durch Befruchtung von Keimzellen geschehen, aber auch auf asexuelle Weise durch Teilung.

Respiration
Atmung. Vorgang und Wirkung des Einatmens von Luft, um Substanzen aufzunehmen, die der Körper benötigt (z. B. Sauerstoff), und um nicht benötigte Substanzen (wie Kohlendioxid) auszuscheiden.

Ribosom
Teil einer Zelle, der die Instruktionen der Gene liest und die entsprechenden Proteine erzeugt.

RNA
Ribonukleinsäure. Ähnelt der DNA, wird aber verwendet, um eine Kopie der DNA zum Ribosom zu transportieren, wo die Proteine erzeugt werden.

Säure
Chemische Verbindung, die in gelöstem Zustand die Konzentration der Wasserstoffionen erhöht und in Verbindung mit Basen Salze bildet. DNA, Essig und Zitronensaft sind schwache Säuren.

Schleimhaut
Deckschicht von Körperhöhlungen, die eine Verbindung nach außen haben (z. B. Nase). Auf einer Schleimhaut befinden sich zahlreiche einzellige Drüsen, die Schleim absondern.

Schwann-Zellen
Zellen, die Myelin produzieren. Diese fetthaltige, isolierende Substanz verhindert, dass elektrische Impulse ihre Stärke verlieren, wenn sie sich vom Körper des Neurons entfernen.

Sperma
Ejakulat aus Samenflüssigkeit und Spermatozoen, das von den männlichen Sexualorganen produziert wird.

Spermatozoon (Spermium)
Männliche Fortpflanzungszelle.

Steißbein
Coccyx. Knochen, der aus den letzten zusammengewachsenen Rückenwirbeln besteht. Hat an der Basis eine bewegliche Verbindung zum Kreuzbein. Bei Menschen und anderen Wirbeltieren ohne Schwanz ist es ein echter Knochen.

Sternum
Brustbein. Knochen in der vorderen Brust, an dem die vorderen Enden der „echten" Rippen ansetzen.

Stoffwechsel
Reihe von chemischen Reaktionen, die ständig in den Zellen stattfinden. Dabei werden komplexe Verbindungen in einfachere Stoffe aufgespalten oder einfache Stoffe zu komplexen Verbindungen synthetisiert. Ein Beispiel ist der Verdauungsvorgang. Der Energieverbrauch des Körpers im Ruhezustand oder beim Fasten wird als Grundumsatz bezeichnet.

Synthese
Chemischer Vorgang, bei dem sich zwei oder mehr Moleküle verbinden und ein größeres bilden.

Tarsus
Skelettbereich im hinteren Bereich des Fußes, zwischen Bein und Mittelfuß. Der Tarsus besteht aus sieben Knochen.

Testosteron
Männliches Hormon, das für die Ausbildung der primären und sekundären Geschlechtsmerkmale zuständig ist. Es wird in den Hoden produziert, in geringerem Maß auch in den Nebennieren und Eierstöcken von Frauen.

Uterus
Gebärmutter, Teil des weiblichen Fortpflanzungssystems. Hohlraum im unteren Beckenbereich, in dem sich während der Schwangerschaft ein Fötus bis zur Geburt entwickelt.

Vagusnerv
Einer der 12 Schädelnerven. Er geht vom Hirnstamm aus und stellt die Verbindung zu Rachen, Speiseröhre, Kehlkopf, Luftröhre, Bronchien, Magen und Leber her.

Venen
Blutgefäße, die Blut aus dem gesamten Körper zum Herzen transportieren.

Ventrikel
Hohlräume in bestimmten Organteilen, z. B. die Kammern im Herzen, die Blut aus dem entsprechenden (rechten oder linken) Vorhof aufnehmen und in die Arterien pumpen.

Verdauung
Abfolge von Prozessen, durch die im Verdauungssystem Nahrung in Stoffe umgewandelt wird, die der Organismus aufnehmen und verwerten kann.

Wirbelsäule
Die senkrechte, dorsale Mittelachse des Oberkörperskeletts. Sie besteht aus einer Reihe kleiner Knochen (Wirbel), die gegeneinander beweglich sind.

Zelle
Kleinste unabhängige Einheit eines Lebewesens.

Zellkern
Nukleus. Zentraler Teil einer Zelle. Enthält die Chromosomen und steuert die Zelltätigkeit. Bei manchen Zellen ist er gut differenziert, andere Zellen (z. B. Bakterien oder rote Blutkörperchen) haben keinen Zellkern.

Zellmembran
Flexible Außenhülle aller lebenden Zellen, umschließt das Zellplasma. Sie ist bedingt durchlässig und reguliert den Austausch von Wasser und Gasen mit der Umgebung der Zelle.

Zellplasma
Zytoplasma. Wässerige oder gallertartige Substanz, die Organellen enthält. Es umgibt den Zellkern und füllt das Innere der Zelle aus.

Zentrales Nervensystem
Gehirn und Rückenmark.

Zucker
Sammelbegriff für organische Verbindungen aus der Gruppe der Kohlenhydrate.

Zwerchfell
Atmungsmuskel zwischen Brust- und Bauchraum.

Zygote
Diploide Zelle, die durch die Verschmelzung eines Spermiums mit einer Eizelle entsteht.

REGISTER

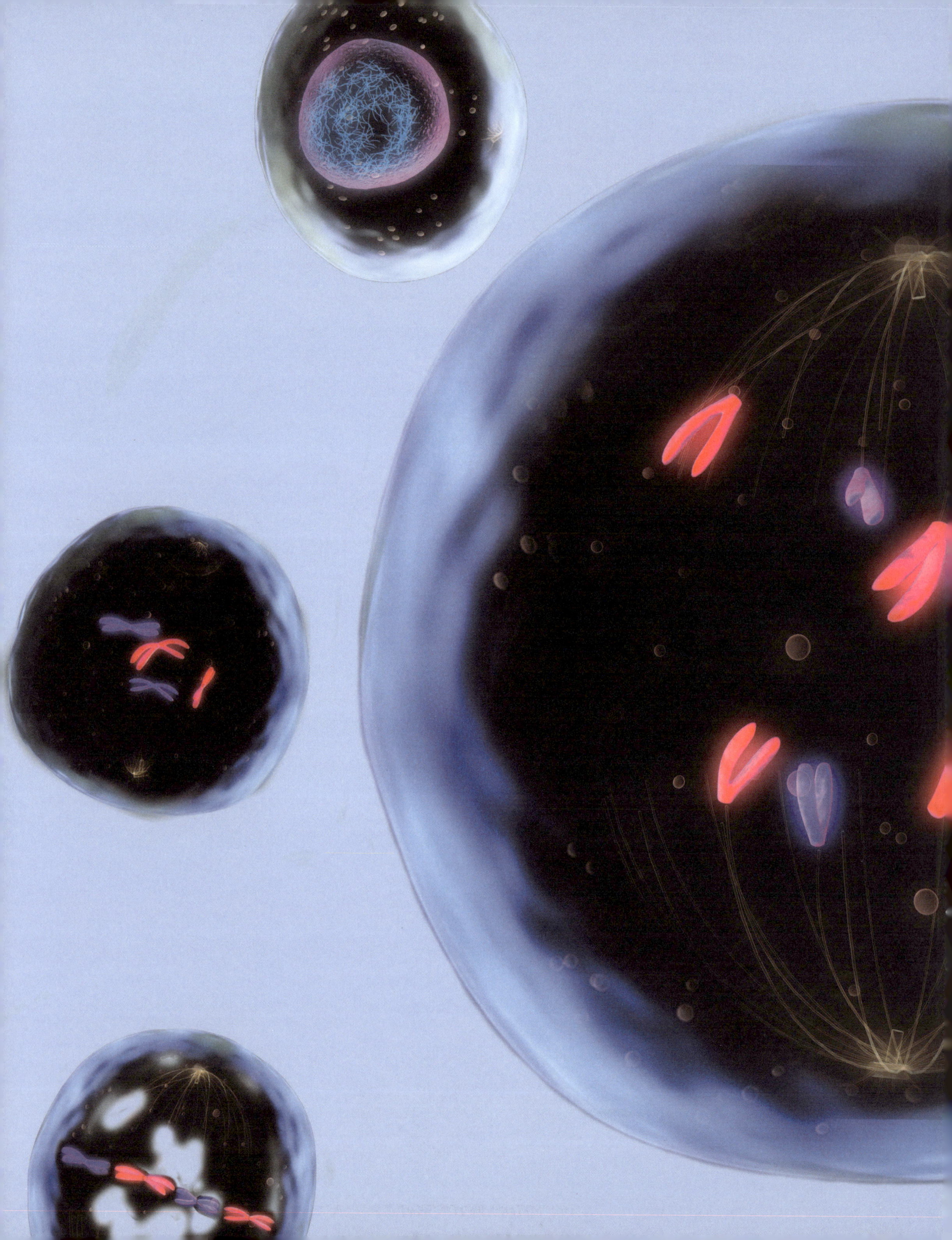